脳の働きに障害を持つ人の理解と支援

高次脳機能障害の実際と心理学の役割

日本心理学会 監修

松井三枝・緑川 晶 編

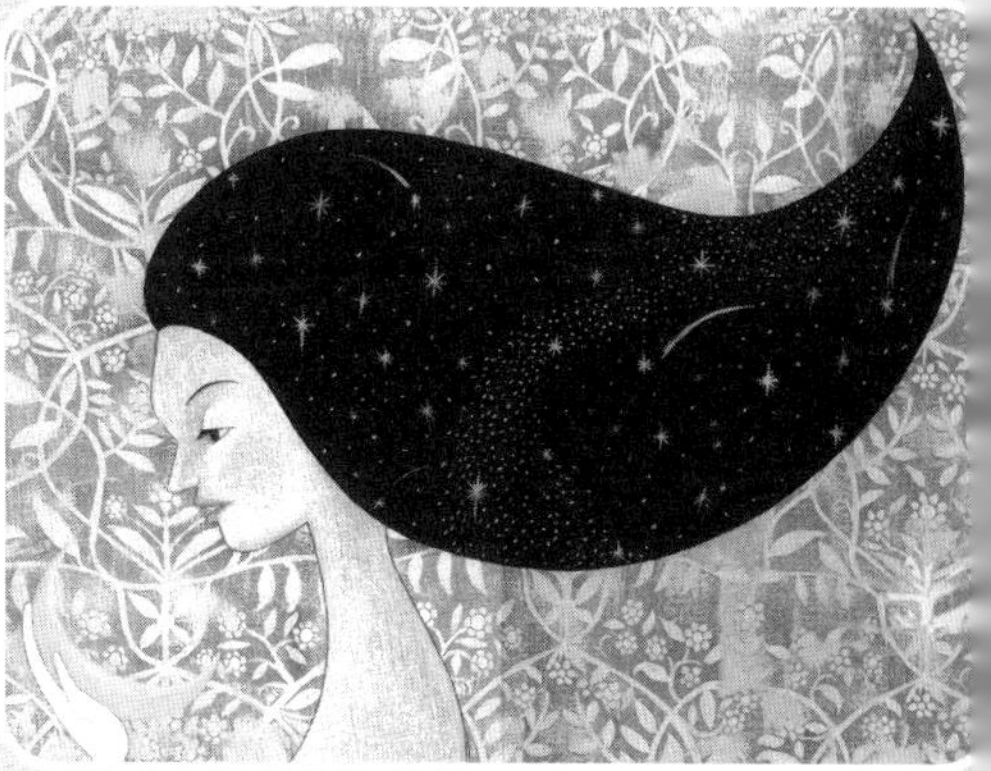

日本心理学会 心理学叢書

誠信書房

日本心理学会 心理学叢書

心理学叢書刊行にあたって

日本心理学会では、二〇一一年の公益社団法人化を契機として、公開シンポジウムの実施を拡充し、全国各地で開催しています。いずれのシンポジウムも大変なご好評を頂いており、参加がかなわなかった方々からも講演の内容を知ることができないかといったご要望を頂戴してまいりました。そうした声にもお応えできるよう、シンポジウムの内容をさらに充実させ、わかりやすくご紹介することを目的に、二〇一四年から心理学叢書を刊行してまいりました。

しかし二〇二〇年春から始まったコロナ禍で、ここ三年ほど、対面でのシンポジウムの開催を実施することが難しい状況となり、このところオンラインでの開催に切り替えて実施しているところです。それに伴い、本心理学叢書についても、その対象を拡大し、教育研究委員会が取り扱ってきた公開シンポジウムだけではなく、これからは、学会行事および他の委員会のシンポジウムや活動等、学会活動全般を対象として新たに刊行を進めていく予定です。

編者や執筆者の方々はもちろんのこと、シンポジウムの企画・運営にその中心となってお骨折り頂いている教育研究委員会、とりわけ講演・出版等企画小委員会の皆様をはじめとし、本叢書の刊行に関わってくださったすべての皆様に厚く御礼を申し上げます。

二〇二三年一月吉日

公益社団法人日本心理学会

理事長　坂上貴之

編者はじめに

本書は『脳の働きに障害を持つ人の理解と支援——高次脳機能障害の実際と心理学の役割』と題していますが、その内容は、主として医療場面で医療従事者が出会う脳に損傷を負った人々に生じるさまざまな機能の変化について、どのように理解し、また、そのような人々へどのような援助や治療を行うのかということを紹介していくことが中心となります。このような分野のことを臨床神経心理学と言います。神経心理学は脳と心の関係に焦点を当てていく分野ではありますが、このなかでも、特に脳の働きの障害を持つ人々へのアプローチが「臨床」神経心理学であり、元来の神経心理学の骨格と言えます。この領域は、特に日本では、医療現場でそのような当事者と出会うことが最も多い医師が中心に検討されてきた領域であると考えられがちでした。しかしながら、昨今は医師のみならず、さまざまな医療従事者も関わることが多くなってきております。欧米では、日本に比し、ずっと前から、心理学の専門家も関わってきています。欧米と日本の状況の違いの一つの理由として、長らく、心理学の国家資格がなかったため、そのための教育も十分でなかったことがあったためと思われます。長年の待望の心理学の国家資格のための公認心理師法が二〇一五年に公布され、最初の公認心理師が二〇一九年に誕生しました。以来、毎年公認心理師の国家試験が実施され、国の指定登録機関である日本心理研修センターによると、二〇二二年九月末日現在で五万七六五四名が公認心理師の登録をされています。このような動向および臨床的にもニーズの高まっているこの領域に対して、心理学の専門家の役割を考えていくことが重要と思われます。このような問題意識から、二〇一九年度に日本心理学会が毎年主催する公開シンポジウムで編者らが「高次脳機能障害の実際と心理学の役割」というテーマで東京と金沢において二度対面でシンポジウムを開催しました。いずれの会場においても定員である二〇〇名くらいの聴衆が集まり、大変好評を得ました。本書はこの折に登壇されたシンポジストの先生方と、さらに、さまざまな観点から臨床神経心理学的アプローチをされてきた臨床家および研究者に執筆していただきました。

臨床神経心理学は冒頭に触れましたように、伝統的には脳卒中や事故などさまざまな後天的な脳損傷後、すなわち脳の局所の病変を持つ人をみることによって発展してきました。しかしながら、このような人のみならず、昨今は、より幅広い、脳の働きに障害のある人々、すなわち、さまざまな精神疾患、認知症、発達障害や小児疾患にまで臨床神経心理学の対象が及んでいます。本書では、精神科医や脳神経内科医、さらに、心理学のさまざまな領域や対象において貢献されてきた心理学の先生方がそれぞれの経験を含めた視点で執筆されておられます。私自身は心理学を大学および大学院で学んだ後、臨床の世界に飛び込み、患者に日々出会うなかで、見よう見まねで、現場にいながら神経心理学を知るようになり、そのなかで、この領域の興味深さと重要性を実感してきたように思います。今の時代は、広い意味での臨床心理学のなかの一つの分野として高次脳機能障害のある人へのアプローチについての基礎的な教育が盛り込まれていく必要性を強く願うものです。まずは、若いときから知ることが大事であり、そのことにより、関心ある人が増え、臨床と学問そのものへの発展につながっていくものと思います。最後に、日本心理学会の公開シンポジウムの開催の労をとっていただいた日本心理学会事務局のスタッフと出版にご尽力いただいた誠信書房の小林弘昌氏に深謝いたします。

二〇二二年一〇月吉日

編者　松井　三枝

目次

第9章 高次脳機能障害の人の「症状」を可視化する

第Ⅰ部

高次脳機能障害と心理学――総論

第1章 精神科的観点からの高次脳機能障害

【三村 將】

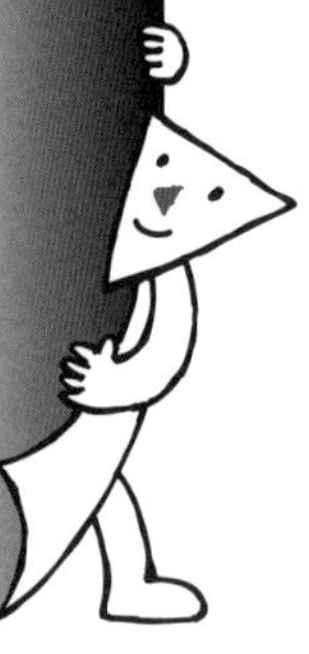

1 はじめに——高次脳機能障害と器質性精神障害

高次脳機能障害ないし神経心理学的障害という語はさまざまな観点から用いられていますが、脳損傷に伴う認知行動障害を表す包括的な呼称です。一般に「大脳の器質的病因に伴い、失語・失行・失認に代表される比較的局在の明確な大脳の巣症状、注意障害や記憶障害などの欠落症状、判断・問題解決能力の障害、行動異常などを呈する状態像」と定義されています[1]。二〇〇一年度から推進されてきた厚生労働省の「高次脳機能障害支援モデル事業」においては、「交通事故等による外傷性脳損傷などにより、失語、記憶障害、判断・遂行障害、認知障害など後遺障害を呈するいわゆる高次脳機能障害」と記載されています[2]。**表1-1**に二〇〇八年改訂第二版の現行の高次脳機能障害の診断基準を示しておきます。行政的には失語や一部の失認などはいわゆる高次脳機能障害からは除外されます。

表1-1　現行の高次脳機能障害の診断基準
（厚生労働省社会・援護局障害保健福祉部 国立障害者リハビリテーションセンター[3]）

診断基準
Ⅰ．主要症状等
1．脳の器質的病変の原因となる事故による受傷や疾病の発症の事実が確認されている。
2．現在，日常生活または社会生活に制約があり，その主たる原因が記憶障害，注意障害，遂行機能障害，社会的行動障害などの認知障害である。
Ⅱ．検査所見
MRI，CT，脳波などにより認知障害の原因と考えられる脳の器質的病変の存在が確認されているか，あるいは診断書により脳の器質的病変が存在したと確認できる。
Ⅲ．除外項目
1．脳の器質的病変に基づく認知障害のうち，身体障害として認定可能である症状を有するが上記主要症状（I-2）を欠く者は除外する。
2．診断にあたり，受傷または発症以前から有する症状と検査所見は除外する。
3．先天性疾患，周産期における脳損傷，発達障害，進行性疾患を原因とする者は除外する。
Ⅳ．診断
1．Ⅰ～Ⅲをすべて満たした場合に高次脳機能障害と診断する。
2．高次脳機能障害の診断は脳の器質的病変の原因となった外傷や疾病の急性期症状を脱した後において行う。
3．神経心理学的検査の所見を参考にすることができる。

なお，診断基準のⅠとⅢを満たす一方で，Ⅱの検査所見で脳の器質的病変の存在を明らかにできない症例については，慎重な評価により高次脳機能障害者として診断されることがあり得る。
また，この診断基準については，今後の医学・医療の発展を踏まえ，適時，見直しを行うことが適当である。

一方、精神疾患はその想定される病因に基づき、伝統的に心因性、内因性、外因性（器質性）に分類されています。このような古典的な分類は今日の精神医学の知見からは必ずしも当てはまらない、あるいは適切ではないところもありますが、理解しやすく、また便利なので今日でも広く用いられています。心因性の疾患は心理的要因やストレス反応、パーソナリティの関与が想定され、全般性不安障害、パニック障害、強迫性障害、社交不安障害、パーソナリティ障害など、従来は神経症や心因反応と呼ばれてきた病態が主に含まれます。内因性の疾患はその人のなりやすさの素因が想定され、精神病に分類される統合失調症やうつ病、双極性障害などが代表的な病態です。外因性の疾患はもともとアルコールを含む薬物の影響や、病原体への感染、外傷など、外部環境から脳にダメージを与える病態を指していました。しかし、その後、脳内で神経変性が生じてくるアルツハイマー病などの認知症性疾患や、脳血管障害などが病態の中核となるにつれ、外因性から器質性と言い換えるようになりました。この場合の器質性の「器」とは、心を入れる「脳」という意味です。

高次脳機能の問題はある意味で心因性・内因性を含めたいかなる精神疾患でも生じる可能性があります。たとえば心因性に分類される解離性障害の代表的な病態として、全生活史健忘があります。いわゆる記憶喪失ですが、この全生活史健忘は神経心理学的立場からは前向健忘のない孤立性逆向健忘ないし選択的逆向健忘であり、典型的な機能性健忘を示す高次脳機能の問題です。しかし、前述の定義に基づくと、高次脳機能障害として扱う場合、一般にその病因は器質性の脳神経疾患です。換言すると、高次脳機能障害は精神科的立場から見ると、器質性精神障害に分類される、あるいは代表的な器質性精神障害であるということになります[4]。

高次脳機能障害の病因として、最もよく目にするのは脳血管障害（クモ膜下出血を含む）と頭部外傷ないし外傷性脳損傷（ＴＢＩ）です。前者は高齢者に多く、後者は若年者に多いと言えます。その他の病因として、脳炎、脳腫瘍、無酸素脳症などが挙げられます。アルツハイマー病に代表される認知症をこの概念に含めるか否かについては異論があります。認知症性疾患の病態が高次脳機能障害を呈することは言うまでもありませんが、一方で局在性脳損傷に伴う「狭義の」高次脳機能障害と認知症では、診断基準も治療、対応も大きく異なっています[5]。

2 高次脳機能障害のチーム医療における精神科医の役割

高次脳機能障害の適正な評価や対応のためには、神経内科・脳神経外科・リハビリテーション科・小児科・精神科などの医師と、臨床心理士・言語聴覚士・作業療法士・理学療法士など、多職種が連携し、チームとして協力していく必要があります。このなかで精神科医は、臨床心理士とともに神経心理学的検査の実施や総合的解釈を担当することと併せて、高次脳機能障害を持つ人の心の問題に寄り添うことになります。それまでごく普通に暮らしていた人が突然、脳卒中を起こしたり、交通事故に遭ったりして、急に生活が変わったならば、戸惑いや混乱、不安や焦燥、抑うつ、怒りといった感情が生じてくるのはむしろ当然です。休職や失職、収入の減少、家族との関係性の変化など、さまざまな心理・社会的問題も派生してくるでしょう。脳損傷に伴う後遺症としての高次脳機能障害自体は器質的な問題であったとしても、必ずこれらの心理・社会的要因が複合的に関与してきます。また、高次脳機能障害を持つ当事者自身とともに、その介護や支援に当たる家族に対する心のケアも重要な課題です。これらの問題に適切に対応していくためには、チームのなかで精神科医の果たす役割は重要です。

二〇二二年には日本神経心理学会と日本高次脳機能障害学会とが協働して、新たな学会認定の資格として「臨床神経心理士」を創出しました[6]。この資格自体は臨床心理士に限定されるものではなく、医師・言語聴覚士・作業療法士などを含め、多職種の資格取得が見込まれています。しかし、いかなる職種であっても、高次脳機能障害の当事者とその家族を支える心の問題に精通している必要があります。

3 精神科から見た高次脳機能障害

前述したように、高次脳機能障害への対応は関連するさまざまな診療科が窓口になり得ます。それぞれの科での特色があると言えますが、ここでは精神科の立場から見た高次脳機能障害について取り上げます。精神科の日常診療において、高次脳機能障害の患者を診察することはまれではありません。精神科診療においては、精神疾患の状態像によって精神障害の認定を受け、精神障害者保健福祉手帳を取得することができます[7]。精神障害者保健福祉手帳は、一定程度の精神障害の状態にあることを認定するものであり、精神障害者の自立と社会参加の促進を図るため、手帳を持っている人には、さまざまな支援策が講じられています。精神障害者保健福祉手帳の等級は精神疾患（機能障害）の状態と能力障害（活動制限）の状態からその重症度を評定し、**表1-2**に示すように1級から3級までに区分されます。対象となる疾患も表1-2に示しますが、このなかには統合失調症やうつ病・そううつ病（双極性障害）といった気分障害と並んで、器質性精神障害（高次脳機能障害を含む）が規定されています。なお、厚生労働省の定める障害者手帳は身体障害者手帳と知的障害に対する療育手帳（愛の手帳）、そして精神障害者保健福祉手帳の三種類があります。高次脳機能障害に特化した手帳は以前から患者や家族からの要望が強いものの、現行では規定されておらず、精神障害者保健福祉手帳のなかの器質性精神障害に含まれています。

精神障害者保健福祉手帳の認定に当たって、器質性精神障害の場合、記憶障害、注意障害、遂行機能障害、社会的行動障害のいずれかがあり、そのうち一つ以上が高度のものを1級、同様にそのうち一つ以上が中等度のものを2級、いずれも軽度のものを3級とするとされています。

表1-2　精神障害者保健福祉手帳の等級（1級～3級）と対象となる疾患（厚生労働省[7]）

〈等級〉

1級　精神障害であって，日常生活の用を弁ずることを不能ならしめる程度のもの

2級　精神障害であって，日常生活が著しい制限を受けるか，又は日常生活に著しい制限を加えることを必要とする程度のもの

3級　精神障害であって，日常生活若しくは社会生活が制限を受けるか，又は日常生活若しくは社会生活に制限を加えることを必要とする程度のもの

〈対象となる疾患〉

- 統合失調症
- うつ病，そううつ病などの気分障害
- てんかん
- 薬物依存症
- 高次脳機能障害
- 発達障害（自閉症，学習障害，注意欠陥多動性障害等）
- そのほかの精神疾患（ストレス関連障害等）

器質性精神障害は、その病因として先天異常、ＴＢＩ、変性疾患、新生物、中毒（一酸化炭素中毒、有機水銀中毒など）、中枢神経の感染症、膠原病や内分泌疾患を含む全身疾患による中枢神経障害等が想定されています。従来、症状精神病として区別されていた疾患も含んでいますが、中毒精神病や精神遅滞（知的障害）は除かれます（前者は精神障害の他の診断分類、後者は療育手帳に該当します）。

器質性精神障害が急性発症する場合、その病因によらず、急性器質性症状群（ＡＯＳ）と呼ばれる一群の精神・神経症状が見られます。ＡＯＳは意識の変容を含めた多彩な意識障害を主徴とし、一過性・可逆性である場合が多いとされています。このようなＡＯＳが消退して回復していく過程、あるいは症状が残存固定したり、さらに症状が悪化して慢性状態に移行していく過程を通過症候群と呼んでいます。その後の比較的安定した状態、あるいははじめから緩徐進行性の経過をたどっていく場合、慢性器質性症状群（ＣＯＳ）と呼ばれています。ＣＯＳはさまざまな認知機能の低下や精神症状、行動障害、パーソナリティ変化などを示し、多くの場合非可逆的です。ＣＯＳは病因や脳の損傷部位によらない非特異的な症状を示す場合と、病因や損傷部位によって異なる特異的な症状を示す場合とがあります。

表 1-3　ICD-10による高次脳機能障害（厚生労働省[7]）

F04：	器質性健忘症候群（記憶障害が主体となる病態を呈する症例）
F06：	他の器質性精神障害（記憶障害が主体でない症例，遂行機能障害，注意障害が主体となる病態を呈する症例）
F07：	器質性パーソナリティおよび行動の障害（人格や行動の障害が主体となる病態を呈する症例）

4　精神障害者保健福祉手帳から見た高次脳機能障害

精神障害者保健福祉手帳用の診断書の実際を**図1-1**と**図1-2**に示します[8]（第4号様式 第3条関係）。高次脳機能障害については、①脳の器質的病変の原因となる事故による受傷や疾病の発症の事実が確認され、②日常生活または社会生活に制約があり、その主たる原因が記憶障害、注意障害、遂行機能障害、社会的行動障害等の認知障害であるものをいうとされています。高次脳機能障害は国際疾病分類第一〇版（ＩＣＤ-10）のコードでは**表1-3**に示すＦ04、Ｆ06、Ｆ07に該当します[9]。

高次脳機能障害の手帳申請においても図1-1と図1-2の一般的な書式が用いられますが、高次脳機能障害と他の精神疾患とでは病態や記載内容がかなり異なるため、高次脳機能障害に特化した書式も国立障害者リハビリテーションセンターにより作成されています（**図1-3**）。なお、精神障害者保健福祉手帳用の診断書は通常、精神保健指定医ないしそれに準じる精神科医が記載するのが原則ですが、高次脳機能障害については、てんかんや発達障害等と同様に、精神科以外の科で診療を受けている場合は、それぞれ他科の専門の医師が記載したものでも申請可能となっています[7,10]。前述のごとく、失語や一部の失認は身体障害に含まれ、精神障害の手帳の対象にはなりません。

以下、この図1-3の診断書の記載に沿って、記憶障害を主徴とするＦ04、注意障害・遂行機能障害を主徴とするＦ06、パーソナリティ障害・行動障害を主徴とするＦ07

第4号様式（第3条関係）

等　級

診断書（精神障害者保健福祉手帳用）

（フリガナ） 氏　　名	（　　　　　　　　　　）	明・大 昭・平　　年　　月　　日生（　　歳）
住　　所		
1　病名 （ICDコードは、F00～F99、G40のいずれかを記載してください。）	(1)　主たる精神障害 ＿＿＿＿＿＿＿＿ ICDコード（　　　　） (2)　従たる精神障害 ＿＿＿＿＿＿＿＿ ICDコード（　　　　） (3)　身体合併症 ＿＿＿＿＿＿＿＿ **身体障害者手帳（有・無、種別　　　　級）**	
2　初診年月日（前医がある場合、前医が初めて診断した日が主たる精神障害の初診年月日となります。） (1)　主たる精神障害の初診年月日　　年　　月　　日（診療録で確認・本人又は家族等の申立て） (2)　診断書作成医療機関の初診年月日　　年　　月　　日		
3　発病から現在までの病歴及び治療内容等 （推定発病年月、発病状況、初発症状、治療の経過、治療内容等を記載してください。）	（推定発病時期　　年　　月頃） **※入院歴及び通院歴を含め、具体的に記載してください。** ※器質性精神障害（認知症を除く。）の場合、発症の原因となった疾患名とその発症日 （疾患名　　　　年　　月　　日）	

4　現在の病状・状態像等（該当する項目を○で囲んでください。）
※おおむね過去2年間の状態について記載してください。

(1) 抑うつ状態
1思考・運動抑制　2易刺激性・興奮　3憂うつ気分　4その他（　　　　）

(2) 躁状態
1行為心迫　2多弁　3感情高揚・易刺激性　4その他（　　　　）

(3) 幻覚妄想状態
1幻覚　2妄想　3その他（　　　　）

(4) 精神運動興奮及び昏迷の状態
1興奮　2昏迷　3拒絶　4その他（　　　　）

(5) 統合失調症等残遺状態
1自閉　2感情平板化　3意欲の減退　4その他（　　　　）

(6) 情動及び行動の障害
1爆発性　2暴力・衝動行為　3多動　4食行動の異常　5チック・汚言　6その他（　　　　）

(7) 不安及び不穏
1強度の不安・恐怖感　2強迫体験　3心的外傷に関連する症状　4解離・転換症状
5その他（　　　　）

(8) てんかん発作等（けいれん及び意識障害）（発作型は以下を参照して該当するものを○で囲んでください。）
1てんかん発作　発作型（イ・ロ・ハ・ニ）頻度（　　回／月・年）最終（直近）発作（　　年　　月　　日）
てんかん発作の型　イ：意識障害はないが、随意運動が失われる発作　ロ：意識を失い、行為が途絶するが、倒れない発作
ハ：意識障害の有無を問わず、転倒する発作　ニ：意識障害を呈し、状況にそぐわない行為を示す発作
2意識障害　3その他（　　　　）

(9) 精神作用物質の乱用、依存等
1アルコール　2覚醒剤　3有機溶剤　4その他（　　　　）
ア乱用　イ依存　ウ残遺性・遅発性精神病性障害　エその他（　　　　）
現在の精神作用物質の使用　　有・無（不使用の場合：　　年　　月以後不使用）

(10) 知能、記憶、学習及び注意の障害
1知的障害（精神遅滞）ア軽度　イ中等度　ウ重度　　**愛の手帳（有・無、等級等　　　　）**
2認知症　3その他の記憶障害（　　　　）
4学習の困難　ア読み　イ書き　ウ算数　エその他（　　　　）
5遂行機能障害　6注意障害　7その他（　　　　）

(11) 広汎性発達障害関連症状
1相互的な社会関係の質的障害　2コミュニケーションのパターンにおける質的障害
3限定した常同的で反復的な関心と活動　4その他（　　　　）

(12) その他（　　　　）

図1-1　精神障害者保健福祉手帳の見本①
（東京都福祉保健局東京都立中部総合精神保健福祉センター[8]）

□ 原本手帳申請時に添付（自立支援医療と同時） 提出先ごとに作成し、○をつけてください。

氏名（　　　　　　　　　　） ①東京都送付用 ②区市町村控用 ③医療機関控用

5　4の病状、状態像等の具体的程度、症状、検査所見等 **※おおむね過去2年間の状態について詳しく記載してください。**

検査所見（検査名、検査結果及び検査時期を記入してください。）

6　生活能力の状態（**保護的環境でなく、例えばアパート等で単身生活を行った場合**を想定して判定してください。**児童については、年齢相応の能力と比較の上で判断**してください。）

(1)　現在の生活環境

入院・入所（施設名　　　　　　　　）・在宅（ア単身・イ家族等と同居）・その他（　　　　）

(2)　日常生活能力の判定（該当するもの一つを○で囲んでください。）

※病状・状態像等との整合性を考慮し、記載してください。

ア　適切な食事摂取
　自発的にできる・自発的にできるが援助が必要・援助があればできる・できない

イ　身辺の清潔保持及び規則正しい生活
　自発的にできる・自発的にできるが援助が必要・援助があればできる・できない

ウ　金銭管理と買物
　適切にできる・おおむねできるが援助が必要・援助があればできる・できない

エ　通院と服薬（要・不要）
　適切にできる・おおむねできるが援助が必要・援助があればできる・できない

オ　他人との意思伝達及び対人関係
　適切にできる・おおむねできるが援助が必要・援助があればできる・できない

カ　身辺の安全保持及び危機対応
　適切にできる・おおむねできるが援助が必要・援助があればできる・できない

キ　社会的手続及び公共施設の利用
　適切にできる・おおむねできるが援助が必要・援助があればできる・できない

ク　趣味・娯楽への関心及び文化的社会的活動への参加
　適切にできる・おおむねできるが援助が必要・援助があればできる・できない

(3)　日常生活能力の程度（該当する番号を選んで、どれか一つを○で囲んでください。）

※病状・状態像等及び日常生活能力の判定との整合性を考慮し、記載してください。

ア　精神障害を認めるが、日常生活及び社会生活は普通にできる。
イ　精神障害を認め、日常生活又は社会生活に一定の制限を受ける。
ウ　精神障害を認め、日常生活に著しい制限を受けており、時に応じて援助を必要とする。
エ　精神障害を認め、日常生活に著しい制限を受けており、常時援助を必要とする。
オ　精神障害を認め、身の回りのことはほとんどできない。

7　6の具体的程度、状態等

※就労状況について　ア　一般就労　イ　障害者雇用　ウ　その他（　　　　）

8　現在の障害福祉等サービスの利用状況（該当する項目を○で囲み、○で囲んだ項目について具体的な内容を記載してください。）**※（1）～（3）については「障害者の日常生活及び社会生活を総合的に支援するための法律」に規定するサービスに限る。**

(1) 自立訓練（生活訓練）(2) 共同生活援助（グループホーム）(3) 居宅介護（ホームヘルプ）
(4) その他の障害福祉サービス (5) 訪問指導等 (6) 生活保護 (7) なし

9　備考

年　　月　　日　医療機関コード □□□□□□□

医療機関所在地
名　　称
電話番号
医師氏名
（自筆又は記名捺印）

東京都記載欄　東京都で記入しますので、空欄にしてください。
〈自立支援医療と同時申請時〉
・自立支援医療（該当・非該当）
・重度かつ継続（該当・非該当）

※　A4版で提出の場合は、1ページ右側中央と2ページ左側中央に割印をしてください。
　また、A4版をA3版にした場合は割印の必要はありません。

図 1-2　精神障害者保健福祉手帳の見本②
（東京都福祉保健局東京都立中部総合精神保健福祉センター[8]）

様式1-1　**医師診断書**　（高次脳機能障害診断用：高次脳機能障害支援普及事業）

氏　　名		明治・大正・昭和・平成 年　　月　　日生（　　歳）	男・女
住　　所			
①高次脳機能障害の発症原因となった疾患名		該当するICD-10コードを○で囲む* F04,　F06,　F07	
②発病から現在までの病歴（発病年月、受診歴等）			

③　現在の病状、障害像等（障害を構成する主たる項目に◎で、従たる項目を○で囲む）
（1）　記憶障害
1 前向健忘　2 逆向健忘
（2）　注意障害
1 全般性注意障害　2 半側空間無視
（3）　遂行機能障害
1 目的に適った行動計画の障害　2 目的に適った行動の実行障害
（4）　社会的行動障害
1　意欲・発動性の低下　2 情動コントロールの障害　3　対人関係の障害　4　依存的行動
5　固執　6　その他（　　　　　　）

④　③の病状・状態像等が日常生活に与える影響の程度（該当する番号を選んで、どれか一つを○で囲む）
1　高次脳機能障害を認めるが、日常生活及び社会生活は普通にできる。
2　高次脳機能障害を認め、そのために日常生活又は社会生活に一定の制限を受ける。
3　高次脳機能障害を認め、そのために日常生活に著しい制限を受けており、時に応じて援助を必要とする
4　高次脳機能障害を認め、そのために日常生活に著しい制限を受けており、常時援助を必要とする。
5　高次脳機能障害を認め、そのために身のまわりのことはほとんどできない。

⑤　①の病名の受傷・発症を説明する器質的脳病変の検出に用いた画像診断、神経生理学的検査の結果：

⑥　③の病状・状態像等に関する神経心理学的検査結果
1　WAISスコア（ＰＩＱ　　　ＶＩＱ　　　ＦＩＱ　　　）
2　ミニメンタルスケールあるいは長谷川式簡易痴呆スケールスコア　（　　　点）
3　その他

⑦　現在の福祉サービスの利用状況（社会復帰施設、小規模作業所、グループホーム、ホームヘルプ、訪問指導等）

⑧　備考　ICD-10コード*　外傷性脳損傷、脳血管障害、低酸素脳症、脳炎、脳腫瘍などで記憶障害が主体の場合F04、注意障害・遂行機能障害が主体の場合F06、人格および行動障害が主体の場合F07に該当する

平成　　年　　月　　日

医療機関所在地
名　称
電話番号
医師氏名（自署または記名捺印）

図1-3　高次脳機能障害用の医師診断書の書式
（厚生労働省社会・援護局障害保健福祉部　国立障害者リハビリテーションセンター[3]）

について概説します。

A 記憶障害

記憶障害は高次脳機能障害のなかでも中核に位置する症候です。記憶障害にはさまざまな分類がありますが、ここでは前向健忘と逆向健忘に分けて評価します。一般に、全般的知能や後述する注意が保たれている一方、記憶のみが突出して障害されている場合を狭義の健忘症候群と呼んでいます。

前向健忘は原因疾患の発症やTBIの受傷後に新しい情報やエピソード・出来事を覚えることができなくなった現象を指します。これは新規学習の障害であり、おおむね記銘力障害を反映していますが、一部は想起障害も含まれます。時間的には数分から数日の範囲の近時記憶領域、内容的にはエピソード記憶の障害です。通常、いわゆる記憶検査と呼ばれるものの多くはこの近時記憶‐エピソード記憶‐前向性記憶の障害を評価・検出するために考案されています。検査法としては、言語性課題として対連合学習課題――『三宅式言語記銘力検査』『標準言語性対連合学習検査（S‐PA）』など――、単語リスト学習課題――『レイ聴覚言語学習テスト（RAVLT）』『カリフォルニア言語学習テスト（CVLT）』――、非言語性（視覚性）検査として『レイ複雑図形検査（RCFT）』『ベントン視覚記銘検査（BVRT）』など、いくつかの記憶課題を組み合わせたバッテリーとして『ウェクスラー記憶検査（WMS‐R）』『リバーミード行動記憶検査（RBMT）』などが挙げられます[11]。

一般に、記銘力自体の低下は海馬・海馬傍回を含む側頭葉内側領域や視床などの損傷によって生じ、想起の障害には前頭葉、特に背外側前頭前野（DLPFC）の損傷が関与します。このようないわゆる「前頭葉性記憶障害」は複雑な事象を学習・記憶する際にストラテジーをうまく使えない高次の記憶活動の低下と考えられます。また、狭義の記憶障害とは異なりますが、ある情報を保持しながら別な情報を処理する機能である作動記憶（ワーキングメモリ）は、記憶そのものというより、後述の注意の制御とも関連し、短期記憶と長期記憶とを橋渡しする概念です。また、未来の記憶、予定の記憶とも言える展望記憶においてもＤＬＰＦＣの役割が鍵となっています。

逆向健忘は原因疾患の発症や頭部外傷の受傷前に覚えていたエピソード・出来事を想起できなくなった現象を指します。発症／受傷以前には普通に覚えていた内容ですので、発症／受傷以後に生じた記銘力の問題ではなく、想起の障害と考えられます。時間的には遠隔記憶の領域を評価しています。一般に、発症／受傷の時期に近い過去のエピソード・出来事ほど想起が困難で、昔のエピソード・出来事ほど想起されやすいという時間的傾斜、あるいはリボーの法則と呼ばれる現象を認めます。逆向健忘を調べるには、社会的出来事記憶、個人的意味記憶、自伝的記憶の三領域について評価します。このような遠隔記憶に関する日本版の評価バッテリーは吉益ら[12]により作成されています。逆向健忘と関連して臨床的に重要な問題として、作話や記憶錯誤（重複記憶錯誤を含む）などが挙げられます。

B　注意障害

注意は一般に全般性注意と方向性注意とに区分されます。全般性注意はさらに持続性注意、焦点性注意、選択性注意、注意の制御などに機能区分されます。このような全般性注意の障害は、臨床的には注意の集中が困難である、注意が散漫になる、ある刺激に焦点を当てることが困難で他の刺激に注意が向くといった現象として確認できます。注意機能は多岐にわたり、その神経基盤は中枢神経全体に及び、より要素的な単純な注意機能はいかなる脳損傷でもユニバーサルに障害されるとも言えますが、特にＤＬＰＦＣの局在損傷に伴う障害の主体は複雑な注意の問題、すなわち注意の制御になります。

全般性注意障害を評価する質問紙としては、『臨床的注意評価スケール』の日本語版が作られ、信頼性・妥当性も検証されています[13]。全般性注意の多様な側面を鋭敏かつ包括的に検査するための標準化されたバッテリーとして、日本高次脳機能障害学会により『改訂版標準注意検査法(CAT-R)』が作成されています[14]。ほかによく用いられる単純な注意課題としては数唱、視覚性スパン、抹消・検出検査などが挙げられます。注意の持続・維持が困難になると、Continuous Performance Test(CPT)や抹消課題などで長時間注意を持続することが困難になり、時間の経過とともに課題の成績が低下していきます。複雑な注意課題としては、『CAT-R』の下位検査になっている記憶更新検査、PASAT、あるいはリーディングスパンテストなどが挙げられます。

注意の制御は通常、注意の転換と注意の配分に区分されます。複数の対象に向けて注意を「継時的に」切り替えていくことが注意の転換、「同時に」振り向けることが注意の配分ですが、両者を厳密に区別することは不可能であり、また意味がありません。注意の転換として臨床的によく用いられる課題として『トレイル・メイキング・テスト(TMT)』のパートBが挙げられます。『TMT』は日本高次脳機能障害学会のBrain Function Test委員会[15]が年齢ごとに標準化された版を作製しています。

方向性注意の障害は半側空間無視として知られています。これは損傷された脳の反対側の空間(外空間+内空間)において刺激を見落とすことで気づかれます。多くは右半球(特に頭頂葉)の損傷による左半側空間無視のパターンです。半側空間無視を評価する神経心理学的検査としては、線分二等分、線分抹消、絵の模写、自発描画などが挙げられます。また、半側空間無視を総合的に評価するバッテリーとして、『行動性無視検査(BIT)』の日本版が作成されています[16]。なお、半側空間無視については、これを失認として捉え、身体障害として認定される可能性もあります。

C　遂行機能障害

遂行機能（実行機能）とは、「目標に向けて問題を解決するために動員される能力の総称」と考えられますが、高次脳機能障害用の医師診断書にあるように、「目的に適った行動の計画障害」と「目的に適った行動の実行障害」の二段階に分けると理解しやすくなります[17]。「目的に適った行動の計画障害」には、①目標（ゴール）を適切に設定できない、②目標（ゴール）は設定できても、その達成のための下位目標（ゴール）が適切に設定できない、③動機づけが欠如している、④発動性が低下している（アパシー）など、複合的な要因の関与が想定されます。一方、「目的に適った行動の実行障害」には、①スキーマに沿って自分の行動を実現することができない、②実行する能力はあるが、段階的に指示されないと手順を間違う、③自分の行動をモニターして行動を制御することができない、④計画を実行する過程で注意の持続が保てない、⑤フィードバックがかからず、同じ失敗を繰り返す（自己修正ができない）といった要因が背景にある可能性があります。

このような遂行機能は、認知的階層構造のなかで、記憶・知覚・言語などの要素的な認知機能より「より上位」に位置づけられるシステムです。前頭葉機能を包括的に含む概念ですが、イコールではありません。むしろ脳の後方領域に蓄えられた目標に向けての行動スキーマを前頭前野が時系列に沿って実現していくというイメージであり、このような遂行機能障害ないし遂行機能検査の成績低下は、脳のどの部位の損傷でも生じると言えますが、ＤＬＰＦＣが中核的役割を果たしています。また、遂行機能と関連する他の前頭前野機能、すなわち、短期記憶、ワーキングメモリ、創造的思考・発散性の推論、知能、注意の分配能力などが複合的に関与するものと推測されます。

このような遂行機能の障害は、家事・料理・買い物・仕事・外出・旅行などの日常生活場面で顕著に障害が露呈します。検査室で行う遂行機能の検査としては、最も鋭敏とされる『ウィスコンシンカード分類検査（WCST）』をはじめ、『修正ストループテスト』、語流暢性課題（特に語頭音による）、前述の『TMT』（特にパートB）、『ハノイの塔』、『遂行機能障害症候群の行動評価（BADS）』、『ティンカートイ・テスト（TTT）』などが挙げられます。これらの遂行機能検査の成績低下が遂行機能そのものの障害であることを示すためには、すべての認知機能の基盤にある注意（選択性・持続性）、空間認知、記憶（長期記憶）、いわゆる知識としての知能などが比較的健常に保たれていることが必要です。

D　社会的行動障害

高次脳機能障害用の医師診断書では社会的行動障害と記載されていますが、実際には対人関係を中心とした他者・外部環境と個人との関係性に支障が生じてきます。そこには他者に対する受け止め方・感じ方（社会的認知）と、他者に対する態度・行動（社会的行動）の双方が関わっており、その意味では認知・行動の両面にわたる社会性の障害と考えられます。このような社会性に関する神経基盤は社会脳とも呼ばれており、**図1-4**に示すように多様な脳領域に広がっています[18]。

高次脳機能障害用の医師診断書では、この領域について、意欲・発動性の低下、情動コントロールの障害、対人関係の障害、依存的行動、固執の五つの問題を取り上げています。このうち、中核にあるのは情動コントロールの障害と対人関係の障害です。高次脳機能障害を持つ人が示す社会性の障害には、大きく分けて二つの問題が複合的に関与しています。その一つは「心の理論（ToM）」（心的推測）の問題で、もう一つは衝動コントロールの問題です[19]。ToMについては、他者の意図が読み取れず、自分の行動が相手にどのように受け止められるかが理解できないため、TPOをわきまえず場にそぐわない態度をとったり、相手を怒らせたりする

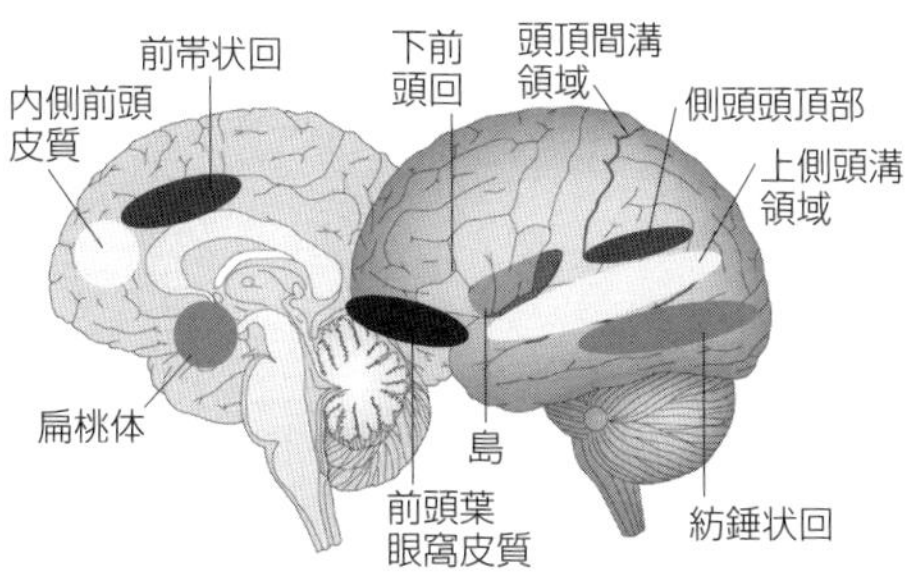

図1-4　社会性の神経基盤（社会脳）（三村[18]）

ことがあります。就労場面でも上司からパワハラを受けていると感じたり、対人関係のトラブルが生じて転職を繰り返したりするなど、集団のなかで適応的な生活を送ることが難しくなり、臨床表現型としては適応障害を生じます。ＴｏＭを評価するには失言課題を含め、さまざまな技法が考案されており、臨床場面では自閉スペクトラム症の症例に対して用いられる『自閉症スペクトラム指数（ＡＱ）』がよく用いられています。高次脳機能障害を持つ人の社会性の障害はしばしば後天性の自閉スペクトラム症と捉えることもできます。

衝動コントロールについては、相手の態度に対して腹を立て、いらいらしたり、しばしば過剰な感情的反応や攻撃的行動にエスカレートしたりします。易刺激性や興奮、拒絶、脱抑制を示し、自分の行動をコントロールできず、思っていることをストレートに口に出したりする脱抑制的な態度のため、対人関係のトラブルにつながります。多くの場合、相手が悪いと考え（他罰的）、自分に問題があるとは考えません。

その他の意欲・発動性の低下（アパシー）については、社会性の障害の一要因ではありますが、前述の遂行機能における目標設定と関連したり、抑うつや、統合失調症類似の残遺状態としての意欲減退として捉えたりすることも可能です。依存的行動については、大きく二つの点を考えておく必要があります。一つは家族や支援者などへの人間関係の依存です。過度に距離の近い人間関係は安定性を欠いてしまいます。もう一つは文字通り薬物・非薬物への依存傾向で、二次的にアルコール多飲や睡眠薬・抗不安薬の常用、ゲームやギャンブル、SNS・インターネットへの依存（行動嗜癖）などが挙げられます。最後に固執ですが、強迫傾向が見られ、収集癖（新聞・雑誌・ビデオなど）でゴミ屋敷状態になったり、確認癖のため、生活に大きな支障が生じたりする場合もあります。

社会性が障害されると、窃盗、暴力・暴言、虚言、借金、薬物依存、行動嗜癖、性的逸脱行動など、さまざまな犯罪行為や反社会的行動を示すことがあります。一方、日常臨床では、このような顕著な違法行為や逸脱行動、倫理観やモラルの低下といった「反社会的」とまでは言えないものの、自己の信念や願望に固執して画一的行動に至り、その結果、周囲には「自分勝手」と受け取られてしまう場合も少なくありません。特に、不正を許せないといった「過度の正義感」「過度の道義心」を背景に、他者のささいな無礼な態度や規則違反、不正を許せず、会社や学校、公共機関などでトラブルとなる、家族や知人に対しても余計なおせっかいをやくといったタイプの人です。このようなむしろ過剰で紋切り型・杓子定規のモラルを示し、場にそぐわない柔軟性の乏しい行動様式を筆者は〝ハイパーモラル症候群〟と呼んでいます[20]。

〝ハイパーモラル症候群〟をはじめ、事態が自分の願望通りにいかない場合、しばしば強い怒り発作を認める人がいます。このような場合に対する心理的アプローチの一つとして認知行動療法が有効な可能性があります。もともとうつ病や不安障害など、多くの精神疾患に用いられ、さまざまな技法が考案されている認知行動療法ですが、最近は脳損傷による高次脳機能障害にも援用されてきています[21]。

5 高次脳機能障害に見られるその他の精神症状

上述したように、高次脳機能障害の診断には記憶障害、注意障害、遂行機能障害、社会的行動障害を評価することが重要です。一方、高次脳機能障害では、それ以外にも、図1‐1と図1‐2の通常の精神障害者保健福祉手帳に記載があるような一般的な精神症状も見られます。以下、それらについて概説します。

Ａ　抑うつ気分

脳血管障害や頭部外傷の後遺症として、うつ状態を認めることはまれではありません。脳血管障害後にうつ状態を呈する場合は特に脳卒中後うつ病（ＰＳＤ）と呼ばれています[22]。ＰＳＤの病変部位については、従来から左前頭葉に損傷を認めるとする報告が知られていました。左前頭葉にフォーカスがあることは確かですが、むしろ損傷部位は多様であり、少なくとも脳卒中発症からの時間経過によっても大きく異なります。ロビンソン[23]は、ＰＳＤの頻度は脳卒中急性期においては病変部位が左前頭葉、左基底核にある場合が多く、慢性期（発症一～二年後）では右半球病変に関連した心理社会的要因の強いＰＳＤの発症が多いと提唱しています。また、ハマら[24]は、発症三カ月以内の急性期および亜急性期において、抑うつ気分が主であるDepressive PSDと、意欲低下が主であるApathetic PSDとに分類し、Depressive PSDは左前頭葉、Apathetic PSDは両側基底核病変と関連するとしています。

高次脳機能障害全般を通じて言えることですが、特に交通事故後の頭部外傷例においては、事故後の生活の質の変化や心理社会的要因も関与して、抑うつ気分が顕在化してくることは珍しくありません。ＴＢＩ後のうつ状態はPost-traumatic depression（Ｐ‐ＴＤ）と呼ばれています。ファーフーリーら[25]によれば、Ｐ‐ＴＤはＴＢＩ後の約三〇％に生じるとされています。

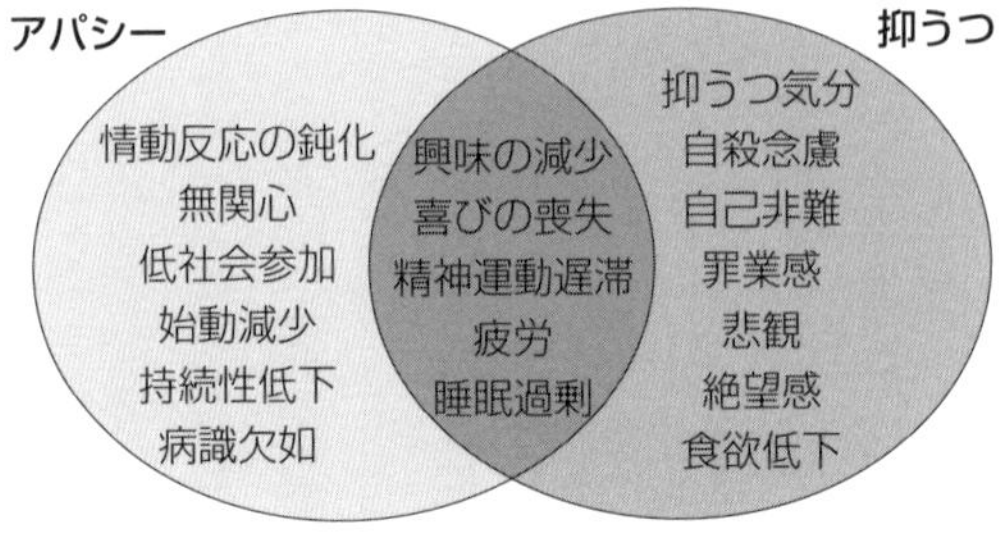

図 1-5　抑うつとアパシーの関係（三村[27]）

B　意欲低下（アパシー）

アパシーは語源的には a pathos で、すなわちパトス（情念）の欠如であり、臨床的には「動機づけの減弱ないし欠如」として捉えられます。[26] 動機づけとは、目標志向的行動の指標であり、行動がどのように開始され、賦活され、維持され、方向づけされ、中止されるか、さらにどのような主観的反応が得られるかを規定しています。アパシーとは一次的な動機づけの欠如を主体とする状態像であり、「無感情 - 意欲低下 - 動機づけの欠如」を包含した概念であると言えます。高次脳機能障害を含めた器質性精神障害では、抑うつ気分は相対的に軽く、その一方、興味・関心の喪失（アパシー）が相対的に目立つ場合が多いと考えられます。抑うつとアパシーとは関連していますが、むしろ対極にある概念とも言えます。両者の関係を**図 1-5** に示します。[27]

アパシーの評価には、マリンらによる[28]『アパシー評価尺度（AES）』やスタークスタインらによる[29]『アパシー尺度（AS）』など、さまざまな評価尺度が考案されています。このうち後者は『やる気スコア』として日本語版が作成されています。[30] 日本高次脳機能障害学会では、意欲の多様な側面を包括的に評価するための標準化されたバッテリーとして、『標準意欲評価法（CAS）』を作成しています。[14]『CAS』は従来の質問紙法による評価と併せて、面接による評価、日常生活行動、自由時間の日常行動観察についても段階評価を行い、総合的に判断できることが特徴です。

C　頭部外傷による高次脳機能障害とＰＴＳＤ

交通事故の後遺症として、心的外傷後ストレス障害（ＰＴＳＤ）を生じることがしばしばあります。しかし、従来、高次脳機能障害とＰＴＳＤとは本来鑑別の対象であり、併存しないことが前提で考えられてきました。その理由は、脳に一定のダメージが与えられて生じる高次脳機能障害は基本的に意識障害が生じ、事故時のトラウマが生じる余地がないだろうというものです。しかし、欧米では併存する場合があることが繰り返し指摘されてきました[31・32]。

近年では、高次脳機能障害のなかで軽度外傷性脳損傷（ｍＴＢＩ）と呼ばれる概念がある程度受け入れられてきたこと、また事故直前の状況が明確に記憶に残っていなくても、潜在的なレベルで脳内のトラウマとなっている可能性は否定できないことから、必ずしも背反するものではないという考えが主流になってきています。しかしながら、交通事故後のケースにおいては、加害者と被害者、保険会社の訴訟になっている場合もあり、高次脳機能障害、ＰＴＳＤ、さらに両者の併存については、その存在を慎重に見極めていく必要があります。

D　幻　覚

幻覚は知覚の異常であり、視覚・聴覚・触覚・嗅覚・味覚のいわゆる五感の問題です。知覚の異常は幻覚と錯覚に大別され、前者は存在しないものを知覚する現象、後者は存在するもののそれを異なるものとして捉えてしまう現象を指します。錯覚には古典的によく知られた錯覚図形や、天井のシミを人の顔として見てしまうパレイドリア現象などがよく知られています。

一般に、統合失調症では顕著な幻聴を生じます。なかでも考想化声と呼ばれる自分の考えていることが声になって聞こえるとか、幻聴同士の対話とかいった現象は統合失調症に疾患特異性が高いとされるシュナイダーの一級症状に含まれます。これに対して、存在しないものが見える幻視は、統合失調症では一部の例外を除くと認めることはなく、むしろ頻度が高いのはアルコールや違法薬剤を含めた薬剤性（中毒性）の場合と認知症の場合です。アルコール離脱時の振戦せん妄による小動物幻視はよく知られています。認知症の場合、アルツハイマー病でも幻視を認めることはありますが、むしろレビー小体型認知症で非常に高率に見られる現象です。レビー小体型認知症では人物や動物のありありとした幻視が生じることが多いですが、幾何学図形のようなものから情景的なものまで多彩な内容が知られています。うつ病や双極性障害といった気分障害では、幻視や幻聴を含めた幻覚は基本的には認めません。

さて、高次脳機能障害においては、急性期から亜急性期のせん妄、意識障害と関連する問題を除いて、慢性期に典型的な幻聴や幻視といった幻覚を生じることはさほど多くはないと思います。しかし、ときとして局在性脳損傷に伴い、顕著な幻覚が生じることもあります。たとえば小人が見えるといった特徴的な幻視を生じる脳幹幻覚症（リリプート幻視）などが知られています[33]。幻覚の責任病巣は特定困難で、むしろ多岐にわたると考えられますが、高次脳機能障害や認知症において、島回の機能障害が幻覚を生じる中核的な領域であるという報告は複数存在します[34]。レビー小体型認知症における幻視の出現には脳血流ＳＰＥＣＴで示される後頭葉の血流低下が重要と考えられますが、むしろこれだけでは十分ではなく、前頭葉や側頭葉の機能異常も関与している可能性があります。筆者らも以前、レビー小体型認知症ないし後部皮質萎縮症の患者で、失読があるにもかかわらず、顕著な文字の幻視を生じた特異な症例を報告し、背景に後頭葉の血流低下とともに側頭葉の機能亢進があると考えました[35]。

Ｅ　妄　想

妄想とはあり得ないことを信じて疑わないことと定義されており、確信していて訂正不可能な点が特徴です。妄想は特に内因性精神障害を特徴づける症状で、統合失調症では被害妄想や追跡妄想、注察妄想などが見られ、行動化も伴います。うつ病では罪業妄想、貧困妄想、心気妄想といった微小妄想が見られ、一方、双極性障害の躁状態では誇大妄想を認めます。このような妄想は器質性精神障害、高次脳機能障害においてもしばしば認められます。

脳血管障害でも妄想状態を認めることはありますが、特に問題となるのはＴＢＩ後の慢性期の精神症状として妄想が見られる場合です。頭部外傷を繰り返すことにより生じる認知障害や精神症状は今日、慢性外傷性脳症（ＣＴＥ）と呼ばれています。ＣＴＥの病態は軽微な反復性外傷性ＴＢＩ（ｍｒＴＢＩ）として理解・整理されており、その臨床像として、運動障害や認知障害とともに精神症状が出現すること、特に妄想状態を呈することが知られるようになってきました。近年では、ＣＴＥで認められる神経病理学的変化[36]が交通事故や転落などによる重度の単発ＴＢＩ（ｓｓＴＢＩ）でも生じる可能性が指摘されています[37]。もともとｓｓＴＢＩを受傷してから比較的長いタイムラグがあった後に、著しい被害妄想など、統合失調症様の精神病状態を呈する症例が存在することは以前から知られていました。このような状態像はＴＢＩ後の精神障害（ＰＤＦＴＢＩ）、ないしは重症外傷性脳損傷後の遅発性精神病と呼ばれています[38]。ＴＢＩでは受傷後に復職や復学が困難となり、社会復帰できず、社会的に疎外されるために妄想的になるという社会心理的要因が関与することが想定できます。確かにＰＤＦＴＢＩの症例では心因が重要な役割を果たしていると思われる事例も少なくありません。また、もともと有していた統合失調症を発症する素因をＴＢＩが引き出したという考え方もあります。ＴＢＩによる器質性変化が統合失調症様の妄想状態を惹起したと考えるのも自然とも言えます。しかし、大東[39]はＴＢＩ後に統合失調症と類似した妄想知覚が生じる機序として、妄想知覚の症状形成と関連する扁桃体、前頭葉眼窩部、帯状回を結ぶ側頭極の病変を重視しています。最近では、ｓｓＴＢＩを契機として、おそらくはびまん性軸索損傷も関与して、ＣＴＥと同様のタウ病変が生じること、生じたタウがシーズとなって脳内に伝播していく可能性が示唆されています[40]。

6　高次脳機能障害と他の精神疾患との鑑別

高次脳機能障害の診断には記憶障害、注意障害、遂行機能障害、社会的行動障害を認め、さらにさまざまな精神症状を呈する場合があることも述べました。当然のことではありますが、高次脳機能障害か他の精神疾患かの鑑別を要するケースも少なくありません。

実際に、ＰＤＦＴＢＩの場合、前述したように、もともと有していた統合失調症を発症する素因をＴＢＩが引き出したという考え方も成り立ちます。典型的な統合失調症の「類型」とは異なる何らかの器質性の要素がないか考えていくことが非常に重要になります。

また、小児の交通事故による頭部外傷後遺症では、受傷後に注意障害が残存し、しばしば注意欠如・多動性障害（ＡＤＨＤ）との鑑別が問題になります。最近のメタ解析でも、重度のＴＢＩがあるとＡＤＨＤが後遺するリスクが上昇することが確認されています[41]。しかしながら、そのような場合、親や他の家族からの受傷前の児の認知機能や精神状態を十分に聴取しておく必要があります。しばしば交通事故に遭遇した機転として、子どももともとADHD傾向を有しており，道路に飛び出して車にはねられたというケースもまれではありません。受傷前の通信簿の教師のコメントなどが参考になる場合もあります。

同様に，前頭葉損傷後に見られる社会的行動障害はしばしば後天性の自閉スペクトラム症と見なし得る状態を生じます[20]。特に頭部外傷が軽微であった場合，もともとの発達やパーソナリティに問題がなかったかは鑑別において重要です。

最後に，うつ病や双極性障害，統合失調症においては，疾患それ自体で高次脳機能障害，すなわち記憶障害，注意障害，遂行機能障害，社会的行動障害を生じます[42・43・44]。これらの精神科疾患による神経心理学的障害の程度や特徴は精神科領域では大きな関心対象であり，そのような認知障害に焦点を当てた認知リハビリテーションも注目されています[45]。また，前述した通り，ADHDにおいては注意障害が，自閉スペクトラム症においては社会的行動障害が中核的症状であることは言うまでもありません。最近では，多種多様な認知障害を認め，高次脳機能障害や認知症が疑われた中高年者が実際には若年期からの発達障害傾向が退職後にむしろ顕著になってきたと考えられるようなケースにもしばしば遭遇します[46]。

7　おわりに――精神科的視点で高次脳機能障害を診る

脳損傷患者は英語では従来“brain-damaged patient”と表現されてきました。しかし，最近では学術論文などでも“person（あるいはindividual）with brain damage”と表現されることが多いようです。このような変化には二つのポイントがあります。一つは「患者」という言わばレッテル貼りは極力避け，「人（個人）」と言うようになってきていること。もう一つは「障害者」ではなく，「障害を持つ（障害のある）人」と表現するようになっている点です。考えてみれば当たり前のことですが、脳損傷を負った人と脳損傷とはイコールではありません。その人には、脳に損傷を受けたこと以外に、たとえば夫であること、父であること、会社員であること、テニスが好きなこと、犬の散歩を日課としていることなど、さまざまな次元のその人の「顔」があります。脳損傷を有することはむしろその人のごく一部であり、その人の性や年齢、利き手、教育歴は当然のこと、それまでの来歴（生活史）、社会的背景、性格傾向、考え方や嗜好性など、全方向性の「その人らしさ」のなかで考えていく必要があります。同じような脳損傷を受けたとしても、AさんとBさんで表現型がさまざまな点で異なることもまれではありません。

「病気を診るのではなく（病気を持つ）人を診る」のであるという立場はあらゆる臨床医学に共通した思想ですが、特に精神医学では中心的な考え方です[47]。このような障害や損傷を持つ人の保たれている側面に目を向ける考え方は、最近のレジリエンス（ストレス抵抗力ないし抗病力）といった考え方や、心理学の領域でも隆盛となってきているポジティブサイコロジー[48]の潮流ともつながります。高次脳機能障害の当事者を支える者にとって重要なのは、損傷を受けた脳が何をしていたかということよりも、残されている脳で何ができるかということであるとも言えます。このような残された（保たれた）脳機能に着目することは、脳損傷を持つ人のリハビリテーションを考えるうえでの出発点です。

【引用文献】

（1）　三村將（2006）「高次脳機能障害」『臨床精神医学』三五巻、一七二六頁

（2）　高次脳機能障害支援モデル事業　http://www.rehab.go.jp/brain_fukyu/shien/model/（二〇一二年六月一五日閲覧）

（3）　厚生労働省社会・援護局障害保健福祉部　国立障害者リハビリテーションセンター（2008）「高次脳機能障害者支援の手引き（改訂第2版）」http://www.rehab.go.jp/application/files/3915/1668/9968/3_1_01_.pdf（二〇一二年六月一五日閲覧）

（4）　三村將（2012）「器質性精神障害（前頭葉システム障害を含む）」山口徹・北原光夫・福井次矢編『今日の治療指針』

医学書院、八三一-八三二頁
（5）三村将（2011）「『認知症』は高次脳機能障害に含まれるのでしょうか」河村満編『高次脳機能障害Q＆A——基礎編』新興医学出版社、一〇-一二頁
（6）臨床神経心理士資格認定委員会　https://www.jccn.info/（二〇二二年六月一五日閲覧）
（7）厚生労働省　知ることからはじめよう・みんなのメンタルヘルス総合サイト内「精神障害者保健手帳」https://www.mhlw.go.jp/kokoro/support/certificate.html（二〇二二年六月一五日閲覧）
（8）東京都福祉保健局東京都立中部総合精神保健福祉センター【医療機関の皆様へ】精神障害者保健福祉手帳の診断書作成 https://www.fukushihoken.metro.tokyo.lg.jp/chusou/fukushitecho/techo_iryokikan.html（二〇二二年六月一五日閲覧）
（9）WHO（World Health Organization).（1992）*The ICD-10 classification of mental and behavioural disorders: Clinical descriptions and diagnostic guidelines.* WHO.（融道男・中根允文・小見山実・岡崎祐士・大久保善朗 監訳（2005）『ICD-10精神および行動の障害——臨床記述と診断ガイドライン（新訂版）』医学書院）
（10）長崎県高次脳機能障害支援センター（2011）「高次脳機能障害の精神障害者保健福祉手帳および自立支援医療（精神通院医療）申請用診断書記載方法等について」https://www.pref.nagasaki.jp/shared/uploads/2021/04/1619486364.pdf（二〇二二年六月一五日閲覧）
（11）三村将（1999）「記憶の分類と検査法」濱中淑彦・倉知正佳 責任編集『脳と行動（臨床精神医学講座二一巻）』中山書店、二五七-二七一頁
（12）吉益晴夫・加藤元一郎・三村将・若松直樹・斎藤文恵・鹿島晴雄・浅井昌弘（1998）「遠隔記憶の神経心理学的評価」『失語症研究』一八巻、三号、二〇五-二一四頁
（13）先崎章・枝久保達夫・星克司・加藤元一郎・三村将・水野雅文・鹿島晴雄（1997）「臨床的注意評価スケールの信頼性と妥当性の検討」『総合リハビリテーション』二五巻、六号、五六七-五七三頁
（14）日本高次脳機能障害学会 Brain Function Test 委員会（2022）『改訂版標準注意検査法（Clinical Assessment for Attention-Revised: CAT-R）・標準意欲評価法（Clinical Assessment for Spontaneity: CAS）』新興医学出版社
（15）日本高次脳機能障害学会 Brain Function Test 委員会（2019）『Trail Making Test 日本版（ＴＭＴ-Ｊ）』新興医学出版社
（16）ＢＩＴ日本版作製委員会（1999）『ＢＩＴ行動性無視検査日本版（Behavioural Inattention Test）』新興医学出版社
（17）加藤元一郎・三村将（2020）「遂行機能（第二章　心理・神経心理学的検査）」『臨床精神医学（特集／精神科臨床評価

マニュアル〔改訂版〕)』四九巻、八号、一一七五-一一八三頁
(18) 三村將 (2020)「神経心理学」『CLINICAL NEUROSCIENCE(メインテーマ/前頭葉——脳の司令塔)』三八巻、二月号、一四五-一四九頁
(19) 三村將 (2009)「社会的行動障害への介入法——精神医学的観点からの整理」『高次脳機能研究』二九巻、一号、二六-三三頁
(20) 三村將 (2016)「前頭葉の臨床神経心理学」『高次脳機能研究』三六巻、二号、一六三-一六九頁
(21) 宗未来・三村將 (2019)「後天性脳損傷患者における激しい怒りの制御困難が、修飾型認知行動療法により消退した六症例——"脳損傷の怒り=器質因"はどこまで本当なのか?」『認知リハビリテーション』二四巻、一号、二二-三〇頁
(22) 秋田怜香・三村將 (2016)「血管性うつ病」『最新医学』七一巻、七月増刊号、一五三八-一五四〇頁
(23) Robinson, R. G. (2006) *The clinical neuropsychiatry of stroke* (2nd ed.). Cambridge University Press.(木村真人監訳(2013)『脳卒中における臨床神経精神医学(第二版)』星和書店)
(24) Hama, S., Yamashita, H., Shigenobu, M., Watanabe, A., Kurisu, K., Yamawaki, S., & Kitaoka, T. (2007) Post stroke affective or apathetic depression and lesion location: Left frontal lobe and bilateral basal ganglia. *European Archives of Psychiatry and Clinical Neuroscience*, **257**, 149-152.
(25) Fakhoury, M., Shakkour, Z., Kobeissy, F., & Lawand, N. (2020) Depression following traumatic brain injury: A comprehensive overview. *Reviews in the Neurosciences*, **32**(3), 289-303.
(26) 大東祥孝 (1999)「発動性の障害」濱中淑彦・倉知正佳 責任編集『脳と行動(臨床精神医学講座二一巻)』中山書店、四二八-四三八頁
(27) 三村將 (2007)「パーキンソン病のうつとアパシー」『BRAIN and NERVE』五九巻、九号、九三五-九四二頁
(28) Marin, R. S., Biedrzycki, R. C., & Firinciogullari, S. (1991) Reliability and validity of the Apathy Evaluation Scale. *Psychiatry Research*, **38**(2), 143-162.
(29) Starkstein, S. E., Fedoroff, J. P., Price, T. R., Leiguarda, R., & Robinson, R. G. (1993) Apathy following cerebrovascular lesions. *Stroke*, **24**, 1625-1630.
(30) 岡田和悟・小林祥泰・青木耕・須山信夫・山口修平 (1998)「やる気スコアを用いた脳卒中後の意欲低下の評価」『脳卒中』二〇巻、三一八-三二三頁
(31) Bryant, R. A. (2001) Posttraumatic stress disorder and traumatic brain injury: Can they co-exist? *Clinical*

Psychological Review, **21**(6), 931–948.

(32) Bryant, R. A., Marosszeky, J. E., Crooks, J., & Gurka, J. A. (2000) Posttraumatic stress disorder after severe traumatic brain injury. *American Journal of Psychiatry*, **157**(4), 629–631.

(33) 濱中淑彦 (1986) 『臨床神経精神医学――意識・知能・記憶の病理』 医学書院

(34) Blanc, F., Noblet, V., Philippi, N., Cretin, B., Foucher, J., Armspach, J. P., ... Alzheimer's Disease Neuroimaging Initiative. (2014) Right anterior insula: Core region of hallucinations in cognitive neurodegenerative diseases. *PLoS One*, **9**(12), e114774.

(35) Yamagata, B., Kobayashi, H., Yamamoto, H., & Mimura M. (2014) Visual text hallucinations of thoughts in an alexic woman. *Journal of the Neurological Sciences*, **339**(1–2), 226–228.

(36) McKee, A. C., Stein, T. D., Kiernan, P. T., & Alvarez, V. E. (2015) The neuropathology of chronic traumatic encephalopathy. *Brain Pathology*, **25**, 350–364.

(37) 日本高次脳機能障害学会教育・研修委員会 編 (2018) 『頭部外傷と高次脳機能障害』 新興医学出版社

(38) Fujii, D., & Ahmed, I. (2002) Psychotic disorder following traumatic brain injury: A conceptual framework. *Cognitive Neuropsychiatry*, **7**, 41–62.

(39) 大東祥孝 (2009) 「頭部外傷後精神病性障害(PDFTBI)と側頭極損傷――妄想知覚の発現機序仮説にむけて」 『精神神経学雑誌』 一一一巻、四五二-四五九頁

(40) Takahata, K., Kimura, Y., Sahara, N., Koga, S., Shimada, H., Ichise, M., ... Higuchi M. (2019) PET-detectable tau pathology correlates with long-term neuropsychiatric outcomes in patients with traumatic brain injury. *Brain*, **142**(10), 3265–3279.

(41) Asarnow, R. F, Newman, N., Weiss, R. E., & Su, E. (2021) Association of attention-deficit/hyperactivity disorder diagnoses with pediatric traumatic brain injury: A meta-analysis. *JAMA Pediatrics*, **175**(10), 1009–1016.

(42) 大井博貴・前田貴記・是木明宏・三村將 (2018) 「統合失調症の神経心理症候学――統合失調症に特異的な神経認知障害はあるか?」 『精神神経学雑誌』 一一〇巻、一〇号、九〇四-九一三頁

(43) 高野晴成・三村將 (2009) 「気分障害の神経心理学」 『臨床精神医学』 三八巻、四号、三九三-四〇〇頁

(44) Nio, S., Suzuki, T., Uchida, H., Watanabe, K., & Mimura, M. (2012) Deficit status in bipolar disorder: Investigation on prevalence rate and description of seven cases. *Journal of Affective Disorders*, **143**(1–3), 248–252.

（45） Medalia, A., Herlands, T., Saperstein, A., & Revheim, N. (2018) *Cognitive remediation for psychological disorders: Therapist guide* (2nd ed.). Oxford University Press.（中込和幸監修／橋本直樹・池澤聰・最上多美子・豊巻敦監訳（2019）『「精神疾患における認知機能障害の矯正法」臨床家マニュアル（第二版）』星和書店）

（46） 三村將（2016）「前頭側頭葉変性症と紛らわしい病態――前頭側頭葉変性症と類似する精神疾患」『高次脳機能研究』三六巻、三号、三六八-三七五頁

（47） 三村將編（2022）『精神科レジデントマニュアル（第二版）』医学書院

（48） 日本ポジティブサイコロジー医学会　http://jphp.jp

第2章 心理学的な観点からの高次脳機能障害

【坂爪一幸】

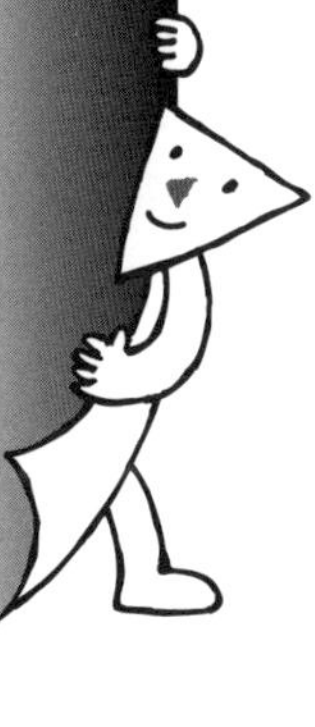

1 はじめに

人間には「心」と呼ばれる〝もの〟が措定されています。似た〝もの〟に精神、意識、魂、霊魂などもあります。どれも「物」である身体と違って何か判然としません。心理学は「心」を対象にしています。高次脳機能障害は「物」である脳に生じた損傷によって「心」に起きた変化で、「心」を知る手がかりになります。

2 心理学の「心」の考え方の変遷

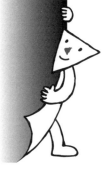

一般に、研究には次の点が明確でなければなりません。①何を対象にするか、②どんな方法を用いるか、

③何を目標にするか。「心」は直接には目に見えません。そのために心理学は「心」の考え方に苦労してきました。その移り変わりを紹介します。

A　思弁から考える「心」

「心」は古くから哲学の対象でした。哲学は思弁的な方法で「心」を考えます。哲学者個人が獲得した知識による思考や論理に基づきます。それは客観性や実証性や公共性という科学の要件を欠き、第三者は検証できません。

哲学的な考察は「心」の存在や意味や認識の方法などを問いかけるうえで大変重要です。一方、一九世紀以降の自然科学の発展に伴って、「心」を科学的に研究する機運も高まりました。

B　意識から考える「心」

心理学は一九世紀末に哲学から別れて成立しました。一九世紀は物理学などの自然科学が興隆し、その研究方法の有効性が認められた時代です。「心」にも同じ方法を適用する研究者が現れました。哲学者のヴント（Wundt, W. M.）は一八七九年にドイツのライプチッヒ大学に心理学実験室を開設し、哲学から心理学を独立させました。この年が心理学の成立年とされています。

ヴントは心理学の対象を直接経験できる「意識」に定めました。「意識」を観察できるのは本人だけです。採用した方法は内観（自己観察）でした。自分の「意識」を自身で観察します。ヴントの内観は「意識」の単なる振り返りではなく、自然科学的な観察です。事前に計画された実験条件下での「意識」の変化を自分で冷静

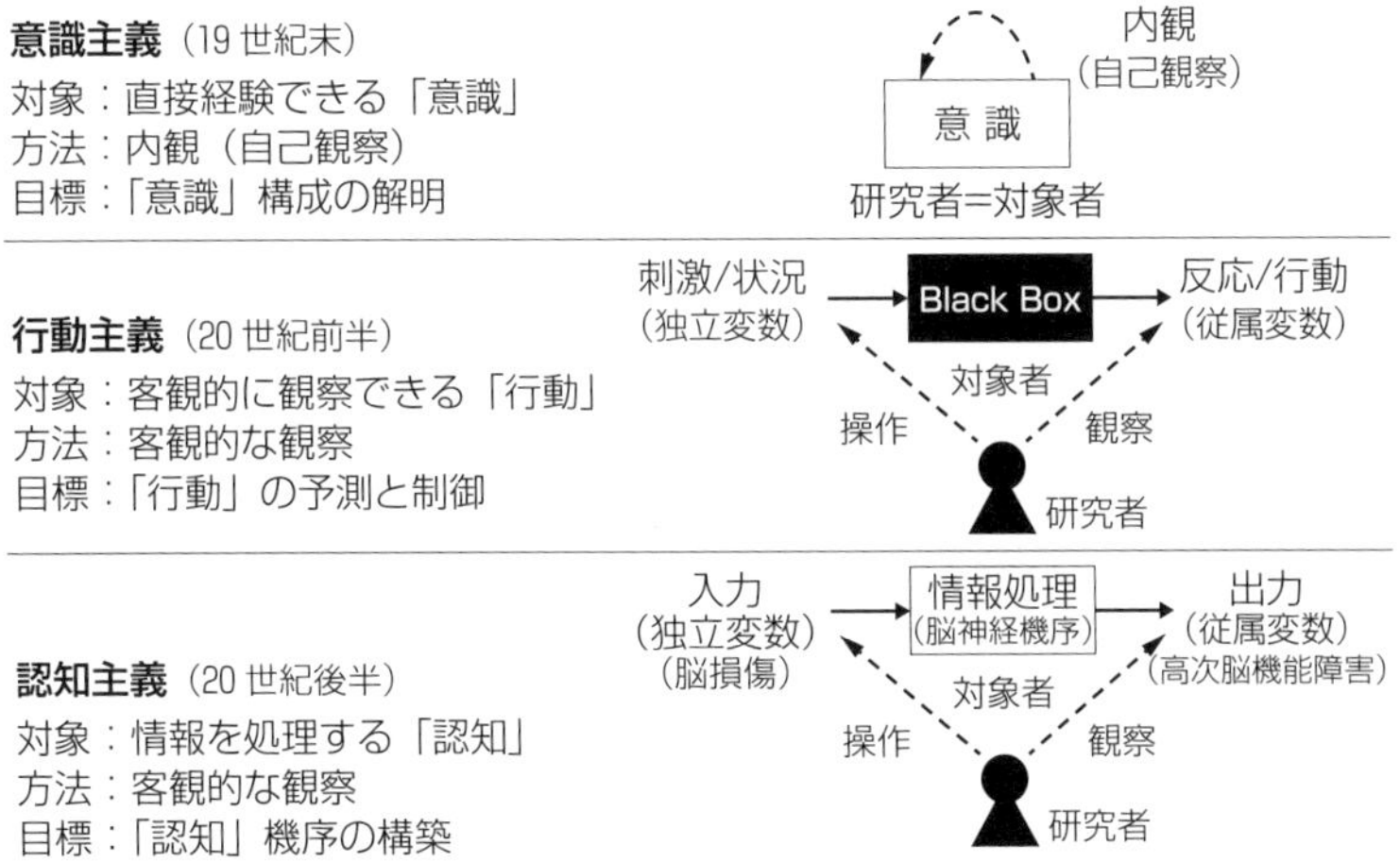

図2-1　心理学の「心」の考え方の変遷

かつ正確に観察します。目標は次のようなものでした。①「意識」を構成する要素（最小単位）を発見、②構成要素が結合して「意識」を形作る様式を明確化、③結合様式に存在する規則性を解明。

　ヴントは当時の心理学的な研究成果を集めて体系を構築し、また各国の心理学者を育成しました。ヴントの心理学は意識主義または構成主義の心理学と呼ばれています（**図2-1**上段）。

C　行動から考える「心」

　二〇世紀に入ると、環境への適応に関する研究がアメリカで盛んになりました。適応行動の学習研究です。背景には、ロシアの生理学者パヴロフ（Pavlov, I.P.）の条件反射学の影響がありました。心理学者のソーンダイク（Thorndike, E.L.）はネコを被験体にした問題箱実験で動物の知能を調べました。ネコが閉じ込められた箱から脱出する試行錯誤の過程を記録しました。ほぼ同時期に心理学者のワトソン（Watson, J.B.）が行動主義の心理学を提唱しました[1]。その主張は次のようなものでした。①「意識」は主観的な現象である、②科学は客観性を重んじる、③「意識」を対象にする限り心理学は科学になれない。

行動主義心理学は「心」を観察できないブラック・ボックスとして封印しました。代わりに誰もが観察できる「行動」を対象にしました。方法は自然科学の実験的な観察でした。研究者が直接操作できる刺激（独立変数）と客観的に観察できる反応（従属変数）との間の関係（関数関係）を研究する図式を用いました。刺激と反応の連合（つながり）を単位にして「行動」を説明しようとしました。目標は「行動」の予測と制御でした（図2-1中段）。

行動主義心理学は心理学の対象を飛躍的に拡大しました。「意識」を内観して記録する場合、自己観察力や言語能力が未熟な子ども、それらに問題のある者、そして動物を研究できません。「行動」を対象にすれば制約はなくなります。

行動主義心理学はアメリカを中心に大きな勢力になりました。しかし、人間の高次の「行動」を単純な刺激と反応の連合の組み合わせでは説明できなくなりました。その後、説明力を高めるために、刺激（独立変数）と反応（従属変数）との間に有機体の内部要因（例：空腹）を仲介変数として挿入する新行動主義心理学が興りました。代表的な研究者はガスリー（Guthrie, E. R.）、ハル（Hull, C. L.）、スキナー（Skinner, B. F.）、トールマン（Tolman, E. C.）です。なかでもスキナーは徹底的行動主義の立場から行動分析を提唱してオペラント心理学を創始しました。臨床や教育現場では応用行動分析として活用されています。

行動主義や新行動主義心理学は一九六〇年代から一九七〇年代ごろまで心理学の主流でしたが、認知心理学の興隆に伴って衰退しました。しかし、「独立変数を操作→従属変数を観察→その関係を考察」という客観性を重んじた研究図式は今日まで採用されています。

D 認知から考える「心」

二〇世紀後半に哲学や言語学などで認知主義が勃興しました。心理学も影響を受けて、行動主義心理学がブラック・ボックスとした「心」の中身を明らかにしようとする気運が高まりました。この背景には情報科学が大きく影響しています。通信工学や人工知能などの分野の発展を契機に、「心」の中身を情報処理の観点で考える認知心理学が誕生しました。認知心理学は今日の基礎系心理学の主流です。

認知心理学は人間の高次の心的な活動（例：注意、言語、記憶、思考、問題解決、創造性など）である「認知」を対象にします。人間を一種の情報処理系と見なして、情報の入力→処理→出力の過程とその構造を解明します。[2・3] 方法には行動主義心理学の研究図式を採用しています。研究者が情報の入力を操作して、結果として現れる出力を観察します。この入力と出力との間にある処理過程を「認知」、つまり「心」の中身と見なしています。目標は入力と出力の関係を説明する処理モデルの構築です（図2-1下段）。

E 脳から考える「心」

情報処理の観点は他の分野と心理学を結び付けました。神経科学との関連では、脳も情報を処理する機構の一種であり、脳と「心」を情報処理という共通の観点から相互に関連づける可能性が開かれました（図2-1下段）。

脳の機能のうち、感覚と運動という基礎機能を除いた、知覚や言語や記憶や注意や動作や行為などを高次脳機能と総称しています。高次脳機能の知見の多くは脳損傷後の症状から蓄積されてきました。高次脳機能障害は神経心理学の分野で研究されてきました。神経心理学は古くは臨床脳病理学と呼ばれていました。

神経心理学は「心」は脳の神経活動の結果と考えます。目標は「心」を説明できる脳神経機序の解明や脳神経モデルの構築です。たとえば、神経心理学という用語を早くから用いた心理学者のヘッブ（Hebb, D. O.）は、心的活動を説明するために神経細胞の可塑性シナプスや位相連鎖を考え、細胞集成体理論を提唱しました[4]。今日まで大きな影響を与えています。

神経心理学も行動主義心理学の研究図式を用いています。対象者の脳の損傷を独立変数、高次脳機能障害の症状を従属変数、そしてそれらの関係から「心」の脳神経機序やモデルを考えます。ただし、独立変数の脳損傷は研究者が操作できない制約を伴います（図2-1下段）。この点は地震や天体などの自然現象を対象にする場合と同じです。

「心」の理解に情報処理を想定する認知心理学や脳神経活動を想定する神経心理学の研究は現在まで続いています。近年はこれら二つの流れが融合した認知神経科学や認知神経心理学といった領域も興っています。

3 神経心理学の「心」の考え方の変遷

神経心理学は脳損傷後の症状と脳の損傷部位との関係から高次脳機能を研究してきました。それらの知見は「心」を理解する貴重な情報です。神経心理学の考え方の移り変わりを紹介します。

A　骨相学

骨相学は脳と「心」の関係を考える先駆的な役割を果たしました。一八世紀末にガル（Gall, F. J.）が頭蓋学を提唱し、弟子のシュプルツハイム（Spruzheim, J. C.）が骨相学として展開しました。骨相学の主張は次のようなものでした。①脳は「心」の臓器であり、その働きである精神機能は大脳皮質の特定の部位を占める、②精神機能の優劣はそれに関係する脳部位の大きさで決まる、③脳部位の大きさはその外側にある頭蓋骨の形に反映される。

要するに、「心」には多くの種類（例：創造性や趣向など）があり、それらは脳の特定の場所に宿ると考えました。実際に多数の人の頭の形を外側から測定し、各種の精神機能を頭のさまざまな場所に位置づけました。しかし、作成された図は研究者によって違い、また多くの人には当てはまらず、科学的な根拠に欠けていました。そのために骨相学はすぐに衰退しましたが、その考え方は一九世紀の脳機能の局在論の先駆けになりました。

B　局在論

脳機能の局在論は一九世紀の神経学で展開されました。脳に損傷のある患者の臨床症状の観察に基づいて論じられました。

局在論の契機は失語症の発見でした。一八六一年に脳外科医で人類学者のブローカ（Broca, P. P.）は言葉を理解できるが話せない患者を発見しました。今日のブローカ失語です。患者の死後に脳を解剖して、左大脳半球の前頭葉下部に損傷があることを確認しました。類似の言語症状を持つ何人かの患者の脳の損傷部位を確認して、〝人類は左半球で話す〟と主張しました。一八七四年に神経学者のウェルニッケ（Wernicke, C.）は言葉を話せるが理解できない患者を記載しました。今日のウェルニッケ失語です。左大脳半球の側頭葉が損傷されていました。

これらは言語という「心」の一部が発話と理解とで別個に障害され、脳の損傷部位に関係することを示しました。「心」には種類があり、それらは脳の特定の部位に依存するという脳機能の局在論につながるものでした。

その後、言語以外の機能も特定の脳部位に位置づける研究が盛んになり、それらの研究者によって脳地図（脳機能の局在図）が提唱されました。脳の手術中に局所麻酔した患者の脳を電気刺激する研究も実施されました。脳外科医のペンフィールド（Penfield, W.）は身体各部の運動と感覚を大脳皮質の運動野と感覚野に、また言語を言語野に局所的に位置づけました。[5]

C　全体論

当時の局在論者が作成した脳機能の地図は研究者によって異なっていました。そのために、人間の高度な「心」の働きを脳の特定の部位に位置づける局在論に対立する全体論が現れました。大脳皮質の働きを認める物質主義の立場から離れ、高度な精神機能を「魂」と結び付ける説を採用した研究者もいました。たとえば、神経学者のモナコフ（von Monakow, C.）やシェリントン（Sherrington, C. S.）です。

心理学の造詣も深かった脳病理学者のゴールドシュタイン（Goldstein, K.）は人間を要素的に機能している部分の合計と見るよりも、全体として捉える重要性を唱えました。[6] 心理学者のラシュレイ（Lashley, K. S.）はラットに迷路を学習する課題を課し、学習後に脳のさまざまな部位を切除して記憶の座を探しました。しかし特定できませんでした。そこで、高度な機能は大脳皮質全体で調整され（等能性の原理）、機能の喪失の程度は脳の損傷の大きさで決まる（量作用の原理）と主張しました[7]。

D　局在論と全体論の統合

局在論と全体論を統合する立場の研究者もいました。一九世紀末の神経学者のジャクソン（Jackson, J. H.）は単純な感覚と運動は脳の特定の部位に局在するが、複雑な思考や行動には単純な機能が集まって共同して働く必要があるとしました。さらに、機能には脳の進化の古い部分から新しい部分にまで依存する階層性があり、神経系が損傷されると、新しく獲得したものから失われ（解体の原理）、また機能の意図性が低下して自動性が前景に現れる（意図性と自動性の解離）と主張しました[8]。神経学者のヘッド（Head, H.）は同じ活動でもその基盤は必ずしも一つではなく、目的や意図で異なると唱えました。

その後、心理学者のルリア（Luria, A. R.）が脳の異なる部位が違った組み合わせで同じ機能を営むという機能系の概念を提唱しました[9・10]。神経学者のゲシュウィンド（Geshwind, N.）は二〇世紀中盤以降の脳機能研究のパラダイムとも言える離断説（概念）を唱えました[11]。脳のある部位と他の部位の連絡路を破壊する損傷は神経解剖学的な離断を引き起こすという考えです。全体論や局在論では説明できない臨床症状（例：脳梁離断例の症状、脳梁失行、伝導失語、純粋失書、観念運動失行、失認）の発現機序を明らかにしました。また左右の大脳半球をつなぐ交連線維（例：脳梁）の役割など、離断説が高次脳機能の概念化に有用なことを示しました。

E　神経回路網モデル

現在の脳と「心」の研究では一般に、「心」の機能は特定の脳部位に依存する局在論、機能は脳全体に依存する全体論、そして脳部位間の連絡の離断は脳部位が孤立した症状を創出する離断説などを取り込んだ考え方をしています。

簡単にまとめると次のようになります。①基礎的な機能は特定の情報を専有的に処理する神経回路に依存する、②高次の機能は神経回路が複数結合した神経回路網に依存する、③神経回路や神経回路網の離断はそれらが孤立した効果を創出する。

課題実行時の脳血流を測定する最近の研究から、特定の神経回路や神経回路網はある機能だけに固定されず、課題の種類や事態などに応じて使い分けや再利用が起きているという考え方も提唱されています[12]。

4　高次脳機能障害と「心」

高次脳機能障害の種類や症状は心理学が対象にする「心」を理解する手がかりになります。それは情報処理の機械としてではなく、実際に生きている「心」のありさまを含んだ理解につながります。

A　高次脳機能障害が示す「心」

一般に「心」は脳に措定されています。高次脳機能障害は脳という構造の損傷に起因して、脳の機能である「心」に生じた変化です。高次脳機能障害の種類と症状は「心」の構造を示唆します。この構造とは機能的な構造です。機能から見た「心」の構造です。「心」は言語、認知、記憶、感情、意欲などの〝部品〟から構成されていると見なせます。同じような見方には有名な先達がいます。精神分析学を創始した神経学者のフロイト（Freud, S.）は「心」を意識と無意識という機能的な構造で考えていました。フロイトは失認症という用語の提唱や失語症の研究も行っていました。

高次脳機能障害の種類と症状から、言語や認知などの〝部品〟はさらに細分化できます。たとえば、言語は発話と理解の〝部品〟に分けられ、理解は語音知覚と語義認知といった要素的な〝部品〟に分けられます。高次脳機能障害の症状解析から「心」を構成する要素的な機能が明らかになれば、「心」の構造の解明につながります。それは「心」の神経心理学的なモデルです。

B　「心」の神経心理学的モデル

臨床から見た「心」の神経心理学的モデルはおおむね次のようにまとめられます[13]。

①「心」の機能的な構造　「心」は多くの高次脳機能から構成される。

②機能野の形成　機能には関連する脳部位がある（神経回路の専有化）。

③機能野の側性　機能は左右の大脳半球で異なる（半球間の機能差）。

④機能野の局在性　機能は大脳半球内の脳部位で異なる（半球内の機能分化）。
⑤機能野間の連絡　各脳部位は密接に連絡する（半球間・半球内・皮質－皮質下の連絡）。
⑥機能の階層性　新しい機能は古い機能を基に形成される（神経系の進化）。
⑦機能の協働と統合　各脳部位の機能が協調して高次の機能が創出される（上位機能による下位機能の統制と機能系の形成）。

神経心理学的なモデルは高次脳機能障害だけでなく、子どもの発達や神経発達症[14・15]（発達障害）、また成人の加齢や認知症[13・16]にも適用できます。発達は脳の成熟による機能の獲得であり、神経発達症は神経発生・発達の問題による高次脳機能の獲得の遅滞や偏向です。加齢や認知症は脳の萎縮などに伴う機能の低下や喪失です。実践的な意味もあります。問題のある機能を特定できれば、支援（治療・療育・教育を含む）の対象が明確になり、支援を具体化できます。

このように神経心理学的なモデルには、子どもから成人や高齢者まで、障害の有無にかかわらず、一元的に理解して対応できる可能性があります。また、自閉スペクトラム症の研究から最近話題の「神経結合の様相は一人ひとり異なる」とする神経多様性の見方も内在しています。

C　高次脳機能障害の発現機序

高次脳機能障害の症状が発現する神経心理学的な機序はおおむね次のようにまとめられます[13・17]。

①機能野の破壊　機能は損傷された脳部位の違いでさまざまに障害される。
②半球間の機能差と半球間相互抑制の解除　機能障害の症状は左右大脳半球の損傷側で異なる。
③半球内の機能差と機能の喪失　症状は大脳半球内の損傷部位で異なる。

④離断症状と機能解離　機能野間の連絡路の損傷や他の機能野の損傷でも症状が現れる。
⑤機能の解体　脳損傷で新しく獲得された機能が失われると以前の機能が出現する。
⑥機能の協働と統合の低下　脳損傷で各機能の協調が崩れると高次の機能は変調する。
⑦残存機能の出現　機能野の損傷でその働きは失われ、残った機能野の働きが症状として出現する。

5　高次脳機能障害の概要

高次脳機能障害の主な種類と症状や関連する脳の損傷部位は次のようになります[17]。これらの種類や症状は「心」を構成する機能的な〝部品〟の存在とその働きに起きた誤りの現れ方を示しています。ここでは第1章では触れられていない症状を説明します。

A　失語症

一度獲得した言語機能が障害されます。言語機能は音声言語と視覚言語（文字言語）に大別できます。失語症ではたいていどちらも障害されます。

音声言語の障害では主に次の症状が現れます。発話の障害では、①非流暢性発話：話し方がぎこちない、②努力性発話：話すことに苦労する、③喚語障害：ものの名前がでない、④錯語：言い間違える、⑤失文法：正しい文で話せない、⑥復唱障害：まねして言えない。理解の障害では、①語音知覚障害：言語音を識別できない、②語義認知障害：言葉の意味を解読できない、③文法認知障害：文の構造が分からない、④聴覚的把持力／

短期記憶の障害：一度に意味を解読できる言葉の量が少ない。

文字言語の障害は基本的には音声言語の障害に対応します。主に次の症状が現れます。読字障害（失読）では、①文字を読めない、②文字を読み間違える（錯読）、③文が分からない。書字障害（失書）では、①文字を書けない、②文字を書き間違える（錯書）、③文を構成できない。暗算や筆算などの計算も同じように障害されます（失算）。

失語症の主な種類と代表的な特徴は次のようになります。①ブローカ失語：発話の障害、②ウェルニッケ失語：理解の障害、③伝導失語：復唱の障害、④健忘失語：喚語の障害、⑤全失語：発話・理解・復唱・喚語の障害。失語症の種類はほかにもあります。なお、読字や書字や計算も多かれ少なかれ障害されます。

失語症は主に左大脳半球の損傷で出現します。典型的な損傷部位は次のようになります。ブローカ失語は左大脳半球前方（ブローカ野）の損傷、ウェルニッケ失語は左大脳半球後方（ウェルニッケ野）の損傷、伝導失語はブローカ野とウェルニッケ野をつなぐ連絡路（弓状束）の損傷、健忘失語は左大脳半球後方（角回）の損傷、全失語はブローカ野とウェルニッケ野を含む広範な損傷で現れやすいです。

B　失行症

一度獲得した動作・行為機能が障害されます。動作・行為には次のものがあります。①巧緻的な動作、②合図や象徴的な動作（例：手を振り別れを示す）、③単一の道具を使用する動作（例：カナヅチを使う）、④複数の道具を系列的に使用する行為（例：お茶を入れるための一連の行為）、⑤構成する行為（例：形を描く）、⑥着衣する行為があります。感覚障害や筋力低下や運動マヒや不随意運動（例：震え）がないにもかかわらず、これらの動作・行為に障害が現れます。

次の種類と症状があります。①肢節運動失行：動作が拙劣でぎこちない、不器用、②観念運動失行：道具を使えない、別の道具の使い方をする（錯行為）、③観念失行：複数の道具を正しい順序で使えない、④構成障害：形を描けない、積木を作れない、ものを組み立てられない、⑤着衣障害：服を着られない、整えられない。

肢節運動失行は大脳の中心溝周辺の損傷で脳損傷側と反対側の上肢に出現します。観念運動失行や観念失行は左大脳半球後方の損傷で生じます。構成障害や着衣障害は右大脳半球後方の損傷で現れやすいです。

C　失認症

一度獲得した知覚・認知機能が障害されます。知覚・認知機能は感覚経路と対象で区別されます。主な感覚経路は視覚、聴覚、触覚です。対象は物体（客体）、空間（位置や方向）、自分（主体）の身体、自分の障害（病態）に分けられます。失認症では感覚は問題ありませんが、ある特定の感覚経路を通じて対象を知覚・認知できません。他の感覚経路では知覚・認知できます。

次の種類と症状があります。①視覚失認：見たものが何か分からない、②聴覚失認：聞いた音（環境音）が何か分からない、③触覚失認：触ったものが何か分からない、④相貌失認：人の顔が誰か分からない、⑤左または右半側空間無視：左または右側の空間内にあるものに気づかない、⑥身体失認：自分の身体が分からない、⑦地誌的障害：場所が分からない、⑧病態失認：自分の異状が分からない。

視覚失認、聴覚失認、触覚失認、相貌失認は主に大脳半球後方の損傷で出現します。左半側空間無視は右大脳半球後方の損傷、右半側空間無視は左大脳半球後方の損傷、左半側身体失認は右大脳半球後方の損傷、手指失認や身体部位失認は左大脳半球後方の損傷、地誌的障害は右大脳半球後方の損傷、病態失認は右または両大脳半球の比較的広い損傷で現れやすいです。

D　前頭葉機能障害

一度獲得した前頭葉機能が障害されます。前頭葉機能の中核は制御です。具体的には、行動の目的性、計画性、抑制、自発性、能動性、自己監視、そして修正などに関係します。

前頭葉機能障害の代表的な種類と症状は次のものです。①遂行機能障害症候群：行動を計画できない、行動の段取りが悪い、行動を効率化できない、行動の誤りを修正できない、②脱抑制症候群：抑制が低下する、行動が衝動的になる、行動が状況に引きずられる、感情が変わりやすい、③無欲無動症候群：意欲が低下する、考えを行動に移せない、行動を開始できない、行動が続かない、感情の動きがない。

遂行機能障害症候群は両大脳半球の前頭葉外側部の損傷、脱抑制症候群は前頭葉底部の損傷、無欲無動症候群は前頭葉内側部の損傷で現れやすいです。これらの部位と他の脳部位との連絡路の損傷でも類似の症状が出現します。

E　感情と意欲の障害

脳損傷による感情（情動）や意欲（動機づけ）の障害です。感情と意欲は密接に関連します。本来、感情や意欲は時と場合で変化します。脳損傷後には、感情や意欲の変化の度合いや続く長さが変化することがあります。

感情障害では感情の表出や変化に適切（自然）さがなくなります。次の状態を示します。①平板化：感情の起伏がない、②鈍麻：無感情になる、③易変化：感情の起伏が激しい、④感情失禁：少しのきっかけで泣く、笑う、⑤強迫泣き・笑い：脈絡なく泣く、笑う、⑥浅薄化：感情に深みがない。特定の感情が持続する気分の変調もあります。⑦抑うつ状態：沈んだ気分が続く、⑧躁状態：爽快な気分が続く。

感情障害は両大脳半球の比較的広い範囲の損傷で現れやすいです。感情失禁や強迫泣き・笑いは大脳半球の中心部の損傷、抑うつは左大脳半球損傷、また平板化や無関心や躁状態は右大脳半球損傷で出現する傾向にあります。

意欲障害では意欲の表出や変化に適切さがなくなります。次の状態を示します。①受動性：積極性や能動性がない、②無関心：周囲への興味や関心がない、③無為・無欲：何も話さず動かない、④衝動性：興味や関心の対象が一定せずに移り変わる、後先を考えずに行動する、⑤脱抑制：こらえが利かない、多弁、落ち着きがない。

意欲障害は両大脳半球の比較的広い損傷や中心部の損傷で生じやすいです。無為・無欲は両大脳半球の前頭葉内側部の損傷、衝動性や脱抑制は両大脳半球の前頭葉底部の損傷で出現する傾向にあります。

F　パーソナリティ障害

以前の性格や人柄が脳損傷で変化します。知的能力は保たれます。人格は知能（認知）や感情や意欲などの統一体を示す概念で、首尾一貫した連続性のある考え方（認知的枠組み）や行動傾向に現れます。人格はその人固有の見方や考え方、また生活態度や行動習慣などから把握されます。

パーソナリティ障害では脳損傷前のその人らしさが変わります。次の状態を示します。①先鋭化：脳損傷の前に比べて元来の性格が強くなる、②退行化：考え方や行動に深みがなくなる、未熟で子どもっぽくなる、③崩壊化：無為・無欲になる。

パーソナリティ障害には、両大脳半球の広範な損傷、両大脳半球の前頭葉底部の損傷、また両大脳半球の側頭葉内側部の損傷などが関連します。

G　認知症

一度獲得した知的能力が低下します。人格変化を伴う場合もあります。公共的なサービスを提供する行政の基準では認知症は高次脳機能障害から除外されます。神経心理学的には、認知症は高次脳機能障害が複数合併して生じ、適応的に活動できない状態です[18]。認知症の症状の中核は記憶障害です。記銘障害や想起障害や見当識障害が生じます。ほかにも失語、失行、失認、注意障害、遂行機能障害などが現れます。また、せん妄、興奮、妄想、幻覚、人格の尖鋭化や退行化、多幸、脱抑制、無気力を伴うこともあります。日常生活や社会生活が困難になり、不適応（問題）行動も現れます。

認知症の原因は脳の神経細胞が減少や死滅する脳変性性疾患、神経細胞に血液を供給する血管が破れたり詰まったりする脳血管障害、神経細胞が外力で破壊される脳外傷などです。脳変性性疾患のアルツハイマー型認知症とレビー小体型認知症、脳血管障害の血管性認知症は三大認知症とされています。

認知症は両大脳半球の比較的広範な損傷や萎縮によりますが、症状は損傷や萎縮の部位や原因疾患の違いで異なります。前頭葉や側頭葉が萎縮すると人格変化や記憶障害が強く現れます（例：前頭側頭型認知症）。レビー小体型認知症では遂行機能障害や空間認知障害や幻視が現れ、パーキンソン病の症状（例：動作の緩慢さや震えなど）を伴います。アルツハイマー型認知症は記憶障害や空間認知障害から始まり、進行すると言語など他の高次脳機能も徐々に低下します。

6 高次脳機能障害の影響

高次脳機能は周囲（環境）と関係を築く中核です。障害されると周囲との関係が変化します。どんな障害であれ結局は、周囲への理解が制限され、行動が制約されます。これらが人間の存在性にさまざまに影響します[15・17]。

A 「者」の〝苦悩〟

実際に存在するのは高次脳機能障害自体ではなく、高次脳機能障害を持つ「者」です。この生きている人間の存在性を抜きにした高次脳機能障害は実在しません。存在性には物理、生物、生活、社会、自己のレベルがあります。

「者」の〝苦悩〟は各レベルで次のように生じます（**図2-2**）。①物理・生物レベル：神経的徴候として脳損傷、感覚・運動障害、②生物・生活レベル：神経心理的徴候として高次脳機能障害、③生活・社会レベル：能力・行動的徴候として日常活動の制限や社会参加の制約、④自己レベル：精神・心理的徴候として主体性の低下。

これらの徴候は障害に起因して構造や機能の〝自由性〟の度合いが失われた状態（自由度の低下）と見なせます。「者」の〝苦悩〟はここから生じ、一人ひとり異なります[17]。各レベルの〝苦悩〟への理解と対応が重要です。

精神・心理的徴候 （主体性低下）	**自己** （現存在性）	心理的リハビリテーション （実存的苦悩への対応）
能力・行動的徴候 （活動制限・参加制約）	**生活・社会** （能力水準・行動特徴）	生活・職業リハビリテーション （日常生活・社会生活・就労への対応）
神経心理的徴候 （高次機能障害）	**生物・生活** （高次機能：言語・認知・他）	認知リハビリテーション （高次脳機能障害への対応）
神経的徴候 （基礎機能障害）	**生物** （基礎機能：感覚・運動）	身体的リハビリテーション （感覚障害・運動障害への対応）
神経的徴候 （解剖構造・生理機能障害）	**物理・生物** （脳：形態・血流・脳波・他）	医学的リハビリテーション （脳損傷・疾病への対応）

図 2-2　高次脳機能障害者の徴候とリハビリテーション

B　易疲労性

脳損傷後の生活では、障害された機能を伴って活動しなければなりません。障害のある機能を使うには、それに注意を強く向け続けなければなりません。これには多大な努力感を伴い、強い疲労が生じます。

疲労の症状は一般的身体疲労（例：全身がだるい）、局所的身体疲労（例：肩がこる）、精神的疲労（例：考えがまとまらない）に分けられます。脳損傷後は特に精神的疲労（神経疲労）が強くなりがちです。疲労が続くと慢性疲労の状態になり、神経症的な訴えなどの不適応症状が現れる場合もあります。休息や気分転換の機会を適宜に配置するなどの配慮が必要です。

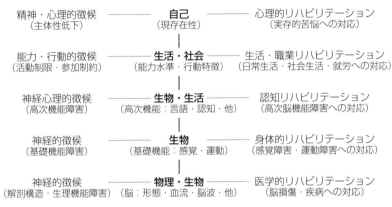

C　情報の遮断

感覚遮断の研究から、感覚を人工的に遮ると現実世界への注意の切り離しや意識の変容（例：幻覚、妄想）が生じます。感覚は脳機能の保持に必要です。

高次脳機能障害では感覚は保たれますが、概して情報の処理が不十分または不的確になりがちです。一種の「情報遮断」の状態です。情報の量や質が限られると思考に浅薄さ、偏り、非柔軟性が生じやすいです。現実世界との情報交換が極度に乏しければ、思考が独断的、妄想的、偏執的になる場合もあります。高次脳機能の状態に合わせた情報の提供と保障が大切です。

D　負の心理反応

高次脳機能障害は周囲との関係性に影響します。周囲への理解（認知）や働きかけ（行動）が変化します。関係性が低下すると負の心理（感情）反応が生じます。理解の制限は不安、働きかけの不全はフラストレーション、そして働きかけの無効（失敗）は抑うつ（無力感）を喚起します。

これらは過剰な緊張を強いる嫌悪で脅威な事態です。逃れるための逃避行動や事前に避けようとする回避行動が最優先されます。次の逃避や回避行動が現れやすいです。①不安時には徘徊、自傷、攻撃、退行、②フラストレーション時には奇声、攻撃、固着、退行、③抑うつ時には諦め、内閉、引きこもり。これらは問題行動とされがちですが、当事者にとっては過緊張や嫌悪から逃れる〝もがき〟の行動です。これらの予防や解消のために、高次脳機能障害の影響に配慮して、周囲との関係性を保障する接し方が重要です。

7　高次脳機能障害のリハビリテーション

リハビリテーション（以下、リハ）は人間の存在全体に関わる広い概念です。広義には「全人間的な権利・資格・名誉の回復」を、また狭義には障害者の「全人間的復権＝人間らしく生きる権利の回復」を意味します。

高次脳機能障害は人間の存在性の全レベルに影響します。リハでは各レベルの〝苦悩（徴候）〟への理解と対応が求められます（図2-2）。

A　神経心理学の役割

神経心理学は高次脳機能障害のリハに欠かせません。神経心理学は神経学と心理学を中核にする学際的な分野です。両領域での役割は次のようになります。

神経学の領域では神経心理学の役割は時代とともに変化してきました。初期の役割は症状から脳損傷の有無を推定する器質性障害の診断でした。症状の原因が器質性（脳）か心因性（心）かの鑑別に利用されました。次いで、剖検例を通じて症状と脳の損傷部位との関係の知見が蓄積されると、症状から脳の損傷部位を推定する神経局在診断に活用されました。その後、ＣＴやＭＲＩなどの脳イメージング技術の開発と普及に伴って、神経局在診断の役割は薄れました。現在は症状の解析と治療モデルの策定が重要な役割です。

心理学の領域では神経心理学は「心」と脳の関係やその神経基盤や機序の解明、また「心」を理解するモデルの構築に貢献しています。また高次脳機能障害を客観的に測定する検査法や評価法の開発、障害からの回復技法の開発、社会復帰への支援法など理論と実践の両方に寄与しています[19]。

B　高次脳機能障害の解析

高次脳機能は能力や行動の基盤です。その障害の本態が解明されなければ原因療法的に対応できず、対症療法的な対応だけになります。リハの対象と技法を明確にするには、神経心理学に基づく高次脳機能障害の解析

（評価）が必須です。

解析では高次脳機能のプロフィールと障害のプロセスを分析します。高次脳機能のプロフィール分析では、高次脳機能の〝強み〟と〝弱み〟の機能を明らかにします。障害のプロセス分析では、〝弱み〟のある機能（障害機能）のどこに問題があるかを解析します。機能に誤りが発生する機序や障害として発現する機序を解明します。高次脳機能のプロフィールと障害のプロセスが分かれば、リハの対象を特定できます。対象が明確になれば効果的な方法を工夫できます。

解析には定性的な解析と定量的な解析があります。いずれも当該の機能に負荷をかける課題を用います。定性的解析では臨床現場で伝統的に使用されてきた臨床的な課題、また障害の本態を解明するために特別に工夫した実験的な課題を適宜に利用します。定量的解析には標準化された課題（例：知能検査）を用います。

C　リハビリテーションの枠組み

高次脳機能障害のリハは認知リハまたは神経心理学的リハと称され、成書は一九八〇年代ごろから出版され始めました。神経心理学的症状の治療の歴史は古く、失語症の言語療法は一七、一八世紀ごろから実施されていました。高次脳機能障害のリハには前述の人間の存在性に鑑みた包括的な観点が欠かせません。リハの枠組みを紹介します[15・17]。

①機能の改善　機能は使わなければ改善しません。障害のある機能を反復して使用します。損傷された神経回路を連続的に賦活して、神経細胞の軸索の再生や発芽を促します。神経回路を再度形成して当該機能を再び実現します。

②能力の代償　能力はいくつかの機能から成り立っています。障害機能と健常機能とを組み合わせて実用

的な能力を獲得します。損傷された神経回路に健常な神経回路を介在させ、両者を統合的に再組織化し、損傷前と同等の能力を達成します。

③心理の安定　障害の存在は負の心理反応を生じます。心理的に不安定になりやすいです。不安定な心理状態を安定に導きます。対象者の心理状態への理解と配慮、受容・共感的な態度での接し方などを工夫します。心理的な安定はリハを有効・効率的に進めるためにも欠かせません。

④能力の補塡　障害機能の改善や能力の代償が難しいとき、外的な補助手段（道具）を導入して必要な能力を補います。障害による環境との関係性の低下を補助手段で補償します。たとえば、低下した記憶能力を補うためにメモを利用します。

⑤行動の変容　特定の行動を形成・維持または減少・除去します。日常の適応行動を増やし、不適応行動や問題行動を減らします。行動にはきっかけの刺激（先行刺激）、行動の生起、その行動を維持する刺激（後続または強化刺激）という関係があります。この「先行刺激→行動→後続刺激」の関係を操作して行動を変えます。

⑥環境の調整　対象者が暮らしやすいように生活環境を整えます。機能や能力に合わせて環境内の情報を整理（構造化）します。情報の構造化とは情報の曖昧さや分かりづらさをなくすことです。混乱せずに活動できるように生活環境の情報を分かりやすくします。

⑦家族への支援　対象者とともに生活するのは家族です。家族が対象者の障害や心理状態を正確に把握して適切に対応できるように支援します。理解の不足や誤りは誤解や不適切な接し方を招き、両者を苦しめます。これらの予防や解決が大切です。また家族の抱える悩みを軽減します。

D　支援の実施手順

リハには実証性が求められます。心理学で開発された単一事例の実験計画法の利用が有効です[20]。基本的には次の一連の過程で実施します。①対象者の問題を確認、②対象を特定、③目標を設定、④技法を選択・策定、⑤リハ前の評価でベースラインを取得、⑥リハ技法を実施、⑦効果を監視、⑧技法を必要に応じて変更、⑨リハ後の評価で効果を確認、⑩フォロー・アップを実施。

E　心理学の技法の利用と開発

リハでは障害された機能の回復や代償以外に、新たな技能や行動や知識の獲得が必要になる場合も多いです。心理学にはリハで活用できるさまざまな技法があります[21]。

次の技法がよく用いられます。

①行動を形成または除去する技法　学習の原理に基づいて強化を操作して行動を変容するオペラント法。他人（モデル）を観察して行動を獲得するモデリング法。

②行動を自分で監視し制御する技法　自分の行動を言語化して制御する自己教示法。行動を自分で観察し記録して管理する自己監視法。強化を自分で与えて行動を制御する自己強化法。

③技能や知識を効率よく獲得し定着させる技法　全体を一度に学習する全習法。全体をいくつかに細分化して学習する分習法。休止期間を入れずに連続して学習を繰り返す集中学習法。各練習試行にある程度の休止期間を挿入する分散学習法。行動を下位に細分化して順次に獲得するシェーピング法。最終の行動か

ら逆順に獲得する背向型学習法。覚える事柄の想起を適当な時間間隔で反復して記憶を確実にする時隔的検索法。獲得中に誤りが発生しないようにして学習を促進する無誤謬学習法。利用可能な手がかりを最大限に提供し漸次に減らす手がかり漸減法。

これらの技法の適切な選択や組み合わせ、効果の確認、そしてより有効な技法の開発が大切です。

8 おわりに

心理学の目標は「心」の科学的な理解です。その「心」に何らかの〝苦悩〟がある場合、科学的な対応を実践するのも心理学の重要な役割です。現実に生きている「心」には科学的に扱うのが難しい価値や実存性の問題もあります。高次脳機能障害を持つ「者」の理解とリハにはこれらがすべて関わってきます。広い観点に基づく心理学の貢献が期待されます。

【引用文献】

（1） Watson, J. B. (1924) *Behaviorism.* W. W. Norton and Company.（安田一郎 訳 （2017）『行動主義の心理学』 ちとセプレス）

（2） Anderson, J. R. (1980) *Cognitive psychology and its implications.* W. H. Freeman and Company.（富田達彦・増井透・川崎惠理子・岸学 訳 （1982）『認知心理学概論』 誠信書房）

（3） Neisser, U. (1967) *Cognitive psychology.* Prentice-Hall.（大羽蓁 訳 （1981）『認知心理学』 誠信書房）

（4） Hebb, D. O. (1949) *The organization of behavior: A neuropsychological theory.* John Wiley and Sons.（鹿取廣人・金城辰夫・鈴木光太郎・鳥居修晃・渡邊正孝 訳 （2011）『行動の機構――脳メカニズムから心理学へ（上・下、岩波文庫）』岩波書店）

（５）Penfield, W., & Roberts, L. (1959) *Speech and brain mechanisms*. Princeton University Press.（上村忠雄・前田利男 訳 (1965)『言語と大脳――言語と脳のメカニズム』誠信書房）

（６）Goldstein, K. (1934) *Der aufbau des organismus: Einführung in die biologie unter besonderer berücksichtigung der erfahrungen am kranken menschen*. Martinus Nijhoff.（村上仁・黒丸正四郎 訳 (1957)『生体の機能――心理学と生理学の間』みすず書房）

（７）Lashley, K. S. (1929) *Brain mechanisms and intelligence*. University of Chicago Press.（安田一郎 訳 (2006)『脳の機序と知能――脳傷害の量的研究』青土社）

（８）秋元波留夫 訳編 (2000)『ジャクソン 神経系の進化と解体』創造出版

（９）Luria, A. R. (1973) *The working brain: An introduction to neuropsychology*. Penguin Books.（鹿島晴雄 訳 (1999)『ルリヤ神経心理学の基礎――脳のはたらき（第二版）』創造出版）

（10）Luria, A. R. (1980) *Higher cortical functions in man* (2nd ed.). Basic Books.

（11）Geshwind, N. (1965) *Disconnexion syndromes in animals and man*. Brain, 88, 237-294, 585-644.（河内十郎 訳 (1984)『高次脳機能の基礎――動物と人間における離断症候群』新曜社）

（12）Anderson, M. L. (2014) *After phrenology: Neural reuse and the interactive brain*. MIT Press.

（13）坂爪一幸 (2017)「障害を持つ子どもの神経心理学的評価」『小児の精神と神経』五七巻、三号、一六七-一七七頁

（14）坂爪一幸 編著 (2008)『特別支援教育に活かせる発達障害のアセスメントとケーススタディ――発達神経心理学的な理解と対応：言語機能編』学文社

（15）坂爪一幸 (2011)『特別支援教育に力を発揮する神経心理学入門』学研教育出版

（16）坂爪一幸 (2012)「発達障害と認知症にみる障害の理解と支援」『日本健康医学会雑誌』二一巻、二号、五〇-五五頁

（17）坂爪一幸 (2007)『高次脳機能の障害心理学――神経心理学的症状とリハビリテーション・アプローチ』学文社

（18）Cummings, J. L., & Benson, D. F. (1983) *Dementia: A clinical approach*. Butterworths.（長谷川和夫監訳 (1986)『痴呆――診断と治療へのアプローチ』情報開発研究所）

（19）本田哲三・坂爪一幸・高橋玖美子 編 (2006)『高次脳機能障害のリハビリテーション――社会復帰支援ケーススタディ』真興交易医書出版部

（20）岩本隆茂・川俣甲子夫 (1990)『シングル・ケース研究法――新しい実験計画法とその応用』勁草書房

（21）坂爪一幸 (2008)「心理療法・行動療法」鹿島晴夫・大東祥孝・種村純編『よくわかる失語症セラピーと認知リハビリテーション』永井書店、一二四-一三五頁

第3章 高次脳機能障害の臨床心理学的アセスメント

【小海宏之】

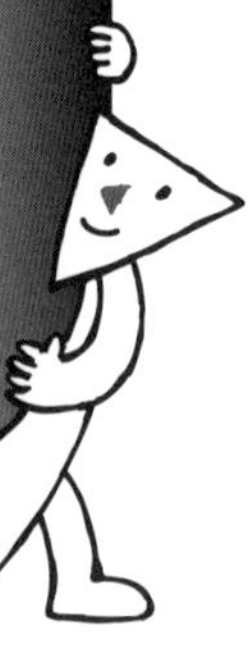

1 高次脳機能障害の臨床心理学的アセスメント

臨床心理学的アプローチとして高次脳機能障害者の知的機能や認知機能の側面を測定することは重要です。その方法が、神経心理学的アセスメントであり、主な神経心理学的検査は、**表3-1**に示す通りです[1]。スクリーニング検査、全般的知的機能検査、記憶機能検査、前頭葉機能・遂行機能検査、注意・集中機能検査、視空間認知機能検査、失語症検査があります。

そして、スプリーンとストラウス[2]によると、診断やリハビリテーション過程で神経心理学的検査の結果をもとに患者の能力を正確に記述することは神経心理学者にとって重要なことです。また、そのような検査により患者の知的機能や認知機能を客観的に測定することはできますが、生活能力を推測することはほとんどできないため、疾患や障害に対する心理的反応、病前の性格、脳病変に基づく性格の変化も評価に取り入れることが

表3-1　主な神経心理学的検査（小海[1]を著者一部改変）

スクリーニング検査
- 改訂長谷川式簡易知能評価スケール（Hasegawa Dementia Scale-Revised: HDS-R）
- 精神状態短時間検査（Mini-Mental State Examination-Japanese: MMSE-J）
- モントリオール認知アセスメント（Montreal Cognitive Assessment: MoCA）

全般的知的機能検査
- 神経行動認知状態検査（Neurobehavioral Cognitive Status Examination: COGNISTAT）
- ウェクスラー児童用知能検査第5版（Wechsler Intelligence Scale for Children-fifth edition: WISC-Ⅴ）
- ウェクスラー成人知能検査第4版（Wechsler Adult Intelligence Scale-fourth edition: WAIS-Ⅳ）
- 日本版KABC-II（Kaufman Assessment Battery for Children-second edition）
- DN-CAS認知評価システム（Das-Naglieri Cognitive Assessment System: DN-CAS）
- アルツハイマー病アセスメント・スケール（Alzheimer's Disease Assessment Scale: ADAS）

記憶機能検査
- ウェクスラー記憶検査（Wechsler Memory Scale-Revised: WMS-R）
- 三宅式言語記銘力検査
- 標準言語性対連合学習検査（Standard verbal paired-associate learning test: S-PA）
- ベントン視覚記銘検査（Benton Visual Retention Test: BVRT）
- レイ複雑図形（Rey-Osterrieth Complex Figure: ROCF）
- リバーミード行動記憶検査（Rivermead Behavioural Memory Test: RBMT）

前頭葉機能・遂行機能検査
- 前頭葉アセスメント・バッテリー（Frontal Assessment Battery: FAB）
- ウィスコンシンカード分類検査（Wisconsin Card Sorting Test: WCST）
- トレイル・メイキング・テスト（Trail Making Test: TMT）
- 遂行機能障害症候群の行動評価（Behavioural Assessment of the Dysexecutive Syndrome: BADS）
- 標準高次動作性検査（Standard Performance Test of Apraxia: SPTA）

注意・集中機能検査
- 改訂版標準注意検査法（Clinical Assessment for Attention-Revised: CAT-R）・標準意欲評価法（Clinical Assessment for Spontaneity: CAS）
- 行動性無視検査（Behavioural Inattention Test: BIT）

視空間認知機能検査
- 時計描画検査（Clock Drawing Test: CDT）
- コース立方体組み合わせテスト
- レーヴン色彩マトリックス検査（Raven's Coloured Progressive Matrices: RCPM）
- 標準高次視知覚検査（Visual Perception Test for Agnosia: VPTA）

失語症検査
- WAB失語症検査（Western Aphasia Battery: WAB）
- 標準失語症検査（Standard Language Test of Aphasia: SLTA）

必要であることが指摘されています。

同様にレザック[3]によると、人格検査による脳損傷の診断には、検査の反応の質的な特性や型から「器質的な人格」の特徴を見いだそうとするものと、現れた「器質的な徴候」に脳損傷の影響を見いだそうとする研究の流れがあることが指摘されています。また、『ミネソタ多面的人格目録（ＭＭＰＩ）』や人物描画などの検査は、より前者の分析に役立つ傾向があり、『ロールシャッハ・テスト』のような投映法は両者に役立つデータを提供し、認知障害、人格特性、人格・適応の相互関係について、非常に多くの情報を提供することもあると指摘されています。

そこで、このように臨床心理学的アセスメントとして高次脳機能障害者の人格を評価することが有用なことがあり、神経心理学的検査だけではなく臨床心理学的検査によるアセスメントも重要となりますので、ここでは高次脳機能障害を持つ人における主な人格検査について紹介します。

2　ミネソタ多面的人格目録（ＭＭＰＩ）

『ＭＭＰＩ』は、ハサウェイとマッキンリー[4]によって開発された被検者が質問紙の質問に回答することによってパーソナリティや心理状態などを測定する質問紙法による人格検査であり、日本版『ＭＭＰＩ』も刊行されています。質問数は五五〇項目で、妥当性尺度として疑問点・虚構点・妥当性点・修正点があり、臨床尺度として心気症尺度・抑うつ性尺度・ヒステリー性尺度・精神病質的偏倚性尺度・性度尺度・偏執性尺度・精神衰弱性尺度・統合失調症尺度・軽躁性尺度・社会的向性尺度があります。

高次脳機能障害に関する古典的な機械的解釈アプローチ法（プロフィールの高得点項目から考えられる臨床

診断名などの解釈を機械的に検索する方法）としては、ギルバースタッドとデューカー[5]によると、抑うつ性尺度・軽躁性尺度が高いタイプは器質的脳障害症候が見込まれるとされ、心気症尺度・抑うつ性尺度・ヒステリー性尺度・精神病質的偏倚性尺度が高いタイプはアルコール依存症、不安、抑うつ、心理・身体的反応を伴う人格上の障害、心気症尺度・ヒステリー性尺度・軽躁性尺度が高いタイプは脳損傷と人格変化に伴う慢性脳症候群が見込まれるとされています。精神疾患患者の『ＭＭＰＩ』のプロフィールの特徴として、器質的精神病者は、プロフィールは神経症と同様であるが、統合失調症尺度に二次性の頂点を示すことがあり、性度尺度・偏執性尺度・軽躁性尺度は低く、プロフィールの外観は鋸歯上となり、妥当性点・抑うつ性尺度・精神病質的偏倚性尺度・偏執性尺度・統合失調症尺度に頂点を示すことがあるとされています。[6]さらに、ハーヴィ[7]によると、中枢神経システム障害と関連する項目は、日本版の質問項目では、「いつものどの奥がつかえているようだ」「友だちに負けないくらい健康です」「本を読んでも今までのようによく理解できない」「歩くときにからだがふらふらすることはない」「視力はここ数年来ぐあいが良い」の五項目であったと指摘されています。しかし、その後の研究[2]によるとこれらの項目尺度では器質的障害、機能障害、統合失調症、アルコール依存症、健常者の区別はできなかったことも指摘されています。今後、より多くの高次脳機能障害に関する臨床研究の集積が待たれます。

なお、ある強盗未遂等事件の被告人で、精神鑑定医によりアルコール依存症、ただし、顕著な人格偏倚は認められないと診断され、検察庁により起訴された症例Ａ（三七歳、男性）の『ＭＭＰＩ』の結果は、**図3-1**に示す通りです。高得点の尺度は、ヒステリー性尺度・心気症尺度・精神病質的偏倚性尺度であり、機械的解釈アプローチ法では、ヒステリー性尺度・心気症尺度が高得点となるタイプの特徴である、転換反応を伴うヒステリー性、受動的身体化が見込まれるとされ、精神病質的偏倚性尺度が高得点となるタイプの特徴である、受動的かつ攻撃的人格という人格特徴を併せ持つと考えられました。[8]本症例は検査バッテリーとして、『ウェク

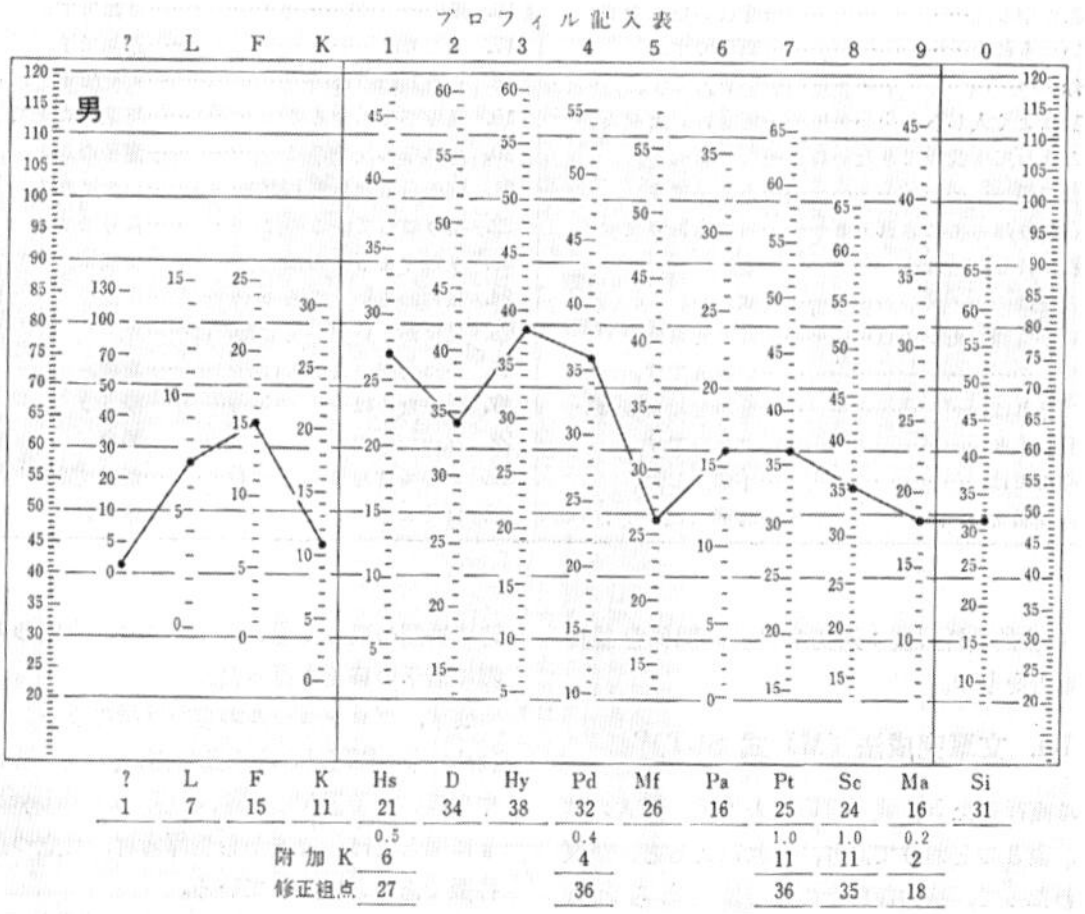

図3-1　症例A（37歳，男性）のMMPI結果（小海[8]を著者一部改変）

注：？は疑問点，Lは虚構点，Fは妥当性点，Kは修正点，Hsは心気症尺度，Dは抑うつ性尺度，Hyはヒステリー性尺度，Pdは精神病質的偏倚性尺度，Mfは性度尺度，Paは偏執性尺度，Ptは精神衰弱性尺度，Scは統合失調症尺度，Maは軽躁性尺度，Siは社会的向性尺度を示す。

スラー成人知能検査（WAIS）』『MMPI』『法務省式文章完成法（MJ式SCT）』『ロールシャッハ・テスト』『ベンダー・ゲシュタルト・テスト（BGT）』を組み、心理アセスメントを行い、精神鑑定医によりアルコール依存症、ただし、顕著な人格偏《へん》倚《い》は認められないと総合的に診断されましたが、たとえばアルコール依存症による器質的障害者に対する責任能力を打診する際に質問紙法である『MMPI』を投映法である『SCT』や『ロールシャッハ・テスト』とともに活用されたりもします。

3　ロールシャッハ・テスト

ロールシャッハ法は、ロールシャッハ[9]により開発されたインクブロットを利用した投映法による人格検査です。曖昧で多義的な左右対称のインクのシミが描かれた一〇枚の図版（インクブロット）を被検者に一枚ずつ提示し、自由反応段階では、何に見えるかを連想および回答させ、質問段階では、なぜそのように見えたのかを説明させる検査です。原著には、器質精神病者（進行麻痺、老年性認知症、動脈硬化性認知症、コルサコフ症候群）は、①反応数が健常者の平均の範囲内にとどまり、たいていは、その下限近くである、②反応時間が長い、③インクブロットの形態との合致度が良好である良形態反応が少ない、④運動反応が少ない、⑤認知症のてんかん患者では、特異的と言える色彩の名称をそのまま答える色彩名反応が見られる、⑥本人の作り話である作話的全体反応が見られる、⑦反応順序に一貫性のない継起がゆるんだ状態になりやすい、⑧動物反応が高い、⑨人間の部分のみである人間部分反応が多い、⑩反応率が低く独創的である独創反応が多い、⑪運動、形態や濃淡、色彩いずれも反応率が低くなる体験型として狭縮型が多い、などの知見が含まれています。

ところで、高齢者のロールシャッハ法に関する研究はまだ少ないのが現状ですが、社会的認知の側面を評価できる可能性もあります。また、広義の高次脳機能障害に関する研究ですが、たとえば、土本ら[10]によるアルツハイマー病（ＡＤ）、脳血管性認知症（ＶＤ）、健常の各群間に有意差の認められたロールシャッハ法変数の群別の結果から、ＡＤ群では、現実を把握する能力が低下し、外界からの刺激に対して一貫した反応ができず、主観的なものの見方をしがちであることが示された一方、興味や関心の幅は狭小化しながらも、依然として人への関心が強いことが示されました。つまり、他者への関心を維持しつつ、それをうまく表現できないために、安定した情緒的交流が難しくなっていると考えられます。一方、ＶＤ群では、細部にこだわって物事を統合できず困難を感じ、分かりやすい事柄に集中して現実に適応しようとする傾向が示され、対人関係を避けやすい特徴も示されました。つまり、複雑な対人関係において困惑させられるのを嫌い、分かりやすい事柄や理解できることに注意を向ける結果、対人接触を避けがちになっていると考えられます。

つまり、ＡＤ患者には対人関係で不安を喚起させないように、安心感を与える保護的な対応が必要と言えます。またＡＤ患者は情緒刺激には敏感であるが、状況の理解が悪いため、周囲からの叱責や拒否的な態度に対しての不安や恐怖などの否定的な感情だけが残ってしまい、混乱の原因になると考えられます。一方、ＶＤ患者には、まずは本人の捉え方を認め、受容的に接することが重要と言え、理解している部分を支持することで、混乱を解消する対応が重要であり、適切な行動のきっかけや手助けとなるような言葉がけを行うことが有効と考えられます。したがって、ＡＤ患者には保護のケア、ＶＤ患者には支持のケアという各々の特徴に合わせた対応を行うことが、認知症高齢者の安定した生活につながると言えます。このように、疾患による心理的な特徴をロールシャッハ法で捉え、ケア・アドバイスに生かせる可能性があります。

4 バウムテスト

コッホ[11]による『バウムテスト』は、被検者に一本の木を描画してもらい、描画された木の特徴からパーソナリティを解釈する臨床現場でよく使用される有用な投映法による人格検査です。

たとえば、**表3-2**に示す症例Ｂは、五三歳時に記憶の障害を主とし認知機能障害が多岐にわたる軽度認知障害[12]と診断され、ドネペジル塩酸塩による薬物療法が開始され、三回目の五四歳時にはＡＤに移行し、介護者である子どもの居住している近隣の病院に入院する五七歳時の六回目までを『ＭＭＳＥ』『ADAS-J cog.』『コース立方体組み合わせテスト』『バウムテスト』で経過を追った結果です。半年後（二回目）の『バウムテスト』では枯れ木となり、うつ病を合併していたため、短期間ではあるが、選択的セロトニン再取り込み阻害剤（ＳＳＲＩ）の追加投与も受けています。一年半後（三回目）の『バウムテスト』では、うつ病が改善し、自信を取り戻していることがうかがわれます。ただし、『ADAS-J cog.』の失点は二〇・四、『コース立方体組み合わせテスト』による知能指数（Kohs IQ）は五六となり、視空間認知構成や聴覚言語記銘の機能が低下し、

表3-2　軽度認知障害（健忘型）からアルツハイマー病に移行した症例B（53歳，女性。右手利き）（小海[13]を著者一部改変）

検査回数	1回目	2回目	3回目
検査時年齢	53歳	54歳	54歳
MMSE	28	28	28
ADAS-J cog.	10.0	15.4	20.4
Kohs IQ	75	74	56
バウムテスト	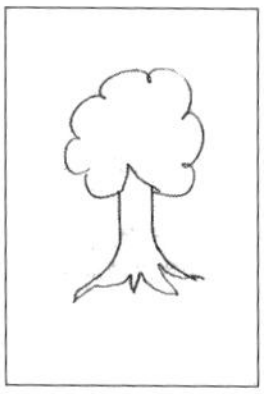	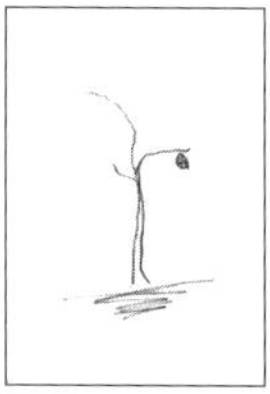	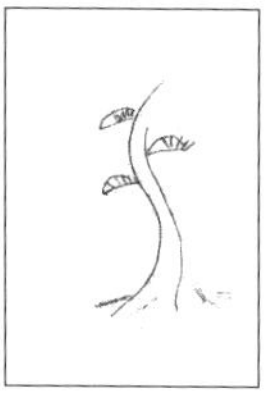
ADAS-J cog.	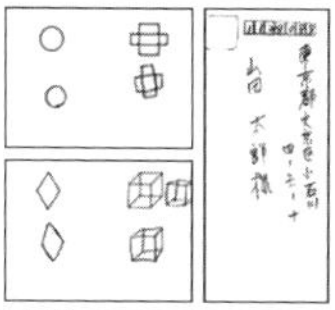	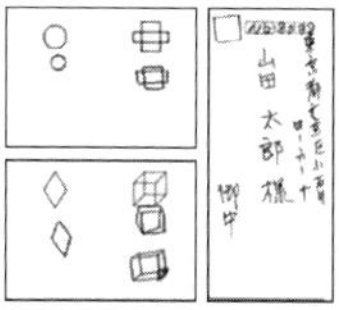	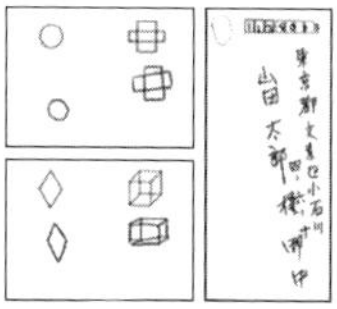
検査回数	4回目	5回目	6回目
検査時年齢	56歳	56歳	57歳
MMSE	26	24	16
ADAS-J cog.	19.3	25.4	31.0
Kohs IQ	45	38	33未満
バウムテスト	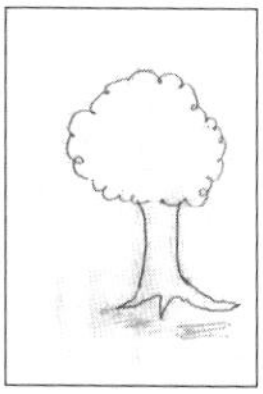	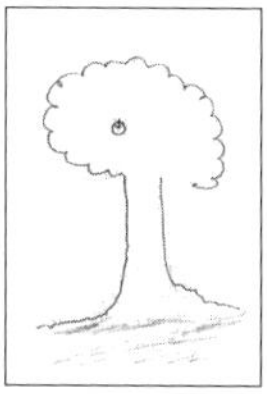	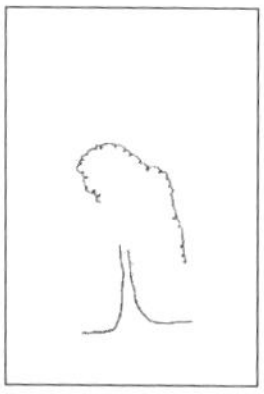
ADAS-J cog.	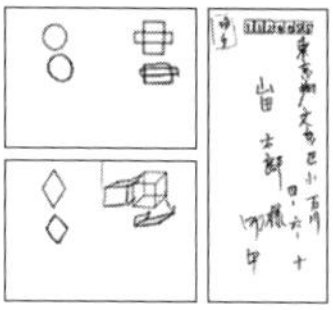	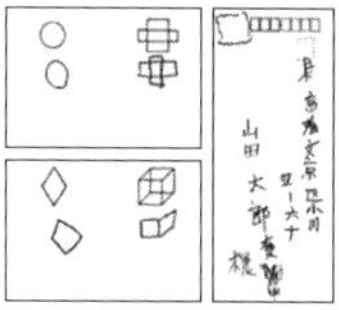	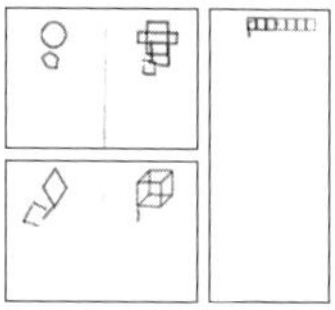

生活障害も認められるようになり、臨床的確診としてのADへの移行と診断されています。二年半後（四回目）までは、ドネペジル塩酸塩の効果もあってか、『ADAS-J cog.』『コース立方体組み合わせテスト』における認知機能は少し低下した段階で維持され、大きな推移は見られていません。四回目の『バウムテスト』では、一回目同様の大きなサイズのものとなり、情動機能も安定しながらエネルギー水準が改善してきていることが見て取れます。三年後（五回目）では、『MMSE』でも見当識やワーキングメモリの低下を認めるようになり、『ADAS-J cog.』における失点や『コース立方体組み合わせテスト』によるIQの低下で示される、聴覚言語記銘力および保持・再生、視空間認知構成、遂行機能などに障害を認めるようになりました。しかし、『バウムテスト』は初めて実を描画し、情動機能は安定していることがうかがわれるものとなりました。三年半後（六回目）は、『MMSE』『ADAS-J cog.』『コース立方体組み合わせテスト』の結果いずれでも顕著な認知機能の低下の進行を認めるようになり、日常生活動作における支障や家事がこなせなくなるなどの生活障害も著しく認めるようになり、その後、入院に至っています。『バウムテスト』は、サイズが再度、小さくなり、エネルギー水準の低下や全体の印象からは空虚感がうかがわれ、樹冠の歪みとしての視空間認知機能のさらなる低下や情動機能の不安定化がうかがわれるものとなっています[13]。

本症例Bに適用した臨床心理・神経心理テストの結果からは、まず、『MMSE』の認知障害のカットオフポイントは二三／二四点と言われているから、本症例では五回目でやっと二四点のボーダーとなり、六回目が一六点とカットオフポイントを下回っていることになります。つまり、『MMSE』のような簡易なスクリーニング検査では、やはり認知症の検出が難しいので、きちんと『ADAS-J cog.』などによる精査を受けることの重要性を示唆すると考えられます。また、人が生活するうえで重要な認知機能と同様に、情動機能を縦断的に把握するためにも『バウムテスト』は重要な示唆を与えてくれるものとも考えられるでしょう[14]。

【引用文献】

（１）　小海宏之　(2022)　「心理アセスメント10：神経心理学検査・作業検査」　松本真理子・永田雅子 編　『公認心理師基礎用語集（改訂第三版）』　遠見書房、一一五-一一九頁
（２）　Spreen, O., & Strauss, E. (1998) *A compendium of neuropsychological tests: Administration, norms, and commentary* (2nd ed.). Oxford University Press.（秋元波留夫 監修／滝川守国・前田久雄・三山吉夫・藤元登四郎 監訳　(2004)　『神経心理学検査法（第二版）』　創造出版）
（３）　Lezak, M. D. (1995) *Neuropsychological assessment* (3rd ed.). Oxford University Press.（鹿島晴雄 総監修／三村將・村松太郎 監訳　(2005)　『レザック神経心理学的検査集成』　創造出版）
（４）　Hathaway, S. R., & McKinley, J. C. (1951) *The Minnesota Multiphasic Personality Inventory manual* (rev.). Psychological Corporation.
（５）　Gilberstadt, H., & Duker, J. (1965) *A handbook of clinical and actuarial MMPI interpretation*. Saunders.
（６）　日本ＭＭＰＩ研究会 編　(1973)　『日本版ＭＭＰＩハンドブック』　三京房
（７）　Hovey, H. B. (1964) Brain lesions and five MMPI items. *Journal of Consulting Psychology*, **28**, 78-79.
（８）　小海宏之　(1991)　「ある強盗未遂等事件の被告人の心理検査」　『臨床精神医学』　二〇巻、六二九-六四〇頁
（９）　Rorschach, H. (1921, 1972) *Psychodiagnostik: Methodik und Ergebnisse eines wahrnehmungsdiagnostischen Experiments* (Deutenlassen von Zufallsformen). Hans Huber.（鈴木睦夫 訳　(1998)　『新・完訳 精神診断学――付 形態解釈実験の活用』　金子書房）
（10）　土本亜紀子・小海宏之・寺嶋繁典　(2012)　「高齢者のパーソナリティを評価するためにロールシャッハ・テストを用いる場合――認知症者のロールシャッハ・テスト」　小海宏之・若松直樹 編　『高齢者こころのケアの実践（上巻）――認知症ケアのための心理アセスメント』　創元社、一二一-一二七頁
（11）　Koch, K. (1949, 1954, 1957) *Der Baumtest: der Baumzeichenversuch als psychodiagnostisches Hilfsmittel 3*. Verlag Hans Huber.（岸本寛史・中島ナオミ・宮崎忠男 訳　(2010)　『バウムテスト――心理的見立ての補助手段としてのバウム画研究（第三版）』　誠信書房）
（12）　Petersen, R. C. (2004) Mild cognitive impairment as a diagnostic entity. *Journal of Internal Medicine*, **256**, 183-194.
（13）　小海宏之　(2012)　「バウムテストと文章完成法を用いる場合――認知症者の投影法検査」　小海宏之・若松直樹 編　『高齢者こころのケアの実践（上巻）――認知症ケアのための心理アセスメント』　創元社、一二八-一三四頁
（14）　小海宏之　(2019)　『神経心理学的アセスメント・ハンドブック（第二版）』　金剛出版

第4章 高次脳機能障害の学び

【松井三枝】

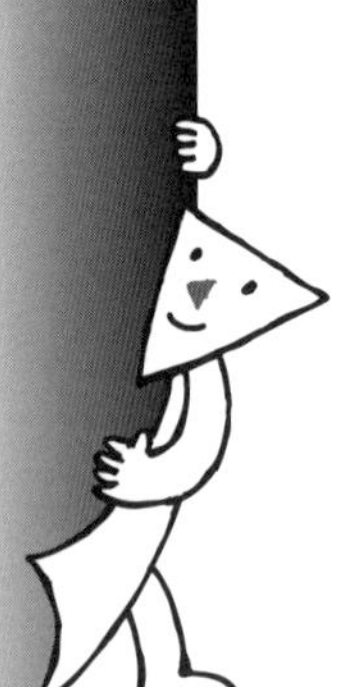

1 臨床神経心理学とは

これまでの章で紹介されてきているように、高次脳機能障害とは広義には脳の損傷によって生じる言語、認知、行為などさまざまな心理現象の障害です。神経心理学は、脳と心理現象（行動）との関係を研究する学問領域です。そして、臨床神経心理学は、脳の損傷により生じた高次脳機能障害の診断や治療に携わる分野と言えます。脳の損傷は、脳腫瘍、脳梗塞、脳出血や脳炎などの病気によるもの、戦争や交通事故などの外傷によるもの、あるいはガスや薬物中毒によるものなどさまざまな場合があり、通常、医療機関での対応が求められます。現在では臨床神経心理学の対象は広がってきており、統合失調症のような精神疾患、認知症、あるいは自閉スペクトラム症のような発達障害における認知障害や行動異常と脳の機能との関係についての精査やそのリハビリテーションといったアプローチにまで及んできています。

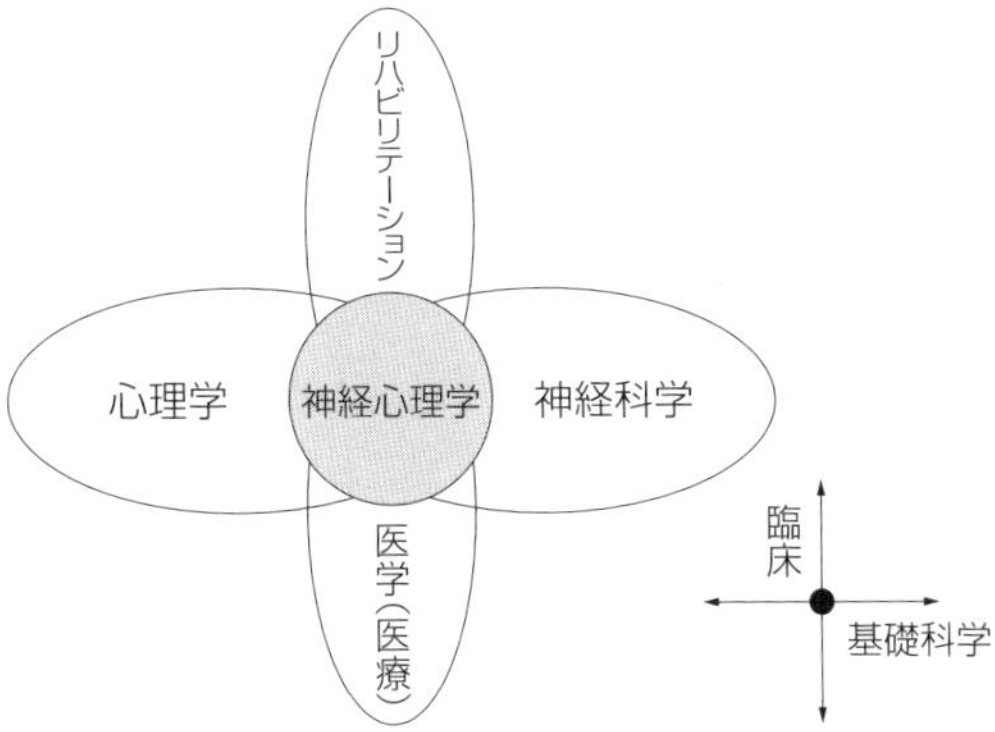

図4-1　神経心理学の位置づけ（山鳥[1]）

注：横軸について，右へ行くほど，より生物学的視点にのっとった神経の科学を示し，左に行くほど，より心理現象の科学を意味する。縦軸について，下へ行くほど，より急性期の診断・治療医学を意味し，上へ行くほど，より慢性期の認知障害をあつかう領域であることを意味する。

学問の位置づけから見ると、神経心理学は、**図4-1**の横軸に示すように、神経科学と心理学双方にまたがる領域と言えます[1]。神経科学は、脳の解剖学的な構造や、脳の内部での情報の伝わり方やその処理の方法、あるいは脳のなかの物質の変化などを自然科学的に調べていく立場をとり、生物学・化学・物理学などの方法で脳を理解していくということになります。脳の生物学的な基本単位はニューロンとも呼ばれる神経単位が実体としてあります。神経細胞は情報を伝達するために特化した細胞で、この神経細胞同士が複雑な連絡網を作って神経回路を形成します。この回路網のなかで情報の伝達や処理が行われることが脳の働きの基本であり、この働きが最終的には人間の思考や行動として表れると考えられます。情報の伝達は神経細胞内では電気的に行われますが、神経細胞間の情報連絡は神経伝達物質と呼ばれる化学物質を介して行われます。

また、山鳥[1]によると、一方の軸（図4-1の縦軸）では、神経心理学は臨床医学の分野にも関わる領域であり、脳疾患を扱う急性期の診断・治療医学と、慢性期の認知障害を扱うリハビリテーション医学の結節点に位置しているとも言えます。たとえば、脳損傷を受けると行動が障害されます。その

表4-1　神経心理学の領域

臨床神経心理学（神経心理学の中核）
・元来は脳に病変をもつ患者が研究対象，現在はさまざまな疾患・障害に対象が拡大
・臨床神経心理学的検査や心理アセスメントなどによるリハビリテーションなどの心理・行動支援など
実験神経心理学
・無傷の脳をもつ健常者が研究対象
・実験心理学や認知心理学の開発した特殊な技法，電気生理学的技法
動物神経心理学（比較神経心理学）
・動物の脳が研究対象
・厳密に統制された条件下で任意の脳部位に直接に損傷を加え，動物行動の変化を検証。あるいは，行動を目的に合わせて操作し，脳への影響を直接観察

損傷が脳のある特定の部位に生じた場合、ほかのすべての面は正常なまま、ある特定の面の行動だけが障害を受けます。事例は、正常な脳がどのように働いているかについて多くのことを教えてくれると言えます。その目的は、脳構造と脳機能に関連した人間の心理学的プロセスの働きを理解しようとするところにあると言えます。

神経心理学は、心理学のなかに位置づけるとすると、基礎心理学と臨床心理学双方にまたがる領域と言えます。すなわち、科学的なアプローチとともに、対象は臨床医学に関わる分野であるので、個人へのアプローチをも重視することになります。この意味で、神経心理学は極めて、学際的研究領域と言え、心理学専門家のこの領域での活躍が期待されるところであります。なお、大局的には、心理学のなかでは、神経心理学の領域は**表4-1**に示したように、臨床神経心理学、実験神経心理学および比較（動物）神経心理学に分けて捉えることもありますが、ここで紹介するのは神経心理学の中核である、臨床神経心理学ということになります。欧米では、心理学のなかでの臨床神経心理学が早くから発展してきており、米国心理学会では「臨床神経心理学は、中枢神経系の正常および異常な機能と関係する人間行動の科学的研究に基づいた、評価と介入原理の応用である[2]」と定義されています。

臨床神経心理学の関連領域は、臨床医学における精神科、脳神経内科、脳外科、小児科、耳鼻科、放射線科、あるいはリハビリテーション医学が入ってきます。また、認知科学、神経科学、臨床心理学、生理心理学、実験心理学、発達心理学、言語学がいずれも関連諸領域と言えます。さらに、生理学、解剖学、薬理学や神経病理学などの基礎医学も関連諸領域と言えます。

2　臨床神経心理学の対象

臨床神経心理学の対象は具体的にはどのようなことかというと、いろいろな切り口から見ることができます。どのような疾患が対象となるかは、現在では脳腫瘍、脳梗塞、脳外傷、変性疾患、てんかん、精神疾患、認知症、発達障害などさまざまな脳の疾患（主たる問題が脳の構造的疾患と脳機能的疾患を含む）があります。昨今では、心疾患、肝疾患、腎疾患や糖尿病など身体の病気の二次的な影響として脳神経系の問題を取り上げ、臨床神経心理学的アプローチをしている動きさえあります。対象となる症状という観点からは、失語（大脳の損傷による獲得された言語の障害）、失行（大脳の損傷後のさまざまな行為・運動の障害）、失認（ある感覚を介して対象物を認知することができないことの障害）、失読（大脳の損傷によって生じる後天的な読字の障害）、失書（大脳の損傷によって生じる後天的な書字の障害）、記憶障害、パーソナリティ障害など脳の損傷によってもたされると考えられるあらゆる症状が対象となります（他の各章でも触れられていますので参照してください）。脳の部位という観点に立つと、前頭葉、側頭葉、頭頂葉、後頭葉といった大脳皮質だけでなく、脳梁、辺縁系、基底核、小脳までも対象とすることもあります。心理機能という観点に立つと、言語、記憶、知覚、注意、実行、運動、空間認知、社会認知といったさまざまな人間の機能があり、昨今では情動や性格などども臨床神経心理学の対象として広く考えられるようになってきています。これらの心理機能は、まさに、心理学の対象としてきたことでもあり、心理学で取り扱ってきた健常な心理機能が障害された場合が、まさに臨床神経心理学の対象となり得ます。その場合、その障害がもたらす背景に何らかの中枢神経系の障害が関与していると考えます。

3 心理学における臨床神経心理学の専門家

日本では、臨床神経心理学に携わっている公認心理師および心理学の専門家がまだまだ大変少ないというのが現状です。実際、日本における臨床神経心理学に関する二つの伝統的な学会である日本神経心理学会と日本高次脳機能障害学会に所属している心理学の専門家は数えるほどしかおらず、ほとんどが医師、言語聴覚士、作業療法士などの他職種で占められています[3]。最近（二〇二一年四月現在）の日本高次脳機能障害学会の会員（四三三三名）の職種の割合を示した報告では、言語聴覚士が六〇％、医師が一八％、作業療法士が一三％で、心理職がわずか四％のみになっています[4]。他方、このことは、欧米ではまったく逆転しています。国際神経心理学会（ＩＮＳ）では、学会員の九割は心理職であり、日本の学会とはまったく様相が異なっています。国際的には、心理学のなかでの一つの大きな分野として認識されていると言えます。

米国心理学会（ＡＰＡ）では、五六の専門分野があり、そのなかの一つに臨床神経心理学分野がありますが、この分野の所属の会員はすべての心理学専門分野で最大数であり[5]、心理学の重要な分野の一つであるという位置づけがうかがえます。これだけとっても日本と米国での差異がかなり大きいことが分かります。国際的には特にここ一〇年での心理学における発展が目覚ましい領域であり、ヨーロッパ、オーストリアおよび北アメリカでの進展は大きいと言えます。

臨床神経心理士（clinical neuropsychologist）についての定義がＡＰＡでは以下のようになされています。[5]

「臨床神経心理士とは、中枢神経系の正常と異常な機能に関係づけながら、人間の行動の科学的研究に基づいて査定および介入の原理を適用する専門の心理職である。臨床神経心理士は、人間の福祉の原理を適用して、診断および介入サービスを行う博士水準の心理学の専門家である。

実際的には以下の条件を満たす必要がある。

Ａ．大学において、神経心理学と神経科学の体系的講義および体験的トレーニングを修了していること

Ｂ．二年以上、臨床現場で神経心理学的サービスを適用している適切なスーパーバイズを受け、トレーニングをされていること

Ｃ．法律による公ないしは実践する州への心理学的サービスを行うための免許および資格があること

Ｄ．これらの能力検査のためのレビューがなされていること

臨床神経心理学の学会・協会の認定により、これらの基準すべてに合うことを確証し、臨床神経心理士としての能力を明確に証明することになる。」

このように米国では臨床神経心理士は高度な心理学の専門家として位置づけられ、そのための教育システムや資格が確立されています。実際には共通の公認心理師の国家資格に相当する免許を取得後、さらに臨床神経心理学の専門家として上記の基準により認定されるシステムになっており、そのようにして、臨床神経心理士と名乗ることになります。医師にたとえると医師免許取得後、研修を数年経て、それぞれの分野における専門家、たとえば精神科医、脳外科医などの専門医となるということと類似しています。

日本では、第5章に紹介されているように、日本神経心理学会と日本高次脳機能障害学会が共同で認定する

形式をとる臨床神経心理士の制度がようやく設立されました。[6] 臨床神経心理士の資格を設立するに至った背景に、二〇一七年に心理職の国家資格である公認心理師制度が施行されたことがあります。諸外国とは異なる点として、日本の事情は、それまで心理職が国家資格でなかったということ、また、心理学のなかでの臨床神経心理学の認識が他の領域に比べて薄く、そのための教育が十分でなかったことがあります。そのため、特に、医療現場のニーズとしては以前からある神経心理学的取り組み（神経心理学的アセスメントやリハビリテーションなど）に関して、主として脳神経内科医や精神科医をはじめとした医師、言語聴覚士、作業療法士などの他職種によって担われてきたことが大きく異なります。そのため、日本の臨床神経心理士の資格要件には、公認心理師、作業療法士、理学療法士、言語聴覚士、医師のいずれかの資格を有する者ということが入っています。[7] しかし、公認心理師という国家資格ができた今、臨床神経心理学の領域に心理学の素養をバックグラウンドに持つ専門家が参入していただけることが大いに期待されるところと思われます。

4　臨床神経心理学に必要な基礎知識と技能

公認心理師が臨床神経心理学に従事し、取り組むために必要な知識や技能に関して、雑誌 '*Clinical Neuropsychologist*' にヘッセンら[8]がこの分野が発展している世界の主要七カ国（オーストラリア、フィンランド、イタリア、オランダ、ノルウェー、英国、米国）の専門家に調査した結果から導いている報告が参考になります。七カ国のガイドラインの概要に基づいた臨床神経心理学の専門家に必要な基本的能力と機能するための能力について**表4-2**に示しました。基本的能力としては、①心理学全般（さまざまな基礎心理学、臨床心理学などの応用心理学）の知識（倫理や法的規則を含む）、②脳と行動の関係および機能的神経解剖学に関する専

表4-2　臨床神経心理士として必要な基本的能力と機能するための能力（Hessen et al.[8]）

基本的能力
1. 臨床心理学を含む一般心理学の深い知識（倫理的および法的基準の知識を含む）（心理学修士または同等の学位）
2. 脳と行動の関係および機能的神経解剖学に関する専門知識
3. 関連する臨床分野，特に臨床心理学，精神医学，および神経学に関する包括的な知識とスキル

機能するための能力（知識ベースおよび応用ベースを含む）
4. 疾患の現在の分類に従った意思決定および診断能力を含む，神経心理学的評価に関する深い知識およびスキル
5. 一般心理学および臨床神経心理学に関連する多様性と文化差を考慮する能力
6. 関連する多様な人たちへの神経心理学的所見や検査結果のコミュニケーション能力
7. 治療やリハビリテーションを含む，心理学的および神経心理学的介入に関する知識とスキル

門知識、③関連する臨床分野（精神医学、神経学など）に関する知識やスキル、が挙げられています。また、実際に臨床神経心理学の専門家として機能するための能力として、④神経心理学的アセスメントについての知識とスキル、⑤臨床神経心理学的現象の多様性や文化差を考慮する能力、⑥当事者や当事者に関わる人（家族、介護者、当事者の所属する組織の人々など）および主治医や当事者に関わる他の医療従事者へ神経心理学的検査の結果や所見の評価について分かりやすくフィードバックしたり、コミュニケーションしたりする能力、⑦高次脳機能障害に対する治療的介入やリハビリテーションに関する知識とスキルということにまとめられます。

高次脳機能障害を扱う臨床神経心理学的なアプローチをするためには、これらを平たく言えば、脳・神経に関する知識、患者を対象にするからにはある程度の基本的な医学的知識、そして仕事の骨格となる神経心理学的アセスメントの方法の知識とスキルおよび治療的介入・リハビリテーションについての知識とスキル、また、これらの評価や介入について分かりやすく伝えられることが大事と言えます。また、専門的アプローチを行う前提として、患者と関わるための臨床心理学的および医療的面接の仕方も大事と思われます。

臨床神経心理学の分野は患者を主たる対象にしているということから、心理学のなかの臨床心理学の範疇の一つとも当然捉えること

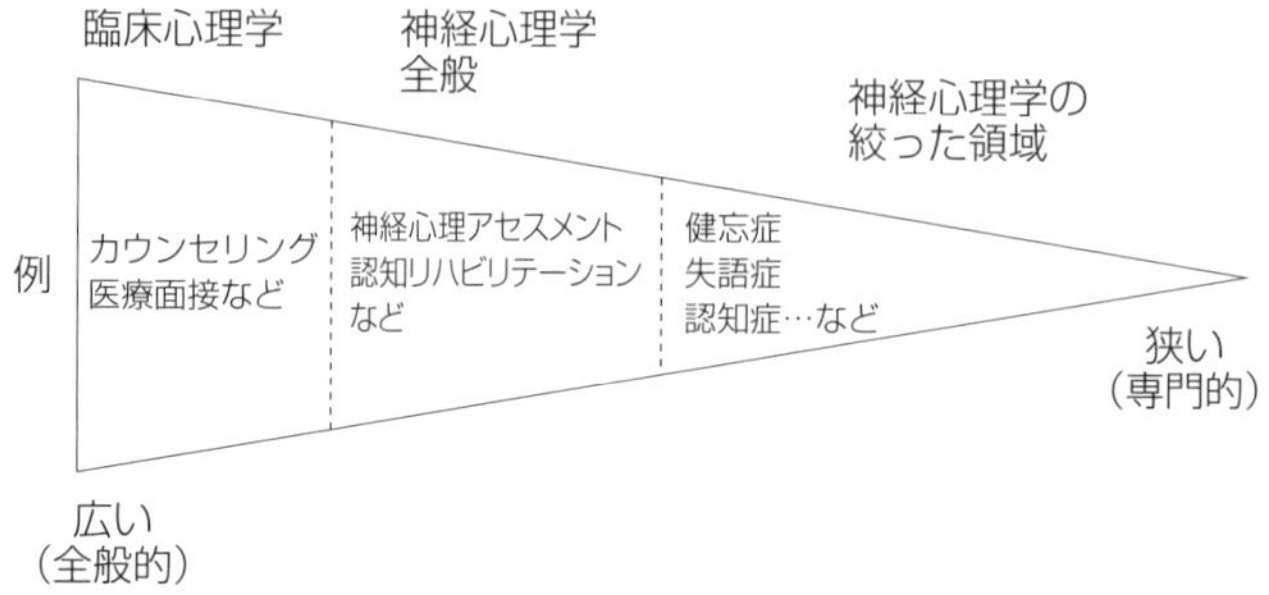

図 4-2　神経心理学の臨床トレーニングの進捗 (Bellone & Van Pattern[9]を著者一部改変)

注：左から右へトレーニングが進められることを示す。初期は幅広く・全般的に臨床心理学の技法を取得し，さらに神経心理学的なアセスメントやリハビリテーションについて学んでいく。さらにはより専門的に特化した症状や疾患にアプローチしていくことを身につけていく。

ができます。**図4-2**に最近出版された『神経心理士になること――学生と研修生のためのアドバイスとガイド[9]』のなかで示されている神経心理学の臨床トレーニングの進捗を示しています。臨床トレーニングのはじめは、臨床心理学全般に共通するカウンセリングや面接法などがあり、さらに、臨床心理学のなかで神経心理学全般に特化した神経心理学的アセスメントや認知リハビリテーションなどに進み、さらに、それぞれの臨床家が神経心理学のなかで特に専門とする領域に絞られ、図の左から右に進むに従って、より深い検討や関わりをしていくということになります。もちろん、専門化が進んでも、置かれた臨床の現場によっては、幅広い患者に対処することは大切になるので、どんな患者でも、基本的なことは診ることができるように、まずは、幅広く知識を培い、スキルを身につけることも必要です。そのうえで、記憶障害を得意とするとか、失語症のほうのアプローチを得意とするとか、認知症への関わりがより求められるところにおり、分かるようになるということになることなどかと思います。また、専門性が高まれば、臨床的なニーズとともに、学問的にも脳と心の関係を深めていくことに貢献できる可能性もあります。

なお、日本で設立したばかりの臨床神経心理士制度における到達目標は、①：神経系の構造と機能及びその障害に関する知識、

表4-3　臨床神経心理士試験に含まれる内容

①	大項目	1. 神経系の構造と機能及びその障害に関する知識
	中項目	1. 脳の構造と働き，2. 神経心理学に関連する疾患，3. 神経心理学に関連する症候①失語症，4. 神経心理学に関連する症候②視空間認知の障害／失認症，5. 神経心理学に関連する症候③失行症／行為の障害，6. 神経心理学に関連する症候④記憶障害，7. 神経心理学に関連する症候⑤認知症，8. 神経心理学に関連する症候⑥その他の障害
②	大項目	2. 神経心理学的検査の実施，評価及び所見の記載に関する知識と技能
	中項目	1. 神経心理学的検査とその実施，2. 神経心理学的検査各論①知的機能，3. 神経心理学的検査各論②言語機能，4. 神経心理学的検査各論③視空間機能，5. 神経心理学的検査各論④記憶機能，6. 神経心理学的検査各論⑤前頭葉／遂行機能
③	大項目	3. ①に関連する症候の把握とその見立てに関する知識と技能
	中項目	1. 画像診断／機能解剖学，2. 神経心理学的検査
④	大項目	4. ①に関連する医学（含む診断・治療・リハビリテーション），心理学，神経科学及び広義のリハビリテーションに関する知識
	中項目	1. 医学（基礎／臨床），2. 心理学（基礎心理学），3. 心理学（臨床心理学），4. 神経科学，5. リハビリテーション
⑤	大項目	5. 関連する他の職との連携に関する知識と技能
	中項目	1. 多職種連携

②：神経心理学的検査の実施、評価及び所見の記載に関する知識と技能、③：①に関連する症候の把握とその見立てに関する知識と技能、④：①に関連する医学（含む診断・治療・リハビリテーション）、心理学、神経科学及び広義のリハビリテーションに関する知識、⑤：関連する他の職との連携に関する知識と技能となっており、これらはヘッセンら[8]が示している各国の要約の見解とほぼ共通するところと言えます。さらに、臨床神経心理士試験において含まれる内容（大中項目）を**表4-3**に示したように、具体的な知るべき内容が網羅されています[10]。

5　高次脳機能障害および臨床神経心理学を学ぶために

臨床心理学の一つとしての高次脳機能障害およびそれを扱う分野である臨床神経心理学

について学ぶことについて最後に述べてみます。基礎心理学と臨床心理学の関係は、基礎医学と臨床医学のような関係と似ていると思われます。医学における勉学と同様、本来、基礎心理学をしっかりと習得したうえで初めて臨床心理学は成り立ちます。このように考えると、まずは、さまざまな心理学の知識を幅広く培っておくのはとても重要です。特に、高次脳機能障害というのは、健常な認知（知覚、記憶、注意、思考など）、学習、情動、人格などがうまく働かなくなった状態なので、そのことを理解するために、そもそも、健常なこれらの機能について知り、これまでそのことがどのように心理学的に研究されてきているのかを把握しておくことは大事です。そのことによって、脳が損なわれた状態を見ていく基本がまずあり、臨床応用をしていくうえで必要と思います。さらに、臨床心理学そのものもより幅広い専門性を培う必要があると思われます。医学においては、臨床医学に進み、さまざまな専門科で臨床医として従事するにも、スタートは必ず、基礎医学から始まり、また、臨床医学に携わりながらもそのような基礎医学の知識を前提としていることと同様であると考えられます。これまでは、臨床神経心理学に関して、日本で体系的に心理学教育に取り組んでいる大学はごく限られるように思われました。しかしながら、公認心理師の制度が最近できて、そのための必須科目のなかに、神経心理学も入っています（高次脳機能障害全般の教育には、まだ十分とは言えませんが、第一歩が変わってきたことは大きいことです）。臨床実習において、従来多少なりとも入ってきている精神医学に関わる領域のみならず、高次脳機能障害の領域に関わる実習（脳神経内科、脳神経外科、リハビリテーション科、小児科など）が入れられるように教育する側は整えていくことが大事かと思います。また、人間相手の臨床や研究に携わるこの分野においては、生物学的視点（神経科学や医学全般の視点）の習得も基礎として必要と思われます。臨床神経心理学は基礎と臨床、および医学と心理学とのリエゾン的な領域なので、ある程度幅広い観点を持てることも基本となります。

現在の医学・医療サイドからみても、双方においてさまざまな領域で認知科学や行動科学といった心理学的観点を取り込む時期にきていると言えます。たとえば、これからの医療においては、患者が病院を選ぶ時代の到来と言われています。より良い医療を目指すとすれば、当面の生物学的・医学的治療だけでなく患者の機能面や生活の質を念頭に置いた医療が求められると思われます。これまでは精神医学においては伝統的に心理学的なものの見方や考え方、視点の必要性はある程度認められてきています。昨今のニーズを見ると、リハビリテーション医学、小児医学や脳神経医学領域をはじめとした多くの他の専門科でも行動や認知機能の評価、人格や情動面の査定およびそれへのアプローチにも眼が向けられてきています。たとえば、筆者は長年大学病院で心理学の専門家として在籍してきましたが、研究・教育・臨床それぞれにおいて、**図4-3**に示したようなさまざまな分野とのつながりを持つことがあります。また、より広い視野で医療と心理学のつながりを見ると、**図4-4**に示したようなさまざまな領域で心理学的観点からの協力やニーズに応える可能性もあると思います。いまや、それぞれの専門家同士が専門を生かした学際的な臨床および研究が臨床医学の領域でも必要となってくる時代と言えます。それに見合った、他分野の専門家とも渡り合えるような心理学の専門家として臨床・研究を実践していく姿勢と責務が今後求められると思われます。今後、関心ある心理学の臨床家や研究者がどんどん出てきていただけることが望まれます。

最後に、高次脳機能障害を学ぶための参考図書としては、岩原他[11]、梅田[12]、八田[13]、緑川他[14]、柴崎・橋本[15]、利島[16]、鈴木・山口[17]などが挙げられますので、興味を持った読者はぜひ読んでみてください。

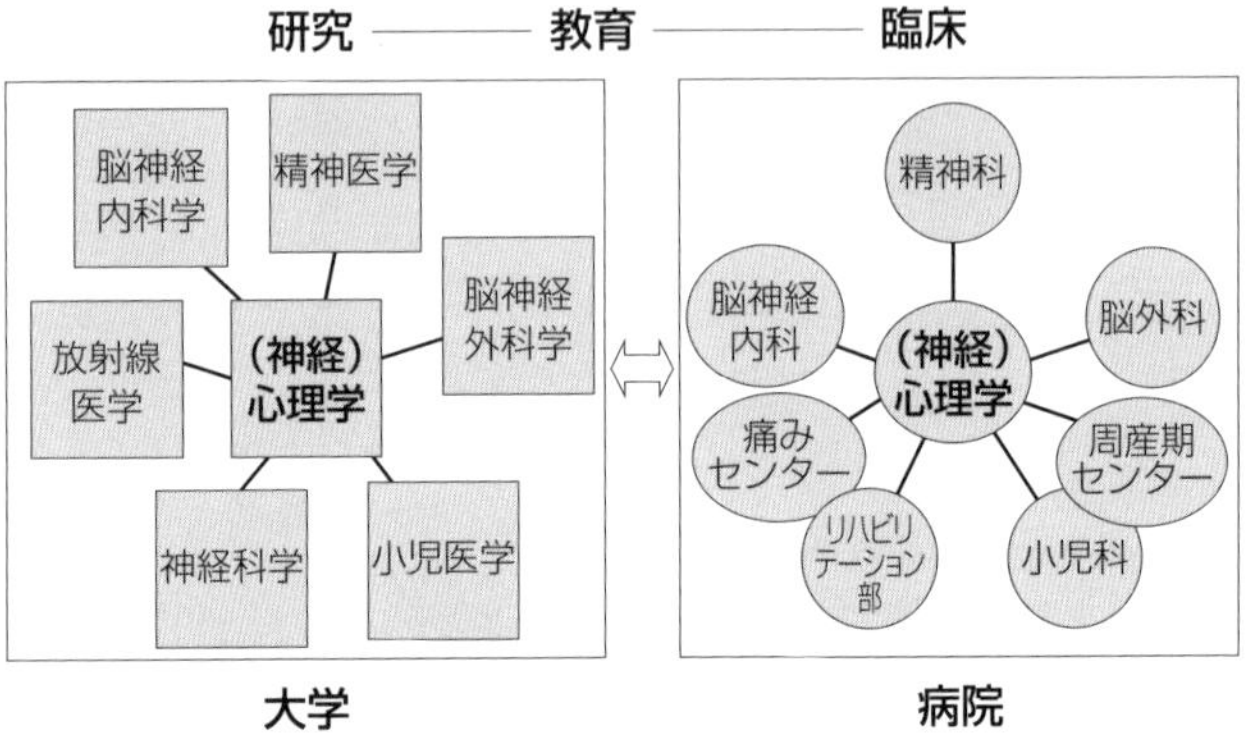

図 4-3　大学・病院における神経心理学の位置づけの例

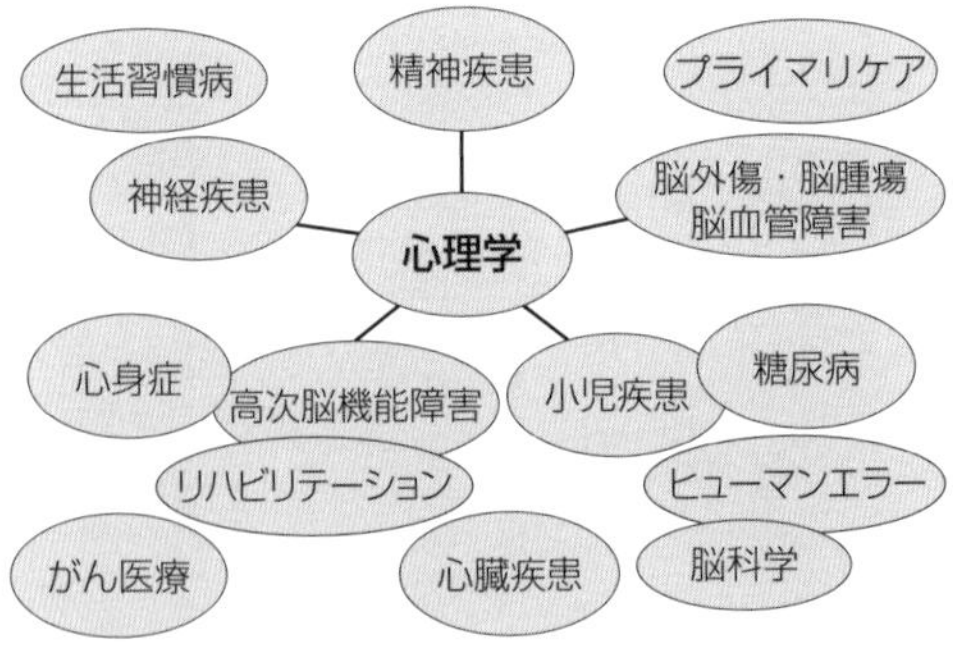

図 4-4　医療と心理学のつながりの可能性の例

【引用文献】

（1）山鳥重（2002）「日本神経心理学会の現況」田辺敬貴編『脳とこころ』共立出版、七六-八三頁

（2）Hannay, H. J., Bieliauskas, L. A., Crosson, B. A., Hammeke, T. A., Hamsher, K. deS., & Koffler, S. P. (1998) The Houston conference on specialty education and training in clinical neuropsychology. *Archives of Clinical Neuropsychology*, **13**, 157-250.

（3）田中春美（2005）「言語聴覚士から日本高次脳機能障害学会への提言」『高次脳機能研究』二五巻、二〇七-二一四頁

（4）前島伸一郎・大森愛子（2022）「臨床神経心理士――学会認定資格取得のお勧め（リハビリテーション科医の立場から）」『高次脳機能研究』四二巻、一七七-一八一頁

（5）米国心理学会（American Psychological Association: APA）https://www.apa.org/about/division/officers/services/profiles.aspx（二〇二二年八月三〇日閲覧）

（6）緑川晶・森悦朗（2022）「臨床神経心理士――学会認定資格取得のお勧め（座長記）」『高次脳機能研究』四二巻、一七〇-一七一頁

（7）臨床神経心理士資格認定委員会　https://www.jccn.info/（二〇二二年八月三〇日閲覧）

（8）Hessen E., Hokkanen, L., Ponsford, J., van Zandvoort, M., Watts, A., Evans, J., & Haaland, K. Y. (2018) Core competencies in clinical neuropsychology training across the world. *Clinical Neuropsychologist*, **32**, 642-656.

（9）Bellone, J. A., & van Patten, R. (2021) *Becoming a neuropsychologist: Advice and guidance for students and trainees*. Springer, p. 128.

（10）臨床神経心理士制度施行細則　別表（一）

（11）岩原昭彦・松井三枝・平井啓編（2021）『認知症に心理学ができること――医療とケアを向上させるために』誠信書房

（12）梅田聡編（2021）『神経・生理心理学』遠見書房

（13）八田武志（2003）『脳のはたらきと行動のしくみ』医歯薬出版

（14）緑川晶・山口加代子・三村將編（2018）『臨床神経心理学』医歯薬出版

（15）柴崎光世・橋本優花里編（2021）『手を動かしながら学ぶ神経心理学』朝倉書店

（16）利島保編（2006）『脳神経心理学』朝倉書店

（17）鈴木大介・山口加代子（2020）『不自由な脳――高次脳機能障害当事者に必要な支援』金剛出版

第5章　臨床神経心理士制度と公認心理師への期待

【森　悦朗】

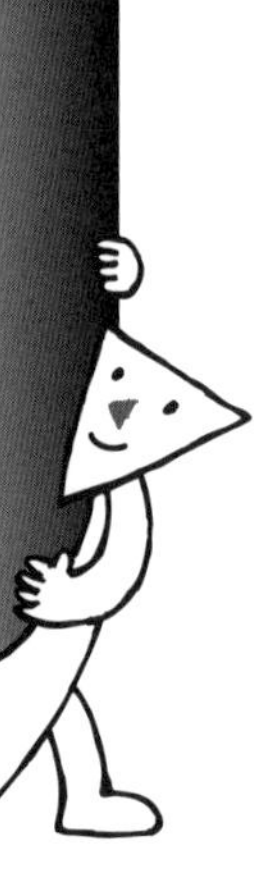

1 はじめに

公認心理師法に基づいて国家資格の公認心理師が誕生しました。公認心理師には、保健医療、福祉、教育その他の分野において、心理学に関する専門的知識および技術を持って活躍することが期待されています。病院や診療所のなかだけでもさまざまな場で公認心理師の活躍が期待されます。そのなかでも最大の領域は、精神科領域と脳神経領域でしょう。脳神経系の医療機関（一般病床）が求めているのは、まず神経心理学の知識です。しかし、公認心理師の受験資格の取得に必要な教育カリキュラムは臨床心理に偏っていて、神経心理学の知識や技術に関するものは不十分と言わざるを得ません。そこで、これまで神経心理学の臨床と研究とに中心的に関わってきた二つの学会、すなわち日本神経心理学会と日本高次脳機能障害学会が共同して神経心理学に関する専門性を担保した「臨床神経心理士」という資格を設け、職能としての差別化を図ることになりました。

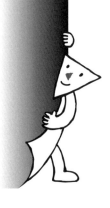

資格を有する人々によって後進への指導を担うことが期待されており、このことによって臨床神経心理学の底上げがなされ、研究を遂行するための基盤ともなるはずです。臨床神経心理士制度を踏まえ、長く心理領域の方々と協働してきた脳神経内科医の立場から、心理学に必要なこと、期待すること、知らなくてはいけないことについて論じることにします。

2　神経心理学とは

神経心理学は、ヒトの脳と精神活動の関連を研究する手法の一つであり、脳損傷から脳機能局在を研究する、あるいはその知見を脳損傷患者の診断や治療に応用する学問領域です。ヒトの高次の精神活動を脳の構造との関連において研究する学問分野は、シャルコー（Charcot, J.-M.）まで一五〇年以上遡る長い歴史を有しています。一般には心理学者と思われているであろうフロイト（Freud, S.）も同時期の脳神経内科医・精神科医でした。一九世紀後半から二〇世紀初頭までには臨床医・解剖学者・人類学者であったブローカ（Broca, P.）や、脳神経内科医・精神科医であったウェルニッケ（Wernicke, C.）は失語症の基本を打ち立て、その後脳損傷に基づく脳機能局在研究が盛んに行われました。さらに精神科医・神経病理学者のアルツハイマー（Alzheimer, A.）と、精神科医のピック（Pick, A.）は変性疾患による認知症の領域に拡大しました。もともとこの領域はドイツ語圏で大脳病理学と呼ばれ、神経・精神医学における重要な領域でした。一九六〇年以降、米国を中心に、健常者の言語・行為・認知機構についての実験や動物実験を研究対象に加え、大脳病理学に代えて神経心理学という用語を用いるようになり、神経心理学の父とされるゲシュヴィント（Geschwind, N.）のような神経内科医や、神経心理学の創始者と称されているミルナー（Milner, B.）のような心理学者によって著しく進歩しました。その後心理学者の参画が増え、神経心理学はむしろ心理学のなかの一分野として一般的に認識されるようになったことに伴って、一九九〇年ごろから医学の領域においては、医学的側面を強調した、行動神経学（あるいは認知神経学、行動認知神経学）が好んで用いられるようになり、神経心理学は行動神経学における重要な基礎であり、ツールとなりました。

このような神経心理学の発展と変遷の歴史を見れば分かるように、脳の臨床医学から始まりましたが、脳と心の関係を追求するという志向から、多方面からの参入があって、現在においては、極めて学際的な学問領域になっていることが分かります。神経心理学と他の心理学の領域との決定的な違いは、神経心理学は脳に基盤を置いているところです。

3　脳研究手法としての神経心理学

患者を対象とする神経心理学には二つの大きな役割があります。一つは大脳損傷患者の症候を評価して、診断や治療に供するための症候学としての臨床医学的な役割であり、もう一つは大脳損傷患者が示す症状からヒトの大脳の仕組みを理解しようとする神経科学の手法としての役割です。従来、患者を対象にした臨床研究であることから、この二つの役割を意識して区別することもなかったように思います。実際、患者を評価するという点において、両者は表裏一体の関係であり、特に意識して区別することは少なかったのです。患者の症状を評価し、分析することで得られた知見は、診療であろうが研究であろうが、当該患者あるいは他の患者の診療に利用される一方で、脳の仕組みの理解に何らかの手がかりを与えるものでした。

ＣＴ（コンピュータ断層撮影）の登場から始まる神経画像法の発展は、神経心理学に大きく寄与すると同時に、逆に神経心理学以外にヒトの大脳にアプローチする手法をもたらし、神経心理学のヒトの脳機能研究における独占的立場を崩すことになりました。これまでに損傷例でまったく示唆されてない、今後も裏打ちされることもないだろう数多くの〝新〟知見をもたらしました。神経心理学で蓄積されてきた知見を顧慮する必要もないわけで、そのことが脳機能画像研究に携わる一部の研究者において、無知とは言わないまでも、少なくとも神経心理学に対する軽視をもたらしているように思います。人間を分かったように語る「脳科学」の暴走には辟易とするものがあります。あらゆる機能を局在させるところから、現代の骨相学、すなわちエセ科学の再来と揶揄《やゆ》されることも納得できます。本来は神経心理学と脳機能画像研究は相補的に用いられるべきもので、神経心理学は今後とも実証や反証の役割を果たしていくと期待されます。臨床神経心理学の隆盛とともに、その基礎である神経心理学も脳機能研究手法として活躍する機会が増えると思います。

4　臨床神経心理学の役割

ＣＴやＭＲＩ（磁気共鳴画像）などの神経画像法の発展に加え、分子レベルの理解の深まりは、神経心理学の局在診断学的意義を大きく変化させました。今や局在診断は神経画像の独壇場であり、疾患の診断に対する画像や生化学的バイオマーカーの寄与がますます大きくなってきています。しかし、これらによって局在や病理が分かっても大脳損傷患者を理解したことにはなりません。あくまでも診療で重要なのは患者の症状や生活障害です。そこでは画像やバイオマーカーはまったく役に立ちません。たとえば認知症診療においては、認知障害患者の症候を評価し、その結果を分析し、介入法を決定し、さらに介入の効果を評価する際に神経心理学が大きく貢献することに疑いはありません。神経心理学の知識を基盤として、臨床医学に応用するのが臨床神経心理学です。臨床神経心理学は、脳と行動の関係の知識を基盤とし、脳疾患の診断、認知・行動機能の評価、効果的な治療法の設計に応用することを目的としています。

臨床神経心理学は、脳機能に関する懸念がある場合、年齢や発達の幅にかかわらず、あらゆる人々にサービスを提供します。その範囲は、乳幼児期の発達上の問題、小児期・思春期・成人期初期の学業上の問題、成人期の仕事や社会的な問題、老年期の機能低下に関する問題など、多岐にわたります。神経心理学者が日常的に扱う疾患としては、自閉スペクトラム症などの発達障害、学習障害や注意障害、脳震盪や外傷性脳損傷、てんかん、脳腫瘍、脳卒中、認知症などが挙げられます。診断においては、症状の背景となっている異常は何かを分析し、その異常をもたらしている疾患は何かを考察し、障害パターンから鑑別診断を行います。さらに介入の面では、障害のなかで治療のターゲットは何か、薬物の選択、リハビリテーション、非薬物介入を立案し、治療に対する反応を計測し、さらに能力障害を推測し生活上の問題を予測するにも神経心理学の知識は大きく貢献します。そもそもバイオマーカーや治療法の開発には神経心理学との対比した妥当性の検討が必須となります。それが不十分ならバイオマーカーや治療法の開発はまともなものとはならないのです。

5　臨床神経心理学のスキル

臨床神経心理学的評価は、特に脳のさまざまな領域やシステムがどのように機能しているかを理解するために行われます。通常、記憶や思考に関わる症状や訴えがある場合に、医師から検査が勧められます。これは、集中力、構成力、推論、記憶、言語、知覚、協調性、性格などの変化で示されることがあります。このような変化は、神経学的、薬理学的、遺伝学的、心理学的など、さまざまな原因によって引き起こされる可能性があります。

神経心理学的評価は、関連する病歴の収集、神経心理学的検査、データと所見の分析と統合、および紹介元へのフィードバックで構成されています。病歴は、医療記録やその他の記録を確認し、患者との面談を通じて入手します。患者の許可を得て、家族または他の有識者と面談し、病歴と症状の重要な側面に関する認識と見解を共有するよう求めることができます。使用されている薬剤の情報も重要です。神経系薬剤はもちろん、それ以外にも脳機能に影響を与える薬剤は多く存在します。脳機能に影響を与える代表的な薬剤に関する知識が要求されますし、必要に応じて調査する能力も求められます。

検査は通常、口頭での質問、紙と鉛筆、コンピュータ、ブロックやパズルなどの材料の操作、その他の手順を用いた標準的なテストの実施で構成されています。評価の範囲と目的によっては、注意、記憶、言語、学力、推論と問題解決、視空間能力、感覚運動能力など、幅広い認知機能に焦点を当てた検査が行われます。また、気分、感情スタイル、行動、性格などの心理的側面に関するテストや質問票を必要に応じて実施することもあります。

6　臨床神経心理学の必要性の増大と現状

臨床医学の現場では、軽度認知障害（ＭＣＩ）や認知症の患者数が急増していて、当面その傾向は収まらず増加の一途をたどっています。今まさに臨床神経心理学の専門家の必要性が高まっていると言えます。欧米においては、神経心理学的検査は臨床神経心理士によって行われます。米国では、臨床心理学の学位（博士）を取得した後、臨床神経心理学の臨床インターンシップや専門ポスドクのトレーニングを行うことになっていま

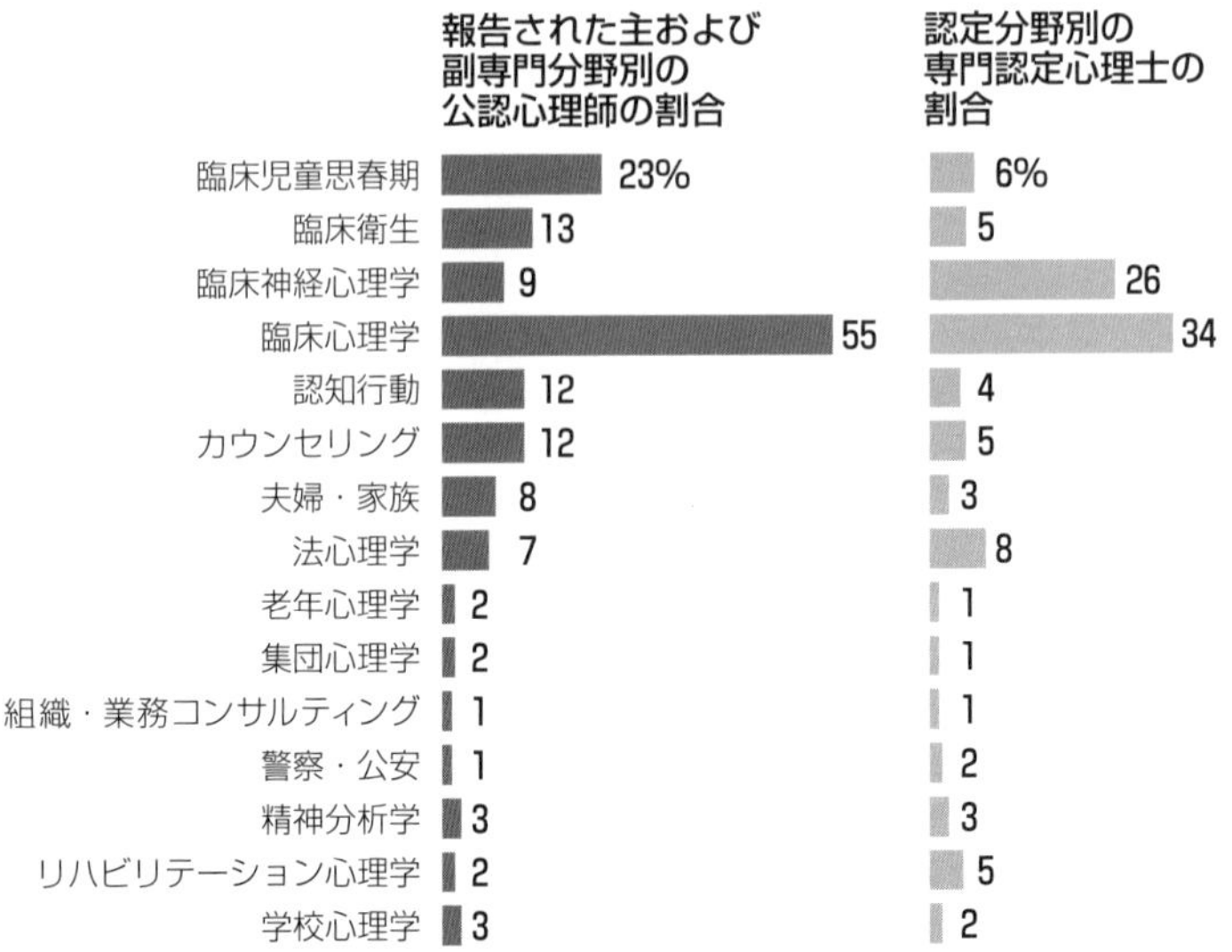

図 5-1　米国における専門分野別の公認心理師（licensed psychologists）と専門認定心理士（board-certified psychologists）（Lin et al.[1]に基づいて著者作成）

す。米国専門家心理学会が、一五の専門分野において博士号レベルの心理職の認定を行っています。二〇一七年の調査では、米国の公認心理師（licensed psychologists）のうち、約半数が臨床心理学を第一または第二の専門領域としていて最も多く、臨床神経心理学は九％とそれほど多くありません。公認心理師のうち約四％にあたる約三九〇〇人が専門認定心理士（board-certified psychologists）ですが、その率は、臨床心理学で三四％、次いで臨床神経心理学で二六％と他領域に比べて高くなっています（**図5-1**）。

日本では、これまで神経心理学を専門とする心理学関係者、臨床神経心理士は極めて少数でした。その役割を言語聴覚士や作業療法士が行ってきたという事実があります。実際、神経心理学を専門とする者が存在しますし、大学院でも神経心理学の教育がなされています。日本において公認心理師が誕生しても、言語聴覚士や作業療法士がこれらの業務に継続して関わっていくと考えられます。公認心理師に対して少なくとも神経心理学の基礎知識を獲得できるように、大学教育のなかで神経心理学の教育を行うことはもちろん必須だと考えられますが、欧米と比肩できる臨床神経心理士を養成するためには博士水準の大学院教育が行われること、神経心理学の研究開発ができる臨床神経心理学のプロフェッショナルを増やしていくことが急務です。

7　医療機関で求められている公認心理師像

医療機関で働く公認心理師に、臨床神経心理学の知識や技量が求められるということはここまで主張してきた通りです。医療現場で求められているのは、心理療法やカウンセリングを中心とした臨床心理学よりは臨床神経心理学であるというのが筆者個人の主張です。一般的には、病院経営者はもちろん、脳神経内科医や精神科医でさえも臨床心理学と臨床神経心理学の区別はほとんどできていないというのが実情です。しかし、近い将来、公認心理師が医療機関に広がるにつれ、臨床神経心理学の必要性が認識されるようになると思います。

これに加えて、医療機関で働く公認心理師には絶対的に必要なことは医学的・医療的常識と規範です。公認心理師は、経過措置によるものを除いて、大学院修士課程で所定の課程を修了し、国家試験に合格した者です。教育プログラムおよびカリキュラムは、おおむね従来の「臨床心理士」のカリキュラムを踏襲する形で考えられており、それでは医学・医療的な教育は極めて貧弱です。公認心理師による介入は、いずれ保険診療に位置づけられ、公認心理師のかなりの部分が医療機関で働くことになると思いますが、神経解剖学や神経疾患、臨床神経心理学に関する教育はおろか、基本的な医学教育すら受けていないことは大きな問題です。公認心理師の職域が医療だけではなく広い領域にわたるという立て付けのためか、他の医療職種と比べて、医療者としての教育が不十分なように思います。まず、医療安全、医療・研究倫理、医療法の知識は、本人、患者、同僚を守るために必須です。医療安全に関して、感染や放射線被爆は、情緒的な恐怖や忌避ではなく、正しい科学的知識を持って当たらなければなりません。これまでの経験では、プリオン病であるクロイツフェルト・ヤコブ病（ＣＪＤ）の患者の神経心理学的検査を、感染の恐れのために拒否した例、放射性医薬品を用いた核医学検査を受けた当日の患者の神経心理学的検査を被爆の恐れのため拒否した例がありました。科学的にはそれらの危険は限りなくゼロに近く、恐怖や忌避の根拠はないと言わざるを得ません。他の医療職種からそのようなことは聞いたことはありませんが、一つは正しい科学的知識の差、もう一つは絶対ゼロとは言えないが極めて低いリスクに対する態度、職業的理念の差によるのかもしれません。さらに、患者やその家族を支援するための福祉施策の知識も一定程度は知っておくべきでしょう。医療機関で働く公認心理師は、医療者であるという自覚を持って働くことを望んでいます。

【引用文献】

（1）Lin, L., Christidis, P., & Stamm, K. (2017) A look at psychologists' specialty areas. *Monitor on Psychology*, 48(8). https://www.apa.org/monitor/2017/09/datapoint（二〇二一年七月八日閲覧）

第Ⅱ部

高次脳機能障害と心理学——各論

第6章 高次脳機能障害の当事者

【山口加代子】

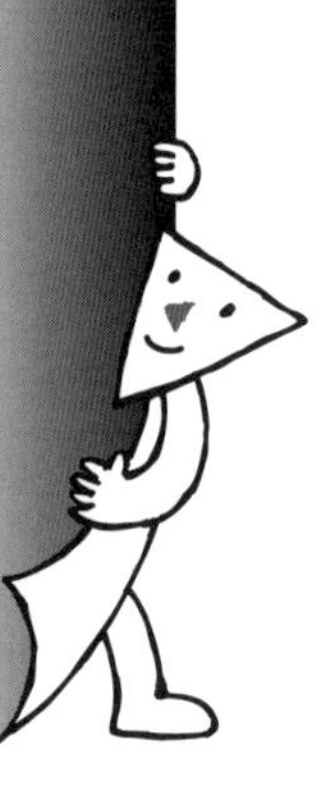

1 高次脳機能障害が生じると

高次脳機能障害は脳血管障害や脳腫瘍などの脳に関する病気、もしくは交通事故などによる脳外傷という脳のけがによって生じます。つまり、いずれの原因でも、高次脳機能障害は「突然」「予期せずに」生じます。多くの場合、救急搬送され急性期医療を受けた後、そのまま退院する、もしくは回復期リハビリテーション病院に入院することになりますが、入院中は原因となった病気やけがが、身体機能などに関心が向けられがちで、高次脳機能障害についての実感が乏しいことが少なくありません。

入院中は刺激が制限され、すべきことが管理されています。そして、医療者からこまめな指示や支援を受け、受動的に「患者」として規則正しい生活を送ることが求められます。入院中に実施された机上の検査で注意障害や記憶障害が検出され、高次脳機能障害があると伝えられたとしても、退院後にそれらの障害がどのような影響を及ぼすかを当事者が予想することは極めて困難です。また、残念なことに急性期、回復期の医療機関から「高次脳機能障害」について伝えられないこともあります。あるいは、診断は伝えられても退院後に予想される支障や、その対応についての説明がないことも少なくありません。したがって、多くの当事者は、入院前まで難なくやっていたことが退院後にうまくできないことに直面し、なぜうまくいかないのか、それはなぜなのかわからないままに、自分の行動に違和感を抱き、混乱や不安に陥ります。自分では何も変わっていないつもりなのに、うまくできないことがあったり、医師や家族から車の運転や復職を止められたりすることでフラストレーションが生じます。さらに、うまくできないことを指摘されたり、家族から「覚えている？」と確認されたり、干渉されることで、イライラし、暴言や暴力に至ったり、落ち込んだりすることが少なくありません。退院後の日常生活は、入院中とは刺激の量やすべき行動、とるべき役割も増え、より複雑な情報や環境のなかで、うまくいかないことが出現するからです。

退院後の高次脳機能障害者の実態調査[1]によると、最も出現していた症状は記憶障害（五九・一％）でした。次に遂行機能障害（五二・五％）、注意障害（五一・〇％）と続き、四番目に多かったのが行動と感情の障害（四四・九％）でした。行動と感情の障害の内訳は、意欲の障害が五四・〇％、情動の障害が二九・三％、感情失禁と興奮状態がそれぞれ二八・三％、不安が二二・七％、抑うつ状態が二〇・三％でした。

脳血管障害の人がうつ状態になることはよく知られており、脳卒中後うつ病（ＰＳＤ）と言われます。脳血管障害の人の四〇％が罹患するとされています。[2]脳外傷の人も非脳外傷の人と比べてうつ病、不安障害、パニック障害に高率で罹患することがわかっており、それぞれの罹患率はうつ病が四五％、不安障害が三九％、パニック障害が六％と言われています。[3]

このように、脳損傷は記憶障害、注意障害、遂行機能障害といった認知障害だけでなく、情動に変化をもたらし、精神症状を呈することも少なくないのです。数多くの脳損傷者のリハビリテーションに当たったプリガターノ[4]は、脳損傷後に典型的に見られる反応性障害として「不安、抑うつ、過敏性、他者への不信、絶望感、怒り、社会的ひきこもり、恐怖症」を挙げ、脳損傷後約半数の人にこれらの症状が見られると述べています。

2 社会的行動障害

高次脳機能障害支援モデル事業では、高次脳機能障害の行政的診断基準を作成し、出現しやすい症状を、記憶障害、注意障害、遂行機能障害、社会的行動障害などと整理しました[5]（**表6-1**）。そして社会的行動障害として「依存性・退行、欲求コントロールの低下、感情コントロールの低下、対人技能拙劣、固執性、意欲・発動性の低下、抑うつ、感情失禁」の八つの症状を抽出しました[5]。高次脳機能障害の支援モデル事業に参加した人の八一％にこれらの社会的行動障害の症状が一つ以上見られ[5]、脳損傷が認知や情動だけでなく社会的な行動にまで影響を与えることがわかります（**表6-2**）。

記憶障害、注意障害、遂行機能障害は神経心理学的検査で明らかにすることが可能です。しかし、社会的行動障害は神経心理学的検査での明確化が困難です。そして、社会的行動障害は前節で述べた通り、退院して家庭生活、社会生活を開始してから顕在化することが多い障害です。

社会的行動障害の原因は大きく「脳損傷による直接的影響」「脳損傷による認知機能障害が原因」「社会環境との相互作用」の三つが考えられます。

「脳損傷による直接的影響」とは、脳損傷により情動や欲求の強さが変化することや、前頭葉の損傷によってそれらを抑制できなくなることを指します[6]。前頭葉の損傷では、ハイパーモラル症候群（社会的ルールを逸脱した行動に対し過度に「許せない」という感情が生じ、それを制御できずに行動化してしまうこと）が見られ

表6-1　高次脳機能障害の行政的診断基準――I. 主要症状等（中島[5]）

1. 脳の器質的病変の原因となる事故による受傷や疾病の発症の事実が確認されている。
2. 現在，日常生活または社会生活に制約があり，その主たる原因が記憶障害，注意障害，遂行機能障害，社会的行動障害などの認知障害である。

表6-2　出現しやすい症状（中島[5]）

記憶障害	90%	一症例で三つ以上の障害が併存　70%
注意障害	82%	二つ以上の障害が併存　12%
遂行機能障害	75%	
社会定行動障害に含まれる症状が一つ以上	81%	

ることもあります[7]。たとえば、通り道に自転車を止めるのは、確かに社会的ルールを逸脱しているのですが、多くの人は「仕方がない」と見過ごしていると思います。しかし、これが見過ごせなくなり、駐輪場でないところに止めてあった自転車を蹴るなど、過度に反応してしまうという症状です。前頭葉や基底核の損傷では、人格変化が生じることもあります。こだわりが強くなってしまい、「このズボンでないとだめ」というように、いつものズボンが乾いてないと怒るといった人もおり、頭部外傷後のこだわりは最も人間関係を壊す症状のうちの一つであるという指摘[8]もあります。前頭葉内側損傷では「意欲・発動性の低下」といって、やる気が起きないという症状が生じます。

「脳損傷による認知機能障害が原因」とは、脳損傷によって出現した注意障害、記憶障害、遂行機能障害、失語症などの認知・コミュニケーション障害などが社会的行動障害を引き起こしたものを指します。注意障害や記憶障害が生じると、探し物が見つけられなくなったり、思い出そうとしている情報を想起できなくなったりすることが少なくありません。失語症や右脳損傷によるコミュニケーション障害により、相手からの伝達内容が伝わらず、あるいは自分の思いを伝えられないことも生じるでしょう。それらの「できない」「伝わらない」ことが生じることでイライラし、暴言・暴力という形で、あるいは逆に引きこもりという形で出現することもあります。また、認知障害ではありませんが、脳損傷に伴って多くの人に見られる「神経疲労」が生じることで易怒的になることもわかっています[9]。「社会環境との相互作用」とは、環境である周囲の人との関わりや物理的環境との相互作用によって生じます。周囲の人は、当事者が以前はしなかった行動や、以前できていたことをしないことに気づくと、当事者への関わり方が変わります。当事者の行動を抑制せざるを得ないことや声かけが多くなることも珍しくありません。そのような周囲の関わり方を当事者が受け入れられず、暴言や暴力という形で現れることがあります。それまでしていた仕事を任せてもらえなくなったり、復職できるかわからないと不安になったり、抑うつ的になったりするなど、社会的環境の変化も当事者の行動に大きく影響を与えます。また、聴覚過敏が生じると、それまでかわいがっていた犬の鳴き声や隣室から漏れてくる音にイライラしたり、視覚過敏が生じると、スーパーや駅などの掲示物や電光掲示板などの視覚刺激を耐えがたく感じて外出を避け引きこもってしまったりすることさえあります。このように、周囲の人の関わりや社会的、物理的環境との相互作用で社会的行動障害が生じることもあるのです。

家族にとって最も精神的負担になるのがこの社会的行動障害です。急性期病院退院後の調査[10]で、最も精神的負担のある事柄として五〇%の家族が挙げたのが「性格の変化（易怒性、引きこもり等）」でした（**図6-1**）。社会的行動障害の強い人に焦点を当てた調査[11]では、最も多い症状が易怒性であること、金銭管理や対人技能拙劣などの問題も多く、触法行為に至る人も一割以上いました（**図6-2**）。社会的行動障害は、脳血管障害よりも頭部外傷の人の出現率のほうが高いこともわかっています[11]（**図6-3**）。

高次脳機能障害の人に生じた社会的行動障害は、周囲の人にとってみれば「困った人」と捉えられると思いますが、当事者自身が実はこの症状ゆえにとても困っているということを理解することが重要だと思います。なぜならば、社会的行動障害は当事者の社会参加を妨げるだけでなく、周囲の人との人間関係の悪化をもたらし、社会的孤立を引き起こすことが少なくないからです。

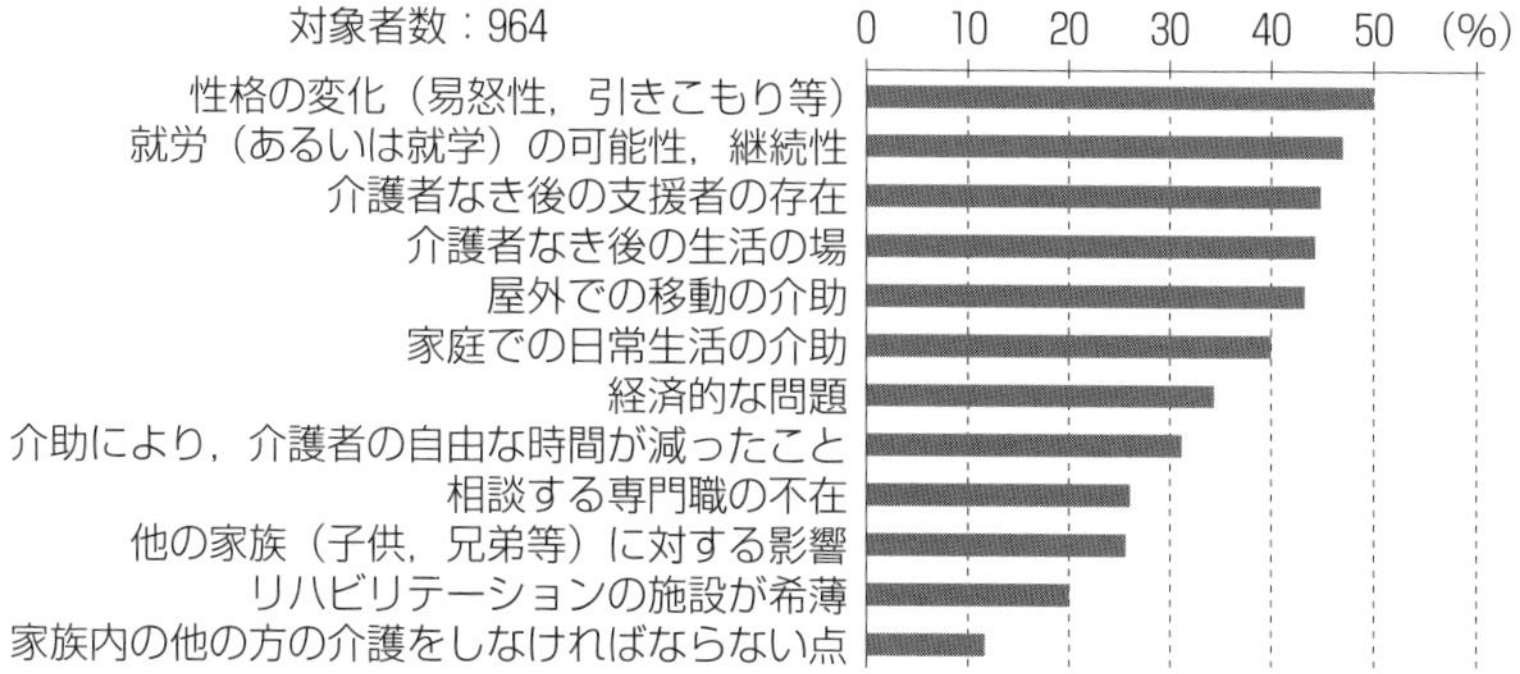

図6-1　急性期病院退院後，現在までに家族にとって最も精神的負担になっている事柄（渡邊[10]）

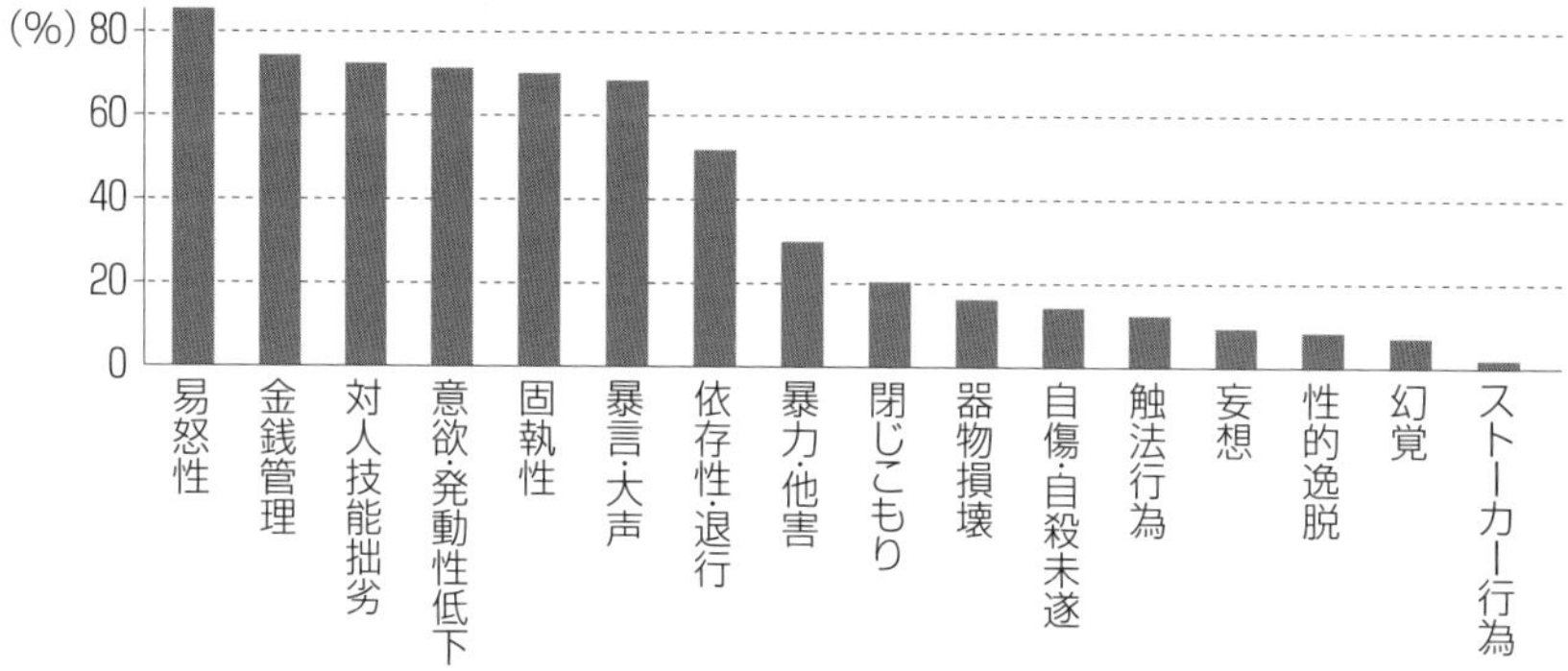

図6-2　高次脳機能障害者の社会的行動障害による社会参加困難に関する研究（中島[11]）

注：高次脳機能障害と診断された人のうち，社会的行動障害が顕著な人86名が対象。

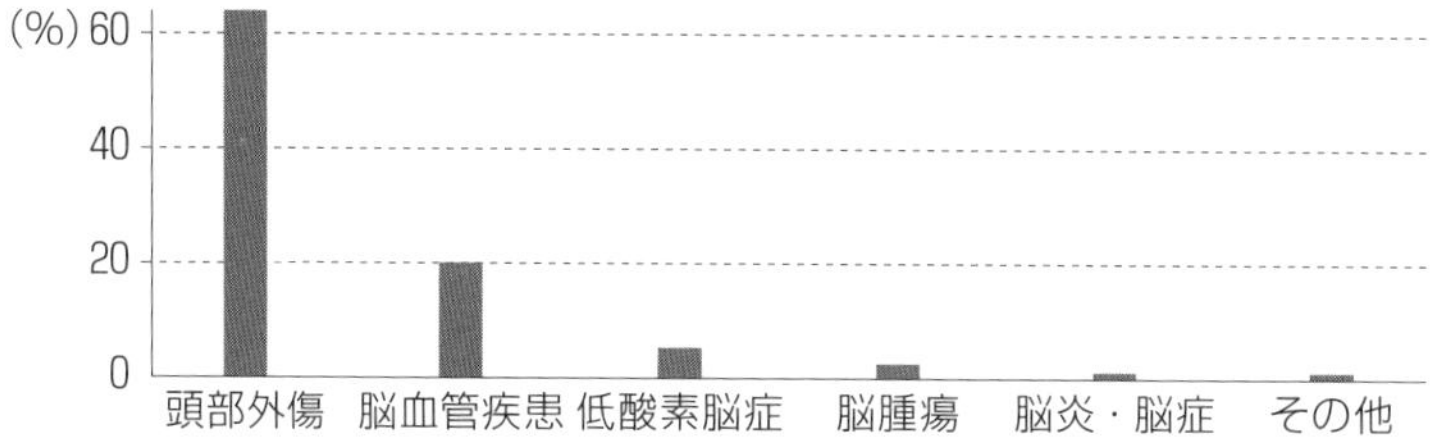

図6-3　社会的行動障害の原因疾患（中島[11]）

注：高次脳機能障害と診断された人のうち，社会的行動障害が顕著な人86名が対象。

3　自己意識性の障害と否認

高次脳機能障害の当事者のなかには、自分の状態をうまく認識できない人がいます。それは、自分の状態を俯瞰的に見る脳の機能（セルフモニタリング／アウェアネス）がうまく作動しないため、自分に生じた障害に気づけない、実感できないという症状です。その症状を自己意識性の障害と呼びます[12]。高次脳機能障害支援モデル事業では、自己意識性の障害（病識欠如）があった人が六割いました[5]。そして、家族の介護負担感と最も相関が高かったのがこの「自己意識性の障害」です[10]。

頭部損傷後七年経過した当事者と家族に同じ質問をした研究によると、家族の気づきと当事者の気づきに差が大きく認められたのが「疲労しやすい」「時々幼稚に行動する」「困難を認めることを拒否する」ことでした[13]。つまり、当事者は易疲労、幼児性、自己意識性の障害に気づきにくいのです。その一方で家族や周囲の人は、当事者の変化に気づきます。そして、「仕事はできる」「車の運転をする」と言う当事者に対し、それが困難であることやそのリスクに気づいてもらおうとすればするほど当事者との人間関係が悪化し、当事者の社会的行動障害を強めるという結果に至ることが少なくありません。

また、「自分は何も変わっていない」と防衛機制である「否認」を貫く人もいます。以前よりできなくなった自分を「認めたくない」という思いは十分に理解できます。しかし、前頭葉症状として思考の柔軟性の低下やこだわりが生じている場合や、自己意識性の障害が生じている場合、否認が強い場合は、障害の受容が極めて困難です。その結果、支援者の介入を拒否したり、社会参加が困難になったりするのです。

4　喪失感

高次脳機能障害は当事者が実感として感じにくい障害なので、当然できると思っていたことをやってみたらうまくいかないということが日常的に生じます。また、脳損傷は脳の働きに浮動性を生じさせるので、天候が悪かったり、低気圧が近づいてきたりすると頭の痛みや不調感に見舞われ、できることに日差変動がある人も少なくありません。何かやり始めても疲労しやすかったり、ほんの少し処理する情報が脳のキャパシティをオーバーするだけでも脳がフリーズしたりすることもあり、それまでできていたことが突然できなくなるといった「破局反応」が生じることもあります。高次脳機能障害が生じた当事者は、このような脳の不調とともに生活しています。

二〇一五年に実施された高次脳機能障害全国実態調査の結果によれば、職業復帰者は一〇・七％に過ぎず、そのうち現職復帰者は六・九％、就労支援機関利用者は四・一％でした[14]。このデータから、離職せざるを得ない人たちが多いことがわかります。就労年齢の当事者にとって働けないというのは経済的な喪失を意味し、極めて切実な困難だと思います。さらに、それまでに積み上げてきた職業人としてのスキルやプライドだけでなく、職場の人間関係を失うことにもなり、離職は非常に大きな喪失感をもたらします。

整形外科医として活躍していた山田規畝子さんは、高次脳機能障害になった自分に対し、「今の自分は能力欠損だらけ、普通のことは普通に人並みにできていた自分はいなくなったんだな[15]」と記しています。注意力、記憶力といった認知機能やコミュニケーション能力の低下は自己肯定感、自己効力感や自信を失わせ、アイデンティティにも影響をもたらすのです。

高次脳機能障害の人の多くは、発症に伴って多かれ少なかれ収入や社会参加先、居場所や役割、友人や職場の人間関係、家族関係、人生の目標や張り合いを失います。このように、高次脳機能障害の人はさまざまな喪失を経験し、その喪失感を抱えながら生きているのです。

5 外見からはわかりにくい

自分のできなさに気づいてきた高次脳機能障害の当事者から、「病気の前の友人には会いたくない」という言葉を聞くことがあります。外見では変化がないにもかかわらず、当事者の心のなかでは「以前と違う」という思いが渦巻いています。相手から以前と同じように話されても、当事者は以前と同じように反応できないことで「前の自分とは違う」と改めて自分の変化に気づかされたり、以前と同じように振る舞えないことで生じる相手の反応に傷ついたり、自信をなくしたり、失敗感や喪失感を味わうつらさがそこにあるのだと思います。

「記憶が悪くなって……」と伝えると「私もそうよ」と健常者から言われることで、その人との心理的距離が生じるということもよく耳にします。高次脳機能障害の人の「記憶障害」は仕事や人生に支障をもたらすものであり、健常者の「記憶力低下」とは質的・量的に異なるものであり、当事者は「私のつらさがないことにされる」「わかってもらえない」と思うのです。「できない」と思われたくない一方で、「以前と同じ」と思われることは今の自分をわかってもらえないことになり、その双方の気持ちのなかで人と会うことに消極的になってしまうという人もいます。

高次脳機能障害がありながら医師になった橋とも子さんは、周囲から障害を理解されないつらさに関して、「障害が周囲に理解されず苦しくてたまらない場面が、数え切れないほどありました。『見えない障害』と共に社会参加する難しさを、何度となく痛感せざるを得ませんでした。（中略）私自身は辛くて悲しくてどうしようもないのに、周囲には障害の本質が一向に伝わらない…。[16]」と記しています。このように、周囲の人と心理的距離が生じ、孤独感に悩む人も少なくありません。すべてのことができなくなっているわけではなく、以前と同じようにできることもあるなかで、複雑な情報処理や記憶など、一部の認知機能がうまく作動しないために、周囲の人にとっても何ができて何ができないのかがわかりにくいのです。「これぐらいはできるだろう」とできなさを無視されたり、あるいは「これは無理」と判断されたりしてしまう。過剰に見積もられても困る一方、過小評価も認めがたいのです。前述の山田規畝子さんは、「高次脳機能障害の本当の辛さがここにある。おかしな自分がわかるから辛い。知能の低下はひどくないので自分の失敗がわかる。失敗した時、人が何を言っているかもわかる。だから悲しい。一向にシャンとしてくれない頭にイライラする。度重なるミスに、我ながらあきれるわ、へこむわ、まったく自分で自分が嫌になる。[17]」と記しています。周囲の人からどう見られているかに気づくことで、自分のできなさに気づくことのつらさを記しており、多くの高次脳機能障害の人のつらさを代弁しているように思います。

山田さんのように周囲の人の視線に過敏になることは決して珍しいことではありません。以前と同じように他者と関われなくなっていると感じている当事者と、自分は変わっていないのに周囲の関わり方が変わったと訴える当事者がいます。高次脳機能障害が生じることで当事者も変わり、周囲の関わり方も変わります。つまり、人間関係にも変化が生じるのです。その変化が当事者と周囲の人双方に居心地の悪さや寂しさをもたらすのです。

高次脳機能障害は外見からはわかりにくい障害です。また、生じる障害も記憶障害だけでなく、注意障害や遂行機能障害も同時に生じやすく、それに社会的行動障害の症状などが加わることもあり、見えにくいだけでなく、わかりにくい障害だと言えます。特に、医療機関で診断されていない人、症状について当事者が理解できるように伝えられていない人は、この「見えにくさ」「わかりにくさ」ゆえに大きな戸惑いと「何かうまくいかない」という不全感を持ちやすいと思います。

6 高次脳機能障害と就労

東京都福祉保健局が二〇〇六年に、満一八歳以上六五歳未満の高次脳機能障害者およびその家族に対し実施した「高次脳機能障害者支援ニーズ調査報告書」によると、発症前に収入になる仕事をしていたのは、全体の七五・二％（二〇六人）でしたが、調査時、仕事をしていたのは二三・七％（六五人）、仕事をしていないのは六六・一％（一八一人）、休職中が八・四％（二三人）でした。仕事をしている六五人のうち、一般就労は、週三〇時間以上が二七・七％（一八人）、週二〇時間以上三〇時間未満が一六・九％（一一人）、週二〇時間以下が一〇・八％（七人）であり、福祉的就労が三五・四％（二三人）、自営が六・二％（四人）、その他が三・一％（二人）と福祉的就労が最も多いことがわかります。また、一般就労においても発症前とは異なる就労場所が四〇・〇％（二六人）、同じ場所が一八・五％（一二人）であり、この一二人は同じ場所であったものの一二人中七人は、仕事内容が変更になっていました[18]。

福祉的就労の際には、障害者手帳の取得が必要になります。冒頭に述べたように高次脳機能障害は「突然」「予期せずに」生じる障害です。それまで健常者として生きていた人が、「障害者手帳」を取得して「障害者」として生活することを受け入れるのに大きな葛藤が生じることは当然のことだと思います。

手帳の取得以上に当事者が乗り越えなくてはいけない課題は、仕事として自分に何ができるのか、何が困難なのかを理解するとともに、それに沿った就労先や職務内容を選択することです。ケイ[19]は、脳外傷者の職業的結果には、認知能力以上に「行動のコントロール」「実行管理能力」「補償能力」「自己認識と受容」という要因が貢献すると述べています。さらに、「脳外傷者が失職する場合のほとんどは、仕事ができないためではなく、上司や同僚と人間関係レベルでうまく付き合うことに失敗したためである」[19]と述べており、この言葉は高次脳機能障害者の就労を支援している人の多くの実感と合致すると思います。

さらに、就労においては高次脳機能障害によってできなくなったことや苦手になったことを理解し、それを補う努力と他者に支援を求める力が必要です。実際の職務上で生じ得る支障について認識し、必要な職務調整を受け入れるためには自分の現状についての正確な理解が必要ですが、自己意識性の障害がある場合にはこれがとても難しいのです。自己意識性の障害がない人であっても、生じている高次脳機能障害を当事者が伝えるのは簡単ではありません。なぜならば、先述のように高次脳機能障害は「見えにくい」「わかりにくい」複雑な障害だからです。当事者の障害とそれによる支障を正確に理解し、支障の解消に対する助言とともに、わかりにくい障害を周囲に伝え、当事者のニーズに沿った社会参加を支援する支援者の存在が求められる理由がここにあると思います。

7　小児期発症例

成人期の発症例に比べると数的には少ないものの、小児期に高次脳機能障害を発症する人もいます。発症原因としては脳外傷が多く、成人期発症例に比べて脳炎や脳腫瘍による発症率が高いことも特徴です[20]。相談事業所を訪れる小児期発症例の四分の三が未診断であり[21]、小児期発症例では高次脳機能障害の診断と社会参加に対するリハビリテーションの提供がなされていないことがわかってきました。

小児期は進級とともにクラスメートや担任が変わり、環境の変化が年単位で起こります。また、受験、進学、進路選択という課題にも次々に直面します。小児期・思春期は、前頭葉や側頭葉が成熟する時期でもあります。脳損傷が前頭葉の発達に影響を与え、成人期になると対人拙劣や遂行機能障害が社会適応に支障をきたしやすいことがわかっています。[22] 富山県高次脳機能障害支援センター[23]の調査では、支援を受けずに就労した人の約半数が離職している実態が示されました。また、海外の研究では健常群に比べて仲間関係で困難を抱え、精神的な問題を抱える率が高いことが示されています。[24] 障害を負ったことで、仲間とは違う進路選択をせざるを得ない、仲間との距離がどんどん開いていく、仲間の進路や成功を聞くつらさから仲間関係を断ち切る人が少なくありません。また、小児期発症例の一般就労率は成人期発症例が四六・二％であるのに対して一八・八％と極めて低いとも報告されています。さらに、二〇歳以上で診断を受けた人はすべて離職していたこと、家族以外に相談者がいなかった群で離職率が高かったこともわかっています。[20]

診断や支援を受けられず成人期に至った小児期発症例の人が、その生きづらさが高次脳機能障害のせいだとも知らずに、精神科や心療内科の門をたたくことも少なくありません。小児期発症例に対し、小児期からの診断・評価とともに家族支援を含む継続した支援の実施が求められています。

8　当事者が求めているもの

高次脳機能障害は発症年齢、発症原因や発症部位、そして症状もさまざまであり、一人として同じ「高次脳機能障害者」はいません。前出の山田規畝子さんは「私にとって生きる意欲が生まれた最初は、自分の障害の名前を知った事に他ならないと思います[17]」と記しています。実際、当事者から「自分が何か変だと思っていたことが『高次脳機能障害』のせいだと言ってもらってほっとした」という言葉を伺うことが少なくありません。

残念ながら、高次脳機能障害支援モデル事業開始から二〇年が経過した現在でも高次脳機能障害と診断されていない人が決して少なくありません。その理由として、診断できる医師が不足している、[25] 画像所見で異常がない、[25] 医療機関における神経心理学的検査の実施が少ない、[26] 知能や記憶などの神経心理学的検査では正常範囲である、[25] などが挙がっています。社会的行動障害や自己意識性の障害が神経心理学的検査では検出しにくいことは前述しましたが、知能検査である『ＷＡＩＳ』では高次脳機能障害を検出されないことがある点が熟知されていないように思います。また、多くの記憶の検査は「覚えておいてください」という指示のもと行われますが、日常生活では必要と思う情報に自ら注意を向けて記銘しておき、自ら必要なタイミングで想起することが必要です。高次脳機能障害の多くの人はこの自ら注意を向け、覚えておくべきと判断することや必要なタイミングで想起することが苦手になっているのです。まずは、診断できる医師が増え、実態を的確に浮き彫りにする神経心理学的・臨床心理学的評価がなされることが望まれています。

二〇〇六年の調査では、リハビリテーション診療において臨床心理業務担当者のニーズが極めて高いことが確認されています。[28] リハビリテーション医学会関連専門職委員会が実施したこの調査では、リハビリテーション診療を行う全国二二九の病院のうち七三%の施設は臨床心理業務担当者が業務を行っていませんでした。行っていない施設では、臨床心理業務担当者が雇用できたら対応を希望する障害の一位に脳血管障害、二位に外傷性脳損傷を挙げていました。そして、臨床心理業務担当者がいない全施設が「臨床心理・神経心理検査」の実施を最も希望し（一〇〇%）、七五%の施設が「心理療法・カウンセリング（障害受容の促進も含む）」を希望していることがわかっています。[28]

高次脳機能障害支援モデル事業は高次脳機能障害の人の実態と、どのような支援が必要かを明らかにすることを目的に行われましたが、最も多くの時間関わっていたのが臨床心理士であり、その内容がカウンセリングであったことからも、高次脳機能障害者に対する心理支援が必要であることがわかります。[29]

現在、回復期リハビリテーション病棟は高次脳機能障害のある人に対する入院上限が一八〇日と定められています。ここでは主に機能回復に焦点を当てたリハビリテーションが行われることが多いのが実情です。回復期リハビリテーション病棟における二〇二〇年度の臨床心理士の在籍は理学療法士九〇人、作業療法士五一人、言語聴覚士二〇人に対し一人に過ぎず[30]、臨床心理学的評価や心理教育、カウンセリング、家族支援が十分なされていない実態があります。

退院後の当事者が相談機関に対して最も望んでいたものは、リハビリテーションに関する情報でした[1]。高次脳機能障害は退院後、日々の生活のなかでより顕在化し、周囲の人との人間関係にも影響を与える障害です。したがって、入院中に認知機能の改善を目的にしたリハビリテーションだけではなく、日常生活に戻った際に出現するさまざまな支障がなぜ起こるのか、どう対処することで障害による支障を減弱していくのか、当事者に理解できるような説明と具体的な助言が求められています。高次脳機能障害になった人の感情を理解した上で、周囲からその障害が見えにくいだけでなく、当事者にとってもその障害が「見えにくい」ことを念頭に置いた心理教育が求められているのです。さらに、入院中から退院後の家族の関わり方についての説明も必要です。そして、家族も退院後複数のストレスにさらされるため、家族に対する心理支援や心理教育とともに、退院後に利用可能な支援についての情報提供も望まれます。

退院後に生じた家族との人間関係の悪化に対する修復は、当事者や家族だけでは解決が難しいことが少なくありません。特に社会的行動障害や自己意識性の障害や二次症状については当事者と家族だけでは対応が困難です。出現する症状によっては、心理学的支援だけでなく精神科医の介入も必要です。

さらに、各地で開催されている当事者会でよく聞かれるのは、「居場所を見つけた」という言葉です。自分と同じ障害で悩む人に出会うことで、「自分だけではない」「わかってもらえる」と孤独感が緩和したり、「あの人も頑張っている」と励まされたりするのだと思います。そこに行けばほっとでき、安心して自己開示できる、そのような場を求めている当事者は少なくありません。高次脳機能障害の当事者会の運営は当事者だけでは困難なこともあり、当事者の心理を熟知した運営を支える支援者の存在も求められています。

【引用文献】

(1) 東京都高次脳機能障害者実態調査検討委員会（会長：渡邉修）(2008)『高次脳機能障害者実態調査報告書』

(2) 木村真人 (2012)「脳卒中後のうつ病とアパシー」『日本神経救急学会雑誌』二四巻、七一–七七頁

(3) Jorge, R. E., & Arciniegas, D. B. (2013) Disorders of mood and affect. In D. B. Arciniegas, N. D. Zasler, R. D. Vanderploeg, & M. S. Jaffee (Eds.), *Management of adults with traumatic brain injury*. American Psychiatric Publishing. pp. 167–194.（松村明 総監訳 (2020)『外傷性脳損傷ハンドブック――診断と治療・評価・後遺症の管理：現場で役立つ臨床マニュアル』西村書店、一一〇–一五二頁）

(4) Prigatano, G. P., et al. (1986) *Neuropsychological rehabilitation after brain injury*. Johns Hopkins University Press.（八田武志他 訳 (1988)『脳損傷のリハビリテーション――神経心理学的療法』医歯薬出版、四一頁）

(5) 中島八十一 (2006)「高次脳機能障害支援モデル事業について」『高次脳機能研究』二六巻、三号、二六三–二七三頁

(6) 加藤隆・加藤元一郎・鹿島晴雄 (2005)「衝動制御の神経心理学――前頭葉眼窩部損傷例における行動異常の側面から」『臨床精神医学』三四巻、二号、一九五–二〇一頁

(7) 船山道隆・三村將 (2012)「前頭葉眼窩部とモラル」『BRAIN and NERVE』六四巻、一〇号、一一二一–一一二九頁

(8) 船山道隆 (2019)「常同行為／行動とこだわり」『神経心理学』三五巻、四号、二一五–二二四頁

(9) 立神粧子 (2010)『前頭葉機能不全その先の戦略――Rusk 通院プログラムと神経心理ピラミッド』医学書院、八三頁

(10) 渡邉修 (2018)『高次脳機能障害のある方のご家族への「介護負担感」に関する実態調査報告書』東京高次脳機能障害協議会

(11) 中島八十一（研究代表者）(2019)「高次脳機能障害者の社会的行動障害による社会参加困難への対応に関する研究――平成三〇年度総括・分担研究報告書」（厚生労働科学研究費補助金障害者政策総合研究事業）

(12) Prigatano, G. P., & Schacter, D. L. (Eds.). (1991) *Awareness of deficit after brain injury: Clinical and theoretical*. Oxford University Press.（中村隆一 監訳 (1996)『脳損傷後の欠損についての意識性――臨床的・理論的論点』医歯薬

出版、九頁）
（13） Oddy, M., Coughlan, T., Tyerman, A., & Jenkins, D.（1985）Social adjustment after closed head injury: A further follow-up seven years after injury. *Journal of Neurology, Neurosurgery, and Psychiatry*, **48**(6), 564-568.
（14） 高次脳機能障害全国実態調査委員会 （2016）「高次脳機能障害全国実態調査報告」『高次脳機能研究』三六巻、四号、四九二-五〇二頁
（15） 山田規畝子 （2009）『高次脳機能障害者の世界――私の思うリハビリや暮らしのこと』協同医書出版社、二頁、Ⅳ頁
（16） 橘とも子 （2013）『トラウマティック・ブレイン――高次脳機能障害と生きる奇跡の医師の物語』サイカス（SCICUS）、八頁
（17） 山田規畝子 （2004）『壊れた脳 生存する知』講談社、九〇-九一頁
（18） 東京都福祉保健局 （2007）「高次脳機能障害者支援ニーズ調査報告書」
（19） Kay, T.（1993）Selection and outcome criteria for community-based employment: Perspectives, methodological problems and options. In D. F. Thomas, F. E. Menz, & D. C. McAlees (Eds.), *Community-based employment following traumatic brain injury*. University of Wisconsin-Stout, Rehabilitation Research and Training Center, pp. 26-56.（岩崎貞徳監訳 （1998）『脳外傷者のリハビリテーション――就労をめざして』三輪書店、三三頁）
（20） 野村忠雄 （2017）「小児期発症の高次脳機能障害者の実態調査」学童期・青年期にある高次脳機能障害者に対する総合的な支援に関する研究班『小児の高次脳機能障害――青年期に至るまでの課題と支援のプログラムの提言（平成二六～二八年度自賠責運用益拠出事業）』一三-三〇頁
（21） 深津玲子（研究代表者） （2020）「高次脳機能障害の障害特性に応じた支援マニュアルの開発のための研究――平成三〇年度総括・分担研究報告書」（厚生労働科学研究費補助金障害者政策総合研究事業）
（22） 太田令子・野村忠雄 （2018）「子どもの高次脳機能障害の理解と対応」『*Monthly Book Medical Rehabilitation*』二二〇号、七二-七八頁
（23） 富山県高次脳機能障害支援センター （2017）「青年期における就労定着支援に関する現状と課題」学童期・青年期にある高次脳機能障害者に対する総合的な支援に関する研究班『小児の高次脳機能障害――青年期に至るまでの課題と支援のプログラムの提言（平成二六～二八年度自賠責運用益拠出事業）』一二七-一五五頁
（24） Tonks, A., Yates, P., Williams, W. H., Frampton, I., & Slater, A.（2010）Peer-relationship difficulties in children with brain injuries: Comparisons with children in mental health services and healthy controls. *Neuropsychological*

Rehabilitation, **20**(6), 922-935.
（25）深津玲子（研究代表者）（2021）「我が国の高次脳機能障害診断実態の調査研究」令和三年度高次脳機能障害及びその関連障害に対する支援普及事業資料（国立障害者リハビリテーションセンター高次脳機能障害情報・支援センター）http://www.rehab.go.jp/application/files/8316/4662/0063/04_R32Co.pdf（二〇二二年一一月一四日閲覧）
（26）中島裕也・小林康孝（2018）「高次脳機能障害における支援の均霑化を目指して――第二報（医療から地域にかけた支援実態把握と支援ネットワーク構想」『福井医療科学雑誌』一五巻、二五-三四頁
（27）Walsh, K. W.（1991）*Understanding brain damage: A primer of neuropsychological evaluation*（2nd ed.）. Churchill Livingstone.（小暮久也 監訳（1993）『脳損傷の理解――神経心理学的アプローチ』メディカル・サイエンス・インターナショナル、二〇七-二〇八頁）
（28）日本リハビリテーション医学会関連専門職委員会（2006）「リハビリテーション診療に求められる臨床心理業務担当者に関するアンケート調査結果」『リハビリテーション医学』四三巻、一二号、八〇八-八一三頁
（29）長岡正範（2004）「高次脳機能障害標準的訓練プログラム　医学的リハビリテーションプログラム（概要版）」『高次脳機能障害支援モデル事業報告書――平成一三年度～一五年度まとめ』国立リハビリテーションセンター　五七-六〇頁
（30）回復期リハビリテーション病棟協会（2021）『回復期リハビリテーション病棟の現状と課題に関する調査報告書』

第7章 高次脳機能障害における心理臨床

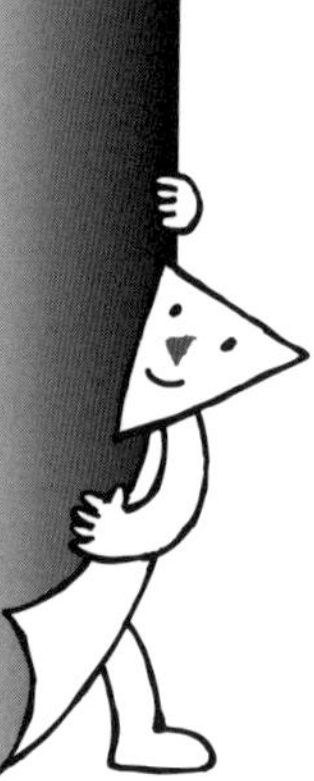

【平林 一】

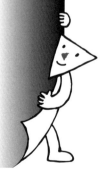

本章では、筆者が長年携わってきた高次脳機能障害における心理臨床の実際を、日々の業務のなかから得られた所見を織り交ぜながら紹介していきます。筆者が勤務していた病院は、脳血管障害や骨折などの患者を対象とした回復期リハビリテーションの専門病院で、心理職の主たる業務は神経心理学的リハビリテーションです。神経心理学的リハビリテーションというのは、神経心理学や心理学の研究成果を基礎として、脳に損傷が生じたことにより、認知的・心理的に不調和な状態に陥り、周囲との関わりにも混乱が生じている人々を正しく理解し、環境調整や家族支援も含めて問題解決を図る方法を考案し、より好ましい状況を作り出していくリハビリ医療の一分野です。神経心理学的リハビリテーションでは、心理学的視点と脳科学的視点の両方が必要とされ、科学的探求（脳のどの部分が、どんな心の機能に結び付いているかに関する研究など）と専門的援助実践（神経心理学における知見を、高次脳機能障害者の支援に還元）を二つの大きな柱としています。病院での日々の業務は、入院患者や外来患者の神経心理学的検査や臨床心理学的検査を用いたアセスメント、認知リハビリテーション、心理面接や支援であり、加えて、家族に対する支援、産業・労働領域との連携による復職

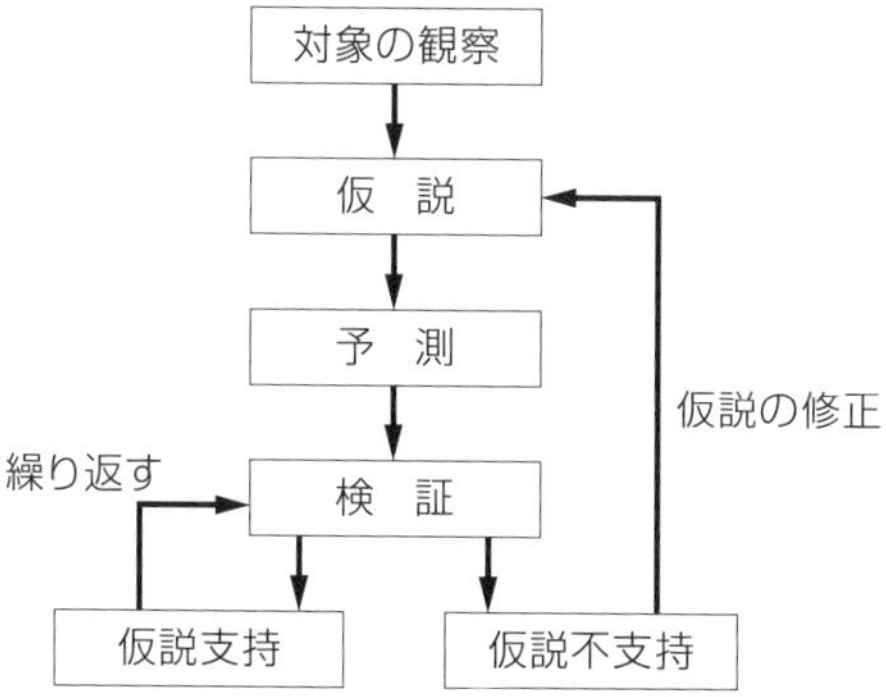

図7-1　仮説演繹法

支援、教育領域との連携による復学支援、自動車免許センターや教習所との連携による自動車運転の再開支援などにも携わっています。

1　高次脳機能障害のアセスメント[1]

まずは、アセスメントが患者との治療的関わりの出発点となります。アセスメントの流れは、対象者の既往歴、現病歴、脳画像所見、前医からの情報提供、社会環境などの背景情報を事前にカルテで確認し、実際の面接や行動観察を通じて高次脳機能障害についての仮説を立て、神経心理学的検査を通じて、仮説の補強もしくは修正を行うというもので、これはいわゆる仮説演繹法に沿ったものです（**図7-1**）。また、アセスメントではスクリーニング検査で全体像を大まかに把握し、次いで障害領域に焦点を当てて掘り下げていく段階的接近法を用い、実際の検査では、定量的評価と定性的評価を合わせて行っていきます。

A　定量的評価

定量的評価では、信頼性や妥当性が保証されており、健常者において得点の規準が定められている標準化された検査を用い、その得点として得られる結果を検討していきます。定量的評価における異常の判定は、検査を実施した患者と同年代の健常群から得られたスコア（正常値や正常範囲）に照らし合わせた評価と、対象となる患者の病前の認知機能の程度（その患者が、障害を被る前に、同じ検査を受けていたとした場合に想定されるスコア）を基準にした評価を通じて総合的に行われます。検査の特性を十分に理解して結果を扱うのであれば、客観性の高い定量的評価は、障害の有無や重症度、障害特性を明確にすることができます。なお、日本においては、検査の標準化に関していくつかの問題点が指摘されています(2)。「標準化されている検査が少ない」「標準化されていない検査での、目分量での評価が往々にして行われている」「欧米の検査を単に翻訳しただけのものが、日本での信頼性や妥当性の検討を行わないままに安易に使用されている」「改訂が行われないまま、開発からかなりの年数が経過している検査がある」などで、これらの解決は、今後、この分野において心理学が果たしていかなければならない大きな課題と言えます。

B　定性的評価

定性的評価とは、結果に至るまでの過程や、遂行の形式に見られる特徴、誤答内容、被検者自身が誤りに気づくかなどのように、数値化がされておらず現象の記述により表されるものを言います。臨床では、定量的アプローチに加えて、それを補完する定性的アプローチの両方を活用します。定量的評価には厳密さ、定性的評価には柔軟さ（たとえば、標準化された検査の構造を損なわないように配慮しながら、さらに定性的な情報も引き出せるような工夫を付け加えるなど）が求められ、どちらが欠けても、神経心理学的アセスメントは不十分だと言えます。

ここでは定性的アプローチの一つの例として、プロセス分析を紹介します。これは定量的アプローチの部分的定性化ないしは定性的補完とでも言うべきアプローチであり[3]、単に数値に着目するだけでなく、補助的検査の追加や行動観察などの質的情報により、なぜそのような数値になったのか、どのような情報処理のプロセスの障害が、そのような数値をもたらしたのかを明らかにすることを重視します。通常の検査実施時に、個々の被検者に合わせて補助的手続きを導入しますが、その際、修正が検査の標準的施行を損なわないように配慮されているため、標準化された検査結果との比較も可能になります。『ウェクスラー成人知能検査（ＷＡＩＳ）』の「絵画配列」問題を例にとると、標準的施行では、数枚の絵カードを示し、制限時間内に、時系列に沿った正しいあらすじを配列できれば得点が与えられますが、この検査が低得点の場合、標準的施行だけでは、なぜそのような成績になったのかという原因が明らかではありません。このような場合には、プロセス分析を用いることによって、成績の低下をもたらしている原因を掘り下げていくことが可能になります。たとえば、制限時間をオーバーしても完遂できない場合であれば、さらに時間を延長して行わせることで、真にその課題が遂行し得ないのか、反応全般の緩徐化などに問題があるのかを検討します。また、配列した後、あらすじを口頭で説明してもらう手続きを挿入すると、「間違った配列に対して、それなりに筋が通ったあらすじを話す」「配列を間違いあらすじも筋が通っていない」「細部の見誤りや見落としがある」「空間関係の理解の混乱」「無関係な要素に注目」「物語の論理性がない」などさまざまな反応が得られ、ここから成績の低下を引き起こしている認知特性に関する情報を得ることができます。

　特にリハビリテーションにおいては、健常機能の評価も重要になります。障害機能のみならず、本来保たれるべき能力の障害程度に着目し、たとえば、失語症であれば非言語性の知的機能、左半側空間無視では言語性の知的機能にまで障害が及んでいないかを確認していきます。一般的には、健常機能の高さが、リハビリを通じての日常生活動作（ＡＤＬ）の改善に影響します。また、「できることを集約することで、どのような作業が可能になるのか」「現在保持している能力で、できるようになるためには、どのような環境調整や支援を行えばよいのか」などは、個々の患者の残存能力を活用して自立を目指していくリハビリテーションにとって不可欠な視点になります。神経心理学的アセスメントの従事者には、単に障害領域を特定するだけでなく、検査結果から、これからの可能性につながる所見を見いだす努力も求められます。

検査結果をまとめるに当たっては、検査内行動から得られた定量的・定性的所見と実際の日常生活などの検査外行動における情報を照らし合わせて解釈していきます。神経心理学的検査で測定される機能は、社会生活で必要とされる機能と比較すると簡易な能力を標的としており、神経心理学的検査の結果のみで、障害の有無を判断することはできません。実際の生活場面では、より複合的な認知機能が要求されるため、このような状況での行動観察や、家族や介護者からの情報収集が重要となります。

また、既存の検査で対応できない場合は、新しく検査を開発することも、心理学的測定法を学んできた心理職の重要なスキルと言えます。ここで、筆者らが考案したペーシングの障害に関する検査を紹介します[(4)]。目的動作を遂行する際、環境からの要請に応じて、行動を適切な速度に制御できない状態は、ペーシングの障害と呼ばれています。特に右半球損傷例では、遅い速度での遂行が求められる場合に本障害が目立ち、落ち着いて動作を行わなければならない場面で、やたら性急・不用意に行動してしまい、ゆっくり行うように指示してもそのようにできないという現象となって現れます。ペーシングの障害があると、危険動作を予測した対応が必要になることが多く、このような事故傾性を高める行動傾向を、何か机上課題として捉えることができないかという、現場の要請から考案したのがペーシング検査です。これは、動作遂行に「極端にゆっくり」という負荷をかけると、性急に行ってしまう傾向を、通常よりも増幅して観察できるという臨床観察に基づき、書字や図形のトレースを極端に遅く行わせ、書き終えるまでの遂行結果をもとに性急さを判定する検査です（**図7-2**）。

たとえば、五〇歳代の右被殻出血の自験例Aさんは、知的機能は、『改訂長谷川式簡易知能評価スケール（HDS-R）』が二八点と健常域にありますが、注意障害、ペーシングの障害が認められ、移乗動作なども動作が

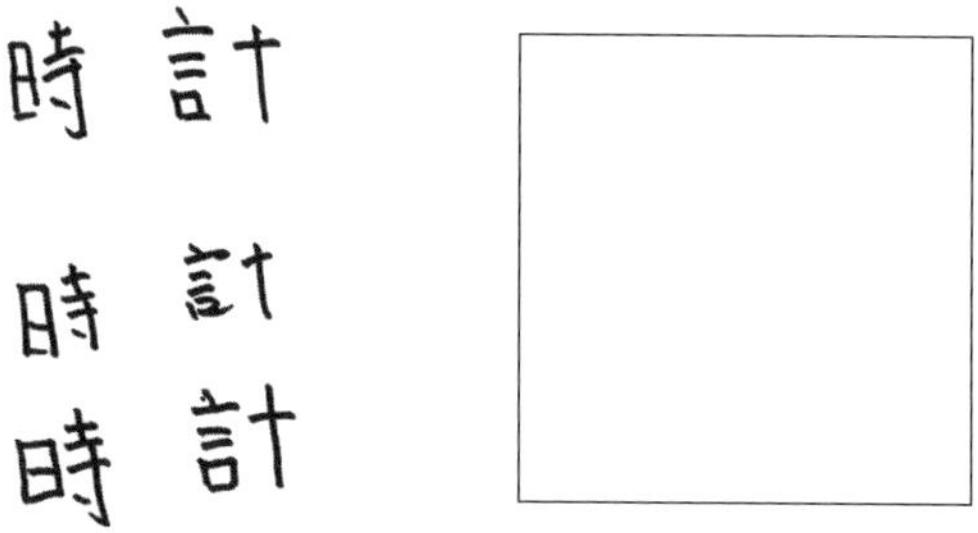

図7-2　書字のペーシング検査（左）・図形のトレース課題（右）

性急で、介助が外せない状況が続いていました。時計という漢字を、極端に遅く三回書かせ、書き終えるまでの所要時間から性急さを判定する検査では、健常者では書き終えるまでの平均所要時間が九分三四秒ですが、Aさんは四〇秒で書き終えてしまい、定量的評価では、明らかな外れ値でした。図形のトレース課題は、外周八〇〇ミリメートルの正方形を右回りにできるだけゆっくりなぞっていくもので、健常者の成績を基準に、一二〇秒間でトレースし終えた長さが三五九ミリメートル以上の場合、本検査での障害ありと定めています。Aさんに実施してみると、トレースの減速ができず、六一秒で外周八〇〇ミリメートルをすべてトレースしてしまい、これらの検査内行動から、Aさんの、何か作業を行うと、やたら性急に行動してしまい、ゆっくり行うように命じてもそのようにできないという行動面における特性を確認することができます。このように、右大脳半球損傷例のリハビリ訓練や生活場面においてしばしば認められる動作の性急さは、「極端にゆっくり」という負荷を加えた書字や図形のトレースなどの机上検査を通じて捉えることができると言えます。リハビリテーションは、行動範囲の拡大を推し進めていく医療であるため、それに伴って生じる危険性もしっかりと管理していく必要があります。このような評価を行うことで、転倒・転落などに結び付くペーシングの障害と呼ばれる行動特性を早期に把握し、入院初期のリスク管理を行うことが可能になると考えられます。

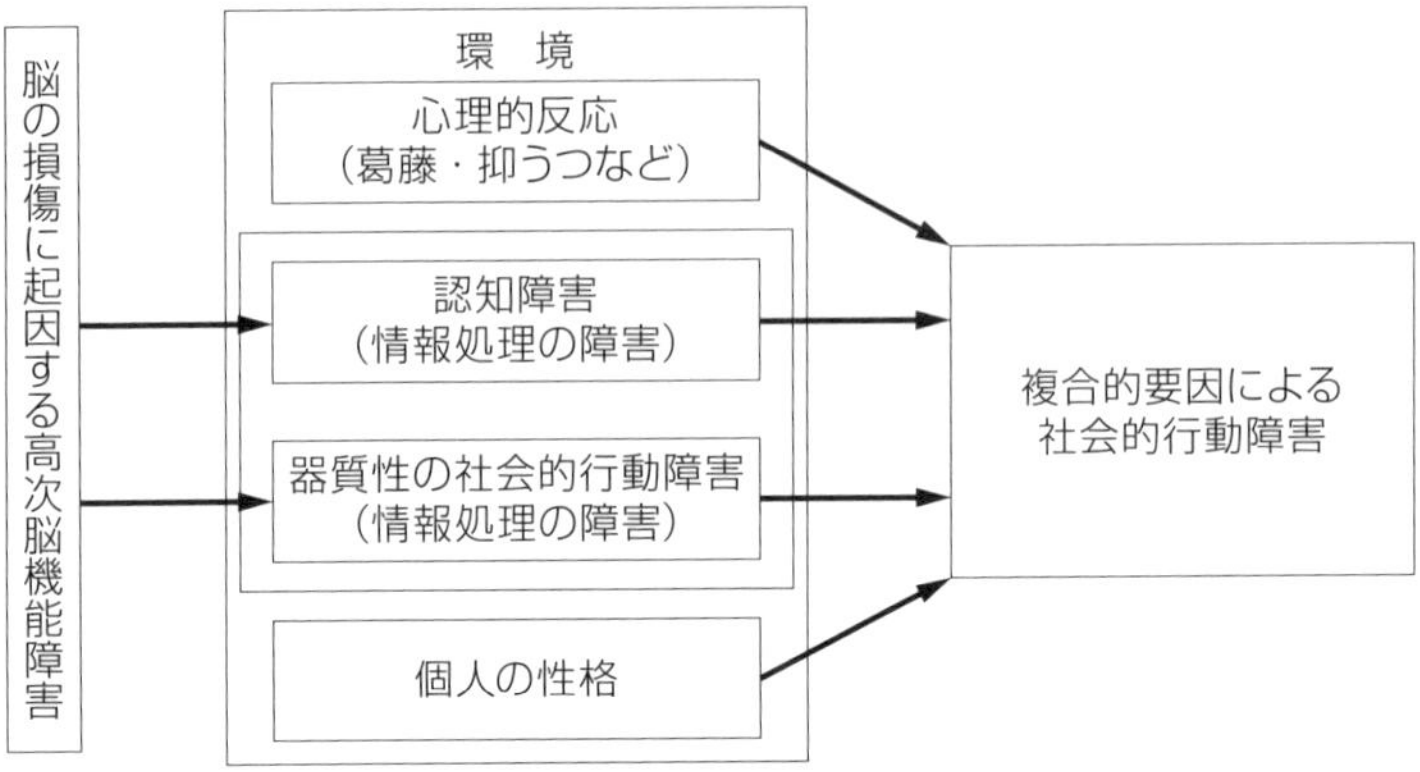

図 7-3　社会的行動障害

2　社会的行動障害のアセスメント

ここまでは、高次脳機能障害のなかでも、注意や記憶などの認知機能の障害を念頭に置いたアセスメントについて述べてきましたが、社会的行動障害と呼ばれる感情や欲求コントロールの低下、依存性や退行、固執のような感情や行動の障害に対するアセスメントも不可欠です。社会的行動障害は、脳損傷後に生じるさまざまな問題行動の総称としての概念であり、認知症の周辺症状とされる認知症の行動・心理症状（BPSD）と対比して考えることができます[5]。社会的行動障害は、脳の損傷部位にのみ規定されるのではなく、心理社会的な要因も含めた複合的要因の結果としても生じます（**図7-3**）。社会的行動障害の評価では、神経心理学的アセスメントとともに、心理社会的要因も含めた複合的要因を個々の事例ごとに分析していく臨床心理学的アセスメントが重要であり、脳の損傷を被った人を、生物学的側面からだけでなく、心理社会的側面からも高次脳機能障害というハンディを抱えた人と理解し、その支援を組み立てていきます。このようなアプローチは、リハスタッフのなかでも、特に心理職が得意とする領域と思われます。高次脳機能障害に対する臨床心理学的アセスメントと支援については、本書の他の章でも取り上げられていますので、そちらを参照してください。

3 認知リハビリテーション

アセスメントの結果に基づき、リハビリテーション計画が作成され、訓練効果は、検査成績の向上と日常生活上の改善という二つのレベルで判定されます。リハビリテーションのなかでも、特にその認知機能に焦点を当てた介入は認知リハビリテーションと呼ばれ、筆者らは、大きく分けて、「直接訓練」「代償手段の活用訓練」「環境調整」の三つのアプローチを行っています[6]。

A 直接訓練

「直接訓練」は、障害されている認知機能に直接働きかけるもので、たとえば注意障害を呈する患者であれば、注意力のドリルによる反復練習、いわゆる脳トレを行うことで、注意力そのものを改善させるアプローチがそれに該当します。直接訓練では認知教材を用いることが多く、これには、高次脳機能障害を対象としたドリル型教材やパソコンによるトレーニングアプリ、動作性教材などがあります。最近では認知訓練に使えるような教材集が多く出回るようになったため、リハ医療の現場でもそれらを用いることが日常的になってきています。課題は、高次脳機能の種類別、難易度別になっているものもあり、訓練室での対面訓練用にも、自習訓練用にも使えるようになっています。このように課題の選択肢が増えたことは喜ばしいことですが、とりあえず施行が可能な教材から始めるというような安直な使用は避けるべきで、やはり、認知訓練として用いる以上、いくつかの教材選びのポイントは押さえておく必要があります。留意点としては、自分自身の能力を自覚できるような課題であること、課題の難易度が適切なレベルで、簡単すぎず、難しすぎず、少し頑張ればできるようなものであること、そのためには、教材の適否についてのこまめなチェックが必要になります。また、生じている高次脳機能障害が目に見える形で出現し、訓練を通じてその改善を実感できるものがよいです。市販のドリル型教材を用いた訓練については、有効性を疑問視している研究者も少なくありませんが、実際の現場では、このような教材を用いた訓練にはメリットも多いと感じています。たとえば、ルーチンとして行われる神経心理学的検査では明らかにならなかった患者の情報が、教材を用いた訓練を実施していくなかで得られることがあります。また、訓練中に現れる誤りを、その場で即座に指摘することができ（心理検査では、これができない）、同時に解決に向けた具体的指導を行うことができるので、これによって障害への気づきを高め、対処法を考える継続した心理面接へとつなげることもできます。ただし、認知教材を用いた訓練は、それだけでは限界があるという点も留意する必要があります。たとえば、筋トレのような要素訓練だけを何百回繰り返しても野球はうまくはなりません。野球が上達するには、やはりキャッチボールやバッティングそのものを練習する必要があります。同様に、個別の高次脳機能に対して、脳トレだけを繰り返しても、それだけでは、多くの高次脳機能が複合的に関与する実際の生活行為や活動は上達しません。改善したい行為を正常に遂行するうえで必要な要素を分析し、その要素的機能の訓練と、実際の行為の訓練を並行して行っていく必要があります。たとえば、改善したい行為がスーパーでの買い物であれば、その行為に必要な高次脳機能は何かを分析し、必要な高次脳機能を刺激・賦活する要素的な机上での認知訓練を行いながら、同時に実際の行為に準じた訓練も導入し、生活行為の改善に結び付けていきます。このような介入には、認知教材を用いた直接訓練と生活機能訓練の連結が重要であり、これには多職種によるチームアプローチが不可欠になってきます。

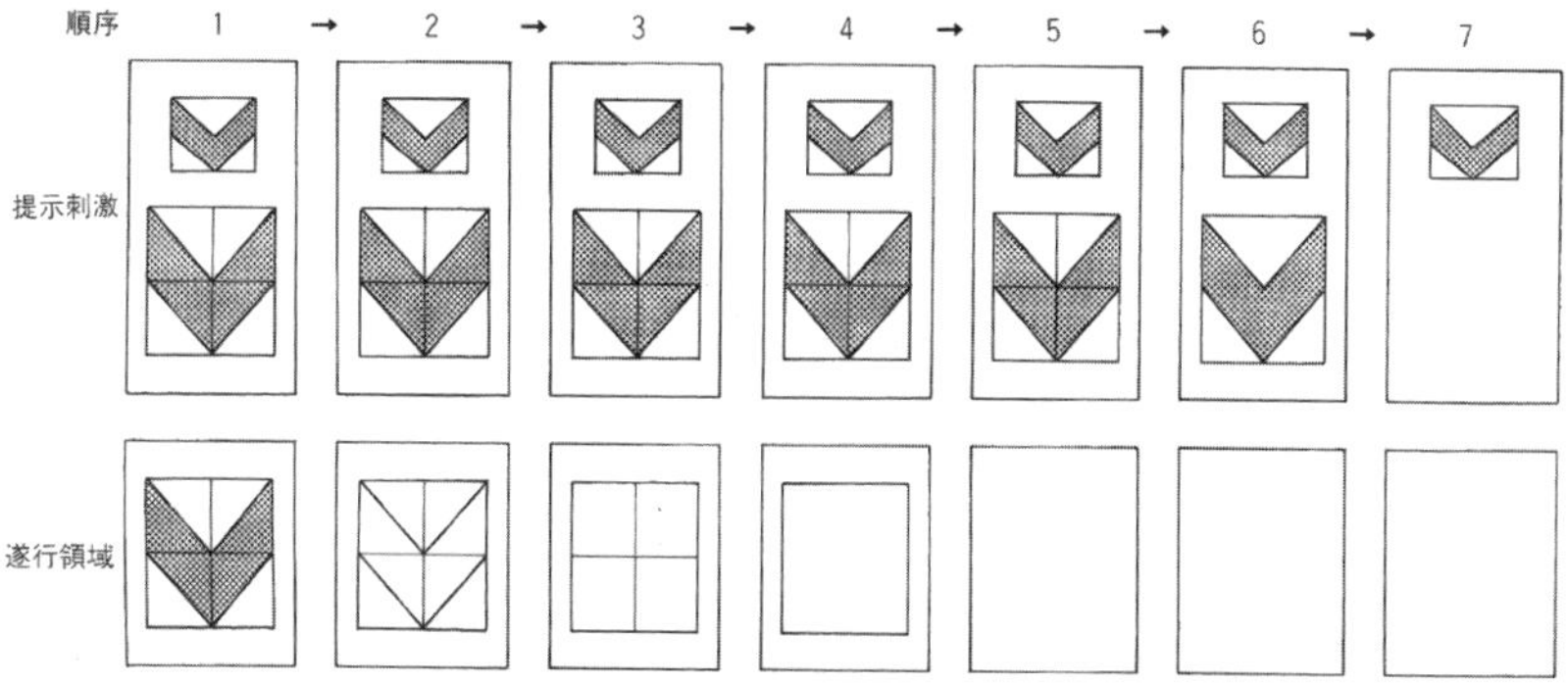

図7-4　構成障害に対する段階的手がかり撤去法（平林[7]）

「直接訓練」に心理学的技法を適用した例として、当院で実施している視覚構成能力のトレーニングを紹介します[7]。これは、積み木模様の構成に際して、それを促進する視覚的手がかりを十分に与えた条件で練習を繰り返し、進歩に応じて段階的に手がかりを撤去し、最終的に手がかりなしでもできるように訓練するもので、ニューヨークリハビリテーションセンターのディラー（Diller. L.）らが行った訓練に一部修正を加えて実施しました。訓練課題としては『コース立方体組み合わせテスト』を用い、手がかりのない標準的施行での成績が基準値になります。段階1の訓練では、標準的な積み木模様に加えて、その積み木を原寸大に拡大し、さらに個々の積み木に分割する線が書き加えられたカードが一緒に提示されます。また積み木模様の構成を実際に遂行する場にも手がかりが与えられ、提示刺激と同じカードの上に、じかに積み木を置いてもらいます。このような十分な手がかりが与えられたなかで練習を行い、積み木模様の構成が可能になったら、段階的に手がかりを撤去していきます（**図7-4**）。視覚構成能力の障害を呈する脳損傷三八例の訓練前後での成績の変化を検討した結果、訓練課題ならびに『WAIS』の動作性IQに改善が認められ、本訓練における効果は、訓練課題だけでなく、他の視空間性課題のレベルまで汎化し得るものと考えられます。この構成障害に対する段階的手がかり撤去法は、心理学的行動的技法の一つであるプロンプト・フェイディング法を適用したものです。

B　代償手段の活用訓練

「代償手段の活用訓練」は、障害された能力を、別の手段によって補うもので、たとえば健忘症状であれば、キーワードや語頭音をヒントに想起する内的記憶戦略や、メモリーノート、携帯電話、カレンダーなどの外的代償手段を用いて、記憶障害をカバーするテクニックを身につける訓練を行います。代償手段の獲得と活用に心理学的技法を適用した例として、当院で実施した外傷後健忘症状群に対するメモリーノート獲得に向けての訓練を紹介します[8]。記憶障害を明確に自覚している純粋健忘症状群の患者では、日常生活のなかで、すでに患者が自発的に手帳を持ち歩いている場合が多く、それをメモリーノートとして定着させることはさほど困難ではありません。一方、外傷性健忘やコルサコフ症状群のように、記憶障害以外にも、注意や遂行機能の障害、自発性の低下などを随伴している場合には、それらの影響で、メモリーノートのような代償手段の活用が十分身につかないままに終わってしまうことがあり、このような患者に対しては、メモリーノートの獲得と定着に向けて、系統立った訓練が必要になります。

ここに提示する事例のBさんは、一九歳の脳外傷の患者です。自動車運転中にトラックと衝突し、ＭＲＩでは、両側前頭葉白質、大脳縦裂近傍に挫傷所見があります。神経心理学的所見としては、外傷後健忘症状群とともに、注意集中力や自発性にも低下があり、入院当初は、促しがないと、課題への取り組みが長続きしない、訓練中に寝たふりをするなどの行動が認められました。経過のなかで、精神的耐久性が徐々に向上し、興味のあるものであれば、三〇分程度は課題を行えるようになってきたため、記憶障害に対する代償手段の獲得訓練を開始しました。訓練導入時には、Bさんが関心を示しているパソコンの練習を兼ねて日記を付けてくるよう

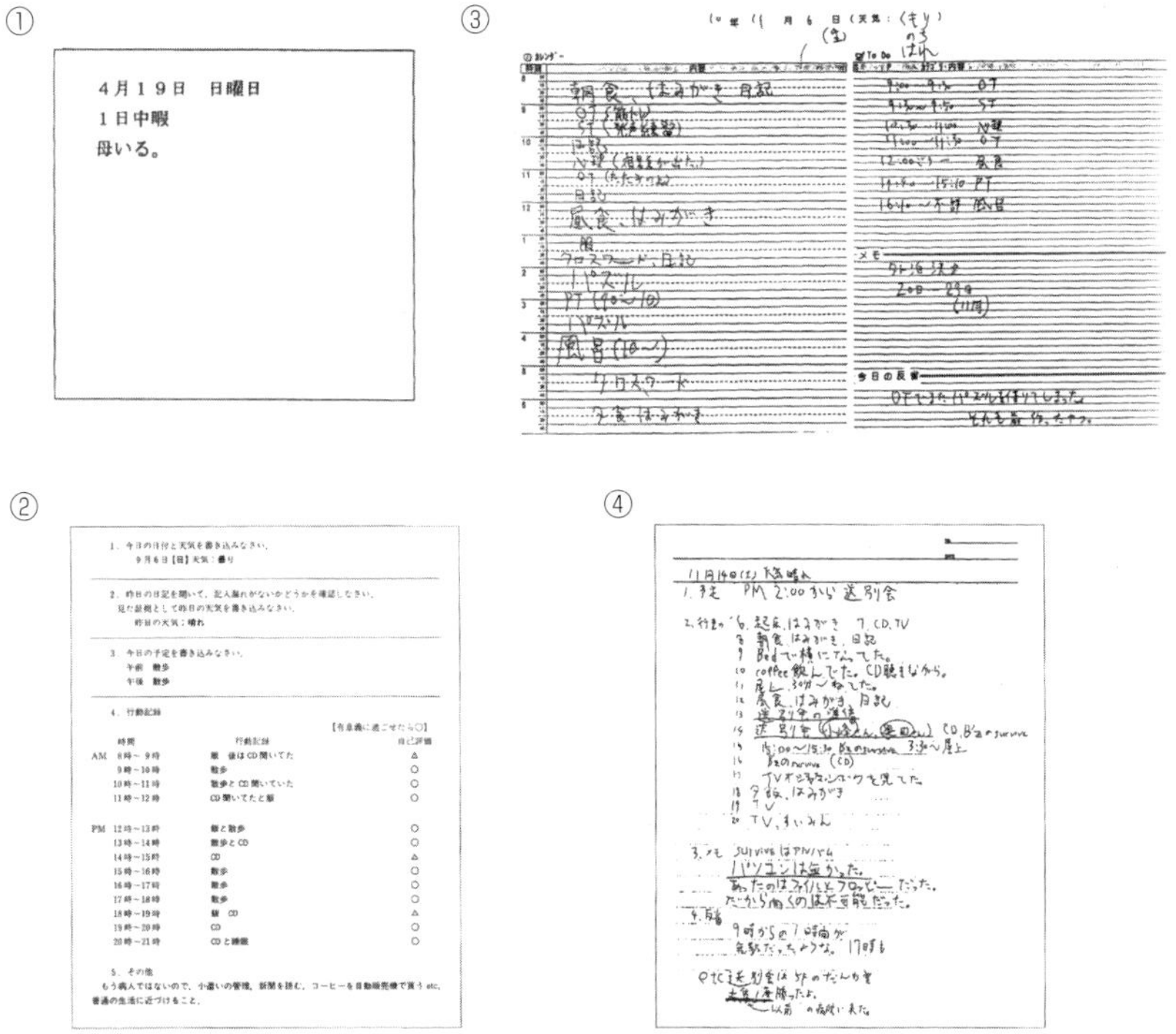

図7-5　メモリーノートの獲得訓練（平林他[8]）

注：①は訓練導入時のメモリーノート，②は訓練前期のパソコンによるメモリーノート，③は訓練後期の手書きによるメモリーノート，④は訓練終了時のメモリーノート。

に促しましたが、記載すべき事柄を取捨選択する能力や自発性の低下のために、記載内容は極めて貧弱で、これでは、到底記憶の代償にはなり得ないものでした（図7-5①）。そこで、日付、予定欄、一時間ごとの行動を記録する欄、メモなど、メモリーノートとしての体裁を整えた書式をあらかじめパソコンに保存し、毎日それを開いて記載してくるよう求め、しっかりと記載ができていたら、Bさんの好きな音楽を心理室で大音量で聴くことができるという強化子を随伴し、パソコン上でのメモリーノートの記載は次第に定着しました（図7-5②）。常に携帯でき、重要な情報を忘れないうちに書きとどめておけるという点で、パソコンよりも手書きのメモリーノートのほうが実用的であるため、次の訓練では、パソコンと同じ書式を印刷した紙を手渡して、それに手書きで記載してくる訓練に移行し、これも定着に至っています（図7-5③）。最後に、書式も、内容もすべて手書きしてくる訓練を行い、この時点で、望ましい形態のメモリーノートの記載が習慣化しました（図7-5④）。メモリーノートが獲得された後に施行した『三宅式記銘力検査』の成績（有関係の三試行目が5、無関係の三試行目が2）は、メモリーノート導入時（有関係が8、無関係が2）と同程度で、検査上での記憶障害自体に変化はありませんが、付き添っている母親の指示がなくても、訓練時間に正確に来ることができるようになるなど、健忘に起因する日常生活上の問題は低減しました（『三宅式記銘力検査』を五五歳から七八歳の健常者三〇名に実施したデータ[9]は、三試行目の成績が有関係対語で平均一〇、標準偏差〇、無関係対語が平均四・六、標準偏差二・五で、有関係対語は三試行目に一〇個とも正答できなければ異常、無関係対語では三試行目に〇であれば異常とされています）。Bさんは、このようにスモールステップによって、徐々に目標水準に近づけていく行動的技法を認知リハへ適用したことで、メモリーノートの定着に至ったケースと言えます。

C　環境調整

「環境調整」では、対象者の生活環境に工夫を加えることで、高次脳機能障害による問題を軽減します。記憶障害に対する環境調整の例としては、床頭台の目の付くところに、日付や注意書き、家族からのメッセージを書いたホワイトボードを置いたり、タンスの中身や機器の使用法などを紙に目立つように書いて貼り付けたりすることで、思い出せなくても「見れば分かる」ように環境を整備します[10]。また、半側空間無視や道順障害のために、病棟内で迷う患者さんに対しては、自室のドアに、ぬいぐるみなどの大きな目印を取り付けたり、廊下にカラーテープを貼り、目的地までの歩行や車椅子走行の手がかりを明示したりします。これらは、心理学の行動分析的アプローチにおいては、対象者の適切な行動を生起しやすくする手がかり刺激の整備に該当します。

高次脳機能障害のリハビリテーションには多様なアプローチが折衷的に用いられますが、今回紹介したような実験系心理学の領域から生まれた行動変容や認知的変容に用いる技法は、高次脳機能障害者に対しても総じて適用性が高いと考えられます。

4　心理面接・支援

脳損傷後に高次脳機能障害になることで失うのは、注意や記憶といった認知機能だけでなく、経済的基盤や社会的地位、これまでに築き上げてきた居場所やそこでの人間関係、人生の目標、自己肯定感といった自分に対して持っていた思いであり[11]、器質的な問題に心理・社会的要因が複合的に関与し、二次的な心理症状を呈する場合が少なくありません。したがって、臨床においては、心理面接や支援が不可欠になります。心理面接や支援は、通常は、先ほどの認知リハビリテーションに抱き合わせた形で行われ、特に、高次脳機能障害においては、障害に対する認識を高めて、付き合い方を習得してもらう介入とともに、入院経過中に見られる不安・うつなどの心理症状に対するカウンセリングも重要になります。

Cさんは、一六歳のときに交通事故で脳外傷となり、当院入院中に高校への復学支援、退院してから一年後には大学への入学支援を継続的に行ったケースです[12]。入院中に、学校の先生方との合同検討会議を何回か開催し、病院から学校へ登校し、実際に教室で勉強してもらう試験登校期間を設けることで、Cさんの障害に対す

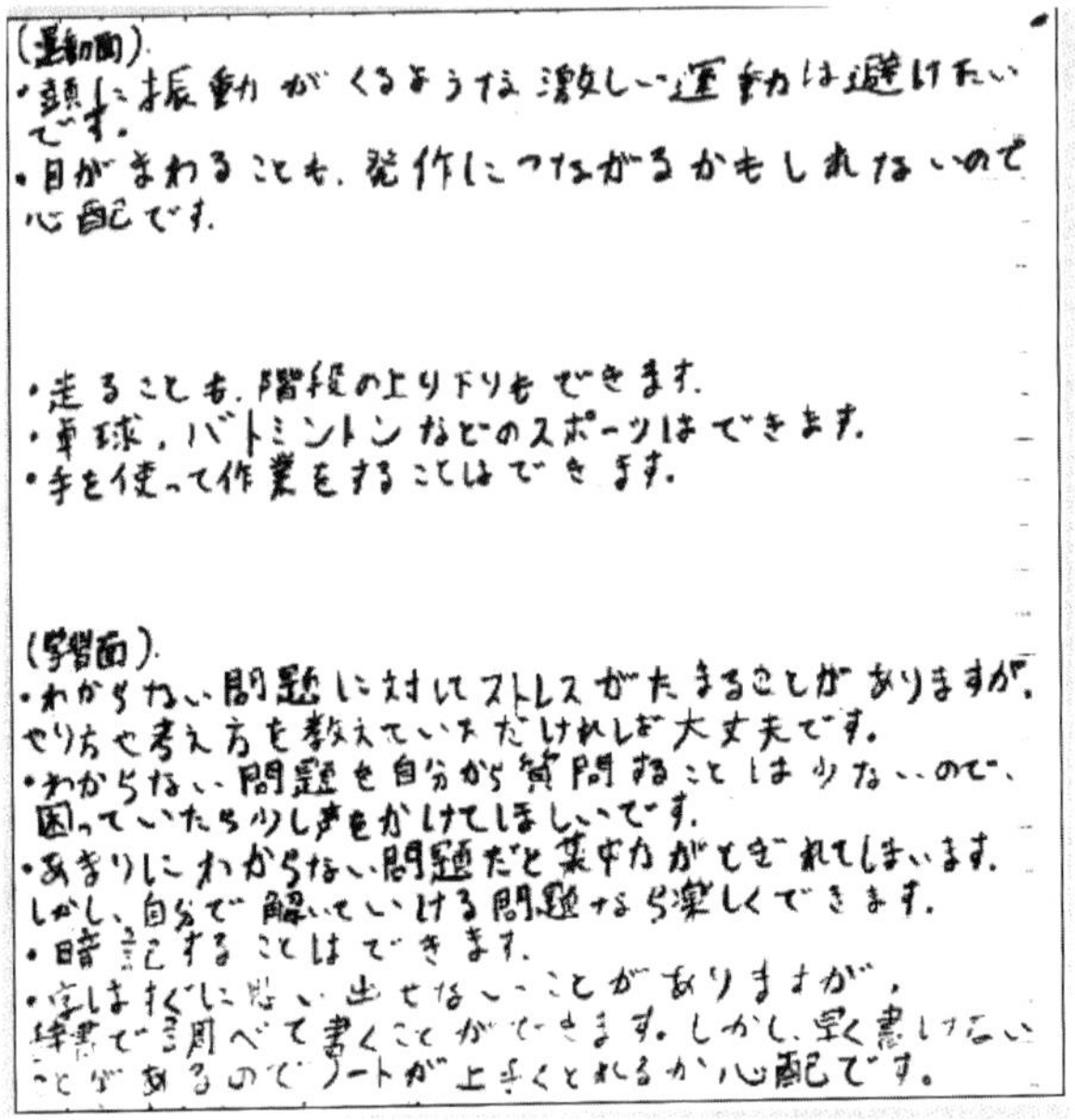
(運動面)
・頭に振動がくるような激しい運動は避けたいです。
・目がまわることも、発作につながるかもしれないので心配です。

・走ることも、階段の上り下りもできます。
・卓球、バドミントンなどのスポーツはできます。
・手を使って作業をすることはできます。

(学習面)
・わからない問題に対してストレスがたまることがありますが、やり方や考え方を教えていただければ大丈夫です。
・わからない問題を自分から質問することは少ないので、困っていたら少し声をかけてほしいです。
・あまりにわからない問題だと集中力がとぎれてしまいます。しかし、自分で解いていける問題なら楽しくできます。
・暗記することはできます。
・字はすぐに思い出せないことがありますが、辞書で調べて書くことができます。しかし、早く書けないことがあるのでノートが上手くとれるか心配です。

図 7-6　就学支援に用いたナビゲーションブック

る気づきや、本人を取り巻く周囲の理解が促進され、問題点に対する対策を講じるための効果的なアプローチが可能となりました。Cさんの就学支援に用いたナビゲーションブック、いわゆる「私の取扱説明書」と呼ばれる冊子を**図7-6**に示しました。これは、Cさんの症状の特徴や対処法、配慮を依頼する点を「身体面」や「精神面」に分類してまとめたものです。この冊子を障害特性に応じた適切な支援を得るためのツールとして活用し、また、リハビリ登校時には、家族・学校・病院スタッフの日々の情報交換のための連絡帳としても用いました。内容に盛り込んであるのは、Cさんが復学において希望すること、運動面・学習面で、できることとできないこと、不安に思うこととそれに対する対処法、リハスタッフから学校の先生への情報提供が整理されており、このナビゲーションブックをCさんとセラピストが協同して作成することで、Cさん自身の思いを明確にすることができ、それに沿った支援が可能となりました。

5　神経心理学的リハビリテーションの実際——注意障害を中心に[13]

Dさんは四五歳の男性で、家で急に左半身が動きにくくなり、救急病院に搬送されました。MRIでは右被殻を中心に中等大の出血性梗塞が認められ、アテローム血栓性脳梗塞の診断で保存的治療が行われています。発症一カ月後、さらなる機能回復の目的で、当院の回復期病棟に転院となり、ここで集中的なリハビリテーションが開始されました。入院当初は、顔面を含む左弛緩性不全片麻痺と注意障害を中核とする高次脳機能障害が認められ、周囲の見守りを必要としましたが、徐々に改善し、左上肢に軽い麻痺が残りはしたものの、院内は無杖歩行、ADLも入浴、階段昇降を含め自立に至りました。入院当初には、ごく軽度の左半側空間無視も認められましたが、これは、その後の検査では消失しております。一方、注意障害は残存し、一人で動けるようになってきた分、逆に不注意による問題行動も目立つようになってきました。物品の置き忘れが多い、注意が散漫、片づけが苦手など、生活場面にミスが多発し、動作の注意深さの欠如のため「そそっかしくて、しょっちゅうドジを踏んでいる」といった印象の強い人です。一応、メモやスマホでスケジュール管理もしていますが、入力間違いや操作ミスが多く、これも代償手段としては、あまり実用的ではありません。

表7-1はDさんの『WAIS-Ⅲ』の成績です。群指数[14]では、「言語理解」と「知覚統合」に、知識習得力や推理能力などの、被検者の〝持っている力〟が数値として表されますが、本例の成績はいずれも正常範囲内にあり、一般的な知的能力は保たれていると考えられます。一方、「作動記憶」と「処理速度」は、知識習得力や推理能力などを十分に発揮するための、いわゆる〝生かす力〟に相当します。本例ではこれらの成績が相対的に低く、ワーキングメモリや処理速度の低下により、特に認知面への負荷が高い作業では、それらに集中して

表7-1　WAIS-Ⅲ

IQ			群指数			
言語性IQ	動作性IQ	全検査IQ	言語理解	知覚統合	作動記憶	処理速度
95	80	87	100	89	76	69

円滑にテキパキと処理することが難しくなるという認知特性が見て取れます。言語理解や知覚統合が高く、作業記憶や処理速度が低いという、群指数に見られるこのような成績の乖離は、外傷性脳損傷、発達障害、軽度の認知症の人でしばしば見られるパターンでもあります。

『標準注意検査法[*1]（CAT）』は、注意障害を評価するための総合的テストバッテリーで、下位検査の成績から注意機能の諸側面を包括的に検討することができます。Dさんに『CAT』を実施したところ、注意の持続性や選択性に関する下位検査（視覚性抹消課題、聴覚性検出課題）の成績がやや低いものの、即時記憶に関する下位検査（数字の順唱、視覚性スパンの同順）の成績は正常域にあり、低次の注意機能の障害は比較的軽いと考えられます。一方、ワーキングメモリに関する下位検査（数字の逆唱、視覚性スパンの逆順）や、転換性注意や分配性注意などのより高次の注意機能や注意の制御機能の下位検査（SDMT, PASAT, Position Stroop）には明らかな障害が見られました。ほかにもいくつかの神経心理学的検査を実施しましたが、即時記憶と近時記憶の成績は聴覚性・視覚性を問わず正常域にあり、高次の注意機能、ワーキングメモリ、遂行機能の検査には健常群の基準値と比較して明らかな低下が見られています。

以上の検査結果をまとめると、Dさんの障害は注意、ワーキングメモリ、遂行機能に集約され、一方で、近時記憶の成績はすべて正常域にあり、両者の成績に明らかな乖離が認められます。Dさんには、複雑な内容になると誤って覚えてしまうなどの「記銘」の障害が認められましたが、記憶した情報の「保持」や「取り出し」は良好なため、いったん記銘できたことは、よく覚えていました。また、検査場面でも集中できていれば、記憶検査の成績は良好でした。一方、日常の生活では「ドアの閉め忘れ」「電気の消し忘れ」などの「し忘れ」や

「忘れ物」が目立ち、これらは近時記憶よりも、注意もしくはワーキングメモリの障害が強く影響していると考えられます。本例では、生活場面に現れる一見記憶障害が原因のように思える問題行動の多さと、通常の記憶検査で測定する記憶力の程度が乖離しており、記憶することはできても、注意障害を背景として、「忘れてしまう症状」は起こり得るということを端的に示すケースと考えられます。

アセスメントの結果をもとに、本例の中核症状である注意、ワーキングメモリ、遂行機能の障害によって引き起こされる生活場面での問題に対する認知リハを検討しました。「し忘れる」というタイプの物忘れに対して、当初は手帳による代償を試みましたが、本例では思い付いた意図を、手帳に咄嗟に書き込むことが難しい場合が多く、あまり有効ではありませんでした。そこで、注意障害による問題を軽減する「その人なりの有効なやり方」を見つけるために、左手の甲に書く、市販されているリストバンド型のメモ（WEMO）[15]の使用、かばんの中身の見える化、やることのリスト化、開始前に注意点を確認、見直しの徹底などの補助手段を検討しました。また、〝その時、その場〟での情報処理能力自体が弱いので、ワーキングメモリや注意力を改善させる直接的訓練を導入し、並行作業やマルチタスクを避け、一つずつやるという対処の仕方を指導しました。本例は、当院での回復期リハを終えた後は、就労を目指して職リハ関連のリハ病院へ転院となっております。

＊1　一部に版権の問題があったため、現在は『改訂版標準注意検査法（CAT-R）』に改訂されています。

6 おわりに

高次脳機能障害に対しては、さまざまな認知リハビリテーションが試みられていますが、その手法はまだ試験的な段階にとどまっているものが多く、認知機能の改善も総じて限定的です。やはり、当事者の障害を持ちながらの日常生活への適応に向けて、どのような支援を行えばその人の困りごとや生きづらさが解消されるかということを、現実に即して考えていく必要があります。[16]「病識（アウェアネス）」「困りごとの洗い出し」「今ある能力で社会に戻るためには」「環境調整」「周囲への援助希求」。これらは高次脳機能障害者に関わる際の重要なキーワードです。周りの人に支援してもらいながら、当事者が社会での居場所を見つけることができると、その結果、いろいろな面（脳の働き、心や行動）がよくなることが多いということも、最後に指摘しておきたいと思います。

【引用文献】

（1）平林一・稲木康一郎・平林順子・市川英彦（1997）「脳損傷患者に対する神経心理学的評価法」『総合リハビリテーション』二五巻、三号、二二五九-二二六五頁
（2）山下光・山鳥重（1994）「神経心理学的テスト」『リハビリテーション医学』三一巻、九号、六五一-六五八頁
（3）鹿島晴雄（2009）「なぜ神経心理学なのか——検査と定性的評価」『老年精神医学雑誌』二〇巻、一〇号、一〇六五-一〇七〇頁
（4）平林一・野川貴史・平林順子・中村淳・伊沢真（2008）「右半球損傷患者の pacing を考える」『MB Med Reha』九九巻、六一-六八頁
（5）村井俊哉（2019）「高次脳機能障害の臨床——特に社会的行動障害について」『日社精神医誌』二八巻、三九-四三頁

（６）平林一（2017）「心理学から見た症候学――神経心理学定理ハビリテーションにおけるアプローチ」『神経心理学』三三巻、二号、一〇四-一一二頁
（７）平林一（2002）「視空間構成障害に対するリハビリテーションの進歩」『老年精神医学雑誌』一三巻、九号、一〇一六-一〇二四頁
（８）平林一・稲木康一郎・平林順子・中村淳・金井敏男・片井聡・伊沢真・市川英彦（2001）「外傷後健忘症候群の1症例に対する備忘録獲得に向けての訓練」『総合リハビリテーション』二九巻、一号、七一-七六頁
（９）石合純夫（2003）『高次脳機能障害』医歯薬出版、一六七-一六九頁
（10）平林一（2015）「記憶障害」網本和 編『高次脳機能障害ＡＢＣ』文光堂、一四九-一七〇頁
（11）山口加代子（2018）「支援の基本」緑川晶・山口加代子・三村將 編『臨床神経心理学』医歯薬出版、七〇-八四頁
（12）織哲也・久保田祐一・平林一（2011）「高次脳機能障害を呈した症例への復学アプローチ――効果的な教科学習とナビ機能付き連絡ノートの使用」『日作療会抄集』四五巻、五三八頁
（13）平林一（2018）「注意障害」緑川晶・山口加代子・三村將 編『臨床神経心理学』医歯薬出版、一〇六-一一九頁
（14）平林一（2019）「全般性知能検査」武田克彦・山下光 編『神経心理検査ベーシック』中外医学社、一一九-一三一頁
（15）https://www.wemo.tokyo/（二〇二一年九月二二日閲覧）
（16）鈴木大介（2020）『「脳コワさん」支援ガイド』医学書院

第8章 認知症・高次脳機能障害の人の自動車運転

【河野直子】

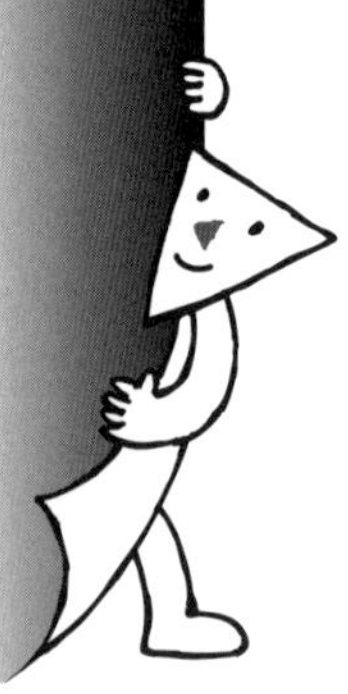

1 はじめに

自動車の運転中には、視空間認知、言語、記憶・学習、注意、遂行機能といった認知（高次脳機能）が総動員され、働いています。そのため脳の器質的な損傷によって、そのいずれかの働きに支障をきたすと、運転中の安全を保てなくなる場合があります。本章では、年を重ねることで一般的に見られるようになる認知の加齢変化と対比しながら、高齢者に多い疾病や事故によって脳の働きに問題を抱えると、運転技能や安全な走行にどのような変化が生じるのかについて見ていきます。

今回、高齢運転者に対象を絞って比較するのには理由があります。一般に、自動車の運転技能は経験が十分に長い熟練運転者で若葉マークの初心者より高い傾向があり、他の車両の状況に応じた運転も運転経験を積むことで取りやすくなるとされます。交通事故の発生頻度を見ても、運転者数やトリップ数を調整したうえで比較すると、死亡事故に巻き込まれる頻度は六〇歳台の高齢運転者と比べて一七～二〇歳台の免許取得直後の若年運転者で高くなります[1]。また年齢層によって運転行動は大きく異なり、年齢層によって見られやすい交通事故にも違いがあります。英国での研究例ですが、三〇歳台に比べて二〇歳台の運転者は夕方から夜間に運転して出かける傾向があり、日中に最も高頻度に交通事故に遭う三〇歳台に比べて夕方から夜間に交通事故に遭う頻度が高いとの報告があります[1]。こうした背景から、運転技能や運転行動について議論するときに、異なる年齢層を比較することには慎重である必要があるのです。

2　運転免許の保有者数から見た日本の現状

日本国内の運転免許保有者数は二〇二〇年時点で八一九八万九八八七人になりました[2]。このうち、七〇歳以上は一二四四万九七九〇人、七五歳以上は五九〇万四六八六人です。すなわち運転免許保有者の一五・二％は七〇歳以上の高齢運転者という計算になります。六五歳以上の運転者の割合は二三・三％に達します。もちろん運転免許を保持しているものの運転していない、いわゆるペーパードライバーは一定数存在すると考えられます。しかし、一九九八年に施行された運転免許証の自主返納制度が社会的な問題意識の後押しを受けて進んできましたので、日常的に運転している高齢運転者の割合は増えていると思われます。人数が多くなれば交通事故の当事者に占める割合も多くなるため、さらに、事故の当事者となった場合に死亡する割合も高いことから、近年、高齢運転者が安全に運転し続けられる車両の開発や環境整備、システム提案などが喫緊の課題として取り組まれてきました。**表8-1**に示すように並行して法整備も進んできています。たとえば本章が執筆されたニ〇二二年には、五月から安全運転サポート車、通称セイフティ・サポートカー限定の運転免許を取得できるようになりました。

3 高齢運転者のための日本の交通施策

高齢運転者の増加に伴い、高齢運転者標識の導入と対象年齢の拡大をはじめ、対策のための道路交通法改正が次々に行われてきました（表8-1）。なかでも七五歳以上高齢者が運転免許更新をする場合に認知機能検査が義務づけられたことと、認知症のおそれがある場合に医師の診察が義務づけられたこと（臨時適性検査）は心理学が研究の対象としてきた「認知」という心の働きをめぐった法改正で、社会的にも大変注目されました。二〇二二年五月一三日からは、これまでに積み上げられてきた知見[3・4・5]をもとに、新しい高齢者講習制度が検討され、**図8-1**に示す流れで実施されるようになりました。まず、現行の制度を紹介します。

新制度でも運転免許証の更新期間が満了する日の年齢が、七〇歳以上の運転者が、高齢者講習の対象となります。七五歳以上になるとさらに「認知機能検査」が課されますが、これに加えて過去三年間に一定の違反歴がある人については「運転技能検査」も課されることになりました。一定の違反歴とは、信号無視や踏切不停止等・遮断踏切立入り、携帯電話使用などになります。この運転技能検査は更新期間満了まで繰り返し受検可能で、合格すれば「認知機能検査」の受講となります。更新期間満了までに合格しない場合は、技能不十分として免許は更新されないことになります。また「認知機能検査」について、以前はその結果から「第1分類（認知症のおそれ）」「第2分類（認知機能低下のおそれ）」「第3分類（認知機能低下のおそれなし）」に三分類されていたところが、現行では「認知症のおそれなし」と「認知症のおそれあり」の二分類になり、以前のように認知機能検査の結果によって高齢者講習の受講時間が異なるというようなことはなくなりました。免許更新時

表 8-1　1997 年以降の高齢運転者に関連する道路交通法の改正例

改正年	施行年月	
1997 年	1997 年 10 月	• 75 歳以上の高齢運転者に対する高齢運転者標識の努力義務規定
	1998 年 4 月	• 運転免許証の自主返納制度の新設
	1998 年 10 月	• 75 歳以上の運転者に対する高齢者講習制度の新設
2001 年	2002 年 6 月	• 高齢者講習と高齢運転者標識の対象年齢を 70 歳以上に拡大 • 運転経歴証明書制度の新設 • 障害と関連した欠格事由の見直し：認知症など一定の症状を呈する病気等に関する運転免許の取り消し等の規定
2007 年	2009 年 6 月	• 75 歳以上の運転者に対する高齢者講習時の「認知機能検査」制度の新設：認知機能検査の結果に応じた高齢者講習時間の規定 • 臨時適性検査の導入
2015 年	2017 年 3 月	• 臨時認知機能検査と臨時高齢者講習制度の導入
	2017 年 6 月	• 認知症のおそれで医師の診断を受けることが義務づけ
2020 年	2022 年 5 月	• 信号無視や速度超過等の違反歴のある 75 歳以上の運転者に対する「運転技能検査」制度の新設 • 認知機能検査の判定基準・区分の変更 • タブレット端末による認知機能検査の導入（一部地域で 2021 年より試行実施） • 安全運転サポート車（サポカー）限定免許の新設

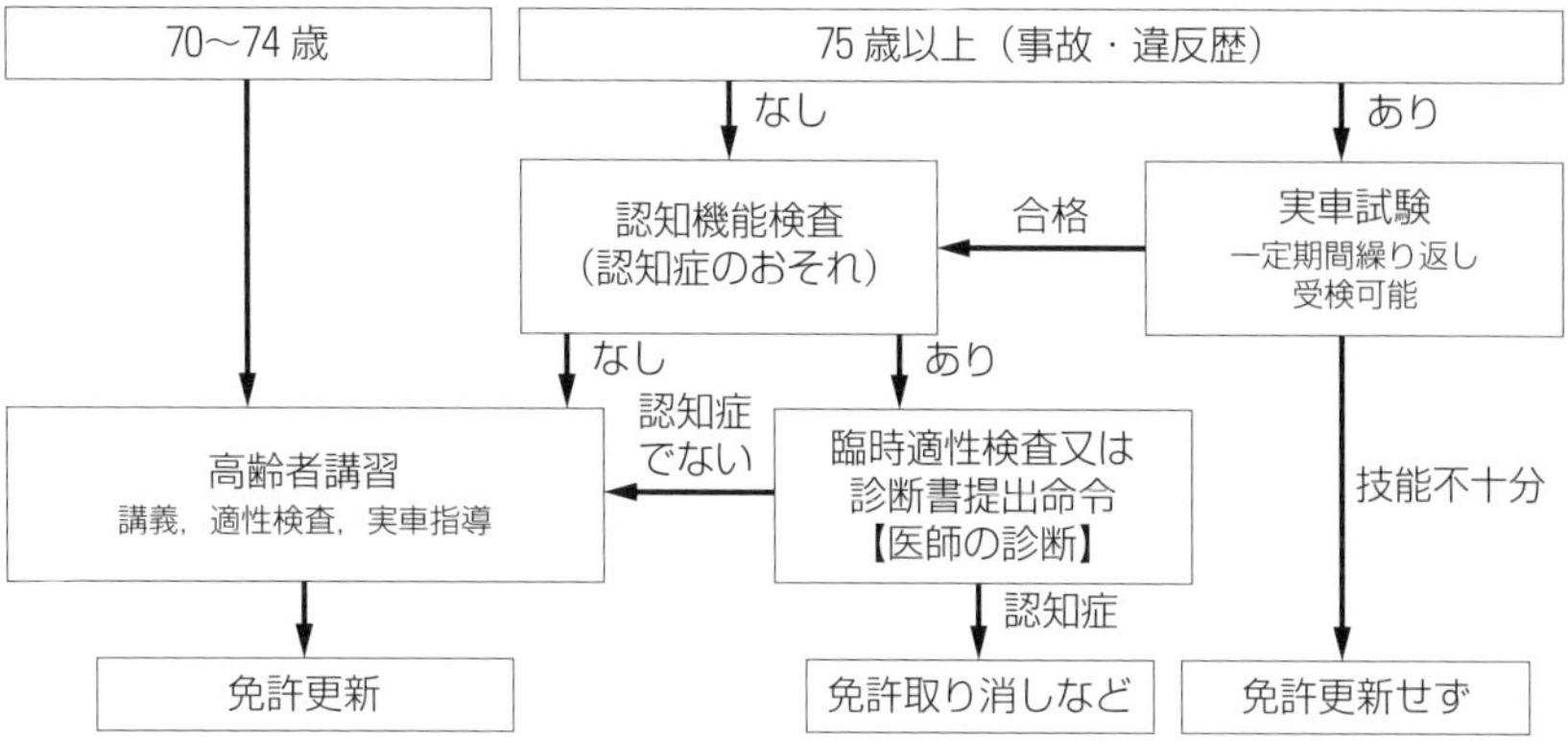

図 8-1　70 歳以上の運転者についての運転免許更新制度の概要
注：2022（令和 4）年より施行

の「認知機能検査」の結果、「認知症のおそれなし」と判定された場合は、「高齢者講習」を経て免許が更新されます。一方、「認知症のおそれあり」と判定された場合は、「臨時適性検査」の受講または「診断書提出」が必要となり、いずれにしても認知症か否かについて医師の診断を受けることになります。そして「認知症」と診断されれば免許の取り消しなどとなります。「認知症でない」と診断されれば「高齢者講習」の受講を経て免許が更新されます。図には含めていませんが、臨時適性検査や医師の診断を受けて診断書を提出するほかに、認知機能検査の結果を受けて免許自主返納をするという選択肢もあります。またいずれも選択しない場合は運転免許が自動的に失効となります。

4　認知症の人の自動車運転

現在の日本の法令では、認知症と診断されると運転免許証は停止・取り消しの対象となります。この場合の「認知症」というのは介護保険法第五条の二に規定されている「アルツハイマー病その他の神経変性疾患、脳血管疾患その他の疾患により日常生活に支障が生じる程度にまで認知機能が低下した状態として政令で定める状態」を指します。研究者や臨床家の意見についても、中等度以上に認知症が進行した段階で運転することは危険であるという点では、国際的にコンセンサスが得られています。そのため同年齢同教育歴の集団に比べての認知機能低下は見られるものの日常生活に目立った支障がない「軽度認知障害（ＭＣＩ）」と呼ばれる認知症を引き起こす病気の前駆段階やごく軽度の段階では、医学的レビューや評価を行ったうえで一年限定などの免許が付与される国や地域があります。一方で、「中等度以上の認知症では運転を即刻、中止ないし中断」とする制度を持つ国や地域は多いです(3)。

認知症を引き起こす病気やその治療薬、その他のさまざまな原因で起きる認知機能低下は、車体の制御、道路環境の理解とそれに応じた意思決定など、運転の安全に関わる多様な側面に影響を与えます。各国で行われた研究で、アルツハイマー病などによる認知症を患った運転者では、安全な運転が徐々に難しくなり、中等度以上に進行した段階で、健康な高齢運転者に比べて明らかに実車走行試験やドライビングシミュレーター試験での走行成績が低下することや実際の交通事故の記録の調査から事故の割合が高まることが示されてきました。特に一度事故を経験した人は、二度目の経験をするリスクの高いことが知られています。これを踏まえた形で、一度以上の事故や事故につながりやすい違反行為といった危険運転の経験がある場合に、特に注意をして運転適性を判断することが、日本の制度においても盛り込まれていると言えます。現在、七五歳以上の運転者には、免許更新時だけでなく、乗車中に特定の違反行為があった場合にも、臨時の認知機能検査が義務づけられています。国内のデータから、具体的に、研究当時（二〇一七年三月一二日〜翌年三月三一日）の基準で「第１分類（認知症のおそれ）」と判定され、医師の診断書が提出された一万六〇四四人（男性が一万三五六七人、女性が二四七七人）の運転者について、「認知症（アルツハイマー型認知症、血管性認知症、前頭側頭型認知症、レビー小体型認知症、その他の合計）」と診断された者は「認知機能低下のおそれ」「認知症でない」と診断された者と比較して、診断書提出前一年間の延べ違反件数、延べ事故件数が「高く、また七五歳以上免許保有者一人当たりと比較すると約三倍」であったと報告されています[3]（図８-２参照）。

ただし、本来は認知症と診断されることと運転適格でなくなることは別々に扱われるべき事柄です。認知の働きを低下させる原因は多種多様です。認知症の原因のなかには、長期にわたりゆっくりと進行していき症状の回復が難しい病気もありますし、早期に適切な治療を行うことである程度まで症状の回復が望める病気や状態もあります。また病気の種類などによって個人の認知の働き方の特性は異なり、その症状が変動したり進行したりします。「記銘力、見当識等の障害が心理検査上明らかでも、安全な運転技能を持つ人がある一方で、こ

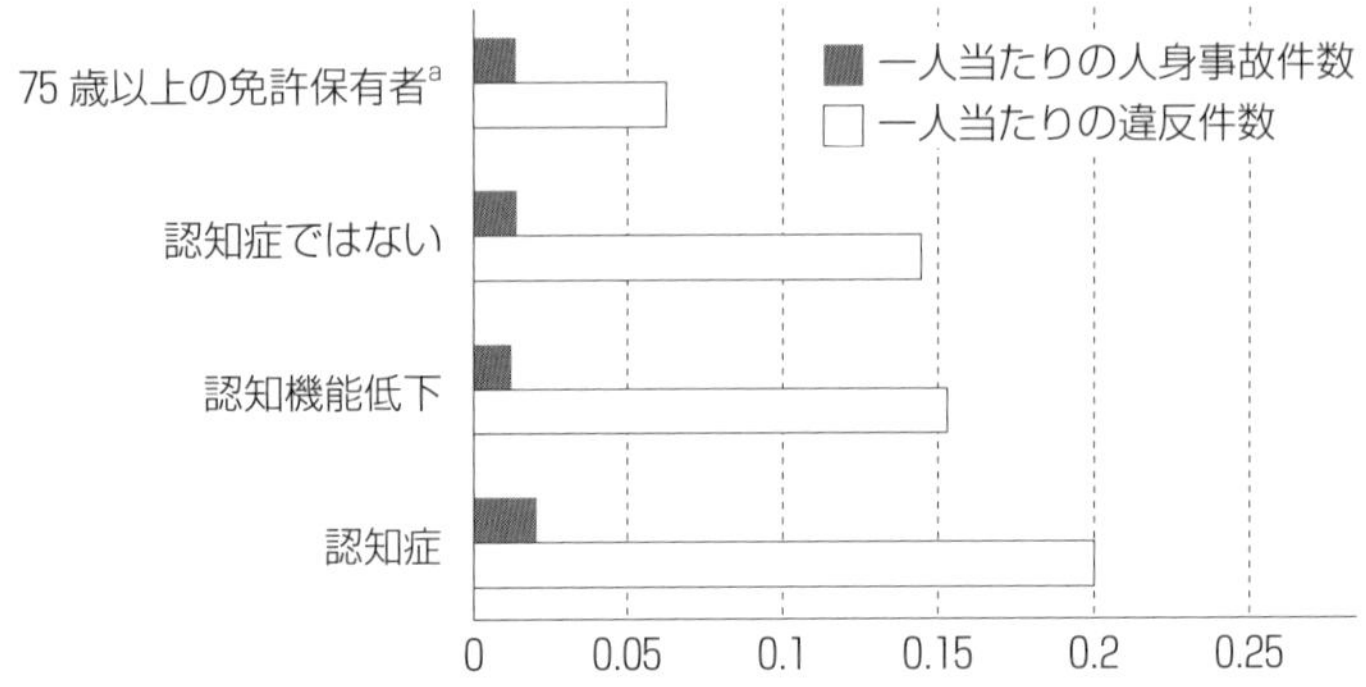

図 8-2　第 1 分類と判定された運転者の医師の診断結果と一人当たりの違反・事故件数（警察庁[3]のデータをもとに著者作成）

注：a の 75 歳以上免許保有者のデータは 2016（平成 28）年中のもの。

うした機能に変化が見られなくても、安全な運転が著しく困難になる人もあります。つまり、認知機能の低下による運転不適格者であることと、『認知症』と診断されていることは必ずしも同義ではありません」[6]。実際のところ、高齢期の認知機能低下に関わるもろもろの要素と危険運転の関係はいまだ十分に明らかにされていないのが現状です[7]。そのような段階で、認知症という病名などだけで一律に運転する権利を奪ってよいとすることは、認知症を誤解したり差別したりすることにつながりかねません。また、認知症の有無を診断する医師も相当の数が必要になります。ですから、二〇一七（平成二九）年三月一二日の改正道路交通法の施行に当たっては、日本老年精神医学会、日本精神神経学会、日本精神科病院協会などが、当時の基準で第1分類「認知症のおそれ」ありと判定された人については、運転免許センターなどで運転評価の専門家によって運転技能と判断能力を直接評価される機会を設けてほしいと相次いで要望書や提言をまとめて公表しています。これらの提言を受け、「高齢者の特性等に応じたきめ細かな対策の強化に向けた運転免許制度の在り方等に関する調査研究」[4]が行われ、二〇二二（令和四）年五月三日より施行された運転免許更新制度では「運転技能検査」が導入されました。ここでも認知機能検査の結果を受けてという形にはなっていませんが、七五歳以上で、事故や特定の交通違反の経験がある人については、運転技能や判断能力を直接的に評価することをもって、運転免許の更新が決定されるようになりました。高齢になって生じる運転の問題を、認知症の人への対策とは一定区別して扱う制度に改正された形です。

ここまで中枢神経に影響を与える病気による認知機能低下の代表として「認知症」について見てきました。一方、脳外傷や脳卒中による「高次脳機能障害」はどのように扱われるのでしょうか。脳外傷や脳卒中によって麻痺など運動機能の障害や同名半盲のような視野障害が出る場合もありますが、ここではより高次の認知機能への影響に絞って話をします。さて認知症では、複数の認知の働きに障害が現れその結果として日常生活に支障をきたしますが、高次脳機能障害は部分的な認知の働きに障害が生じる点で異なります。ですから、まずその認知機能低下や障害の程度が認知症と診断されない程度であることが前提です。そしてその症状が六カ月以内に回復の見込みがあるかないかが問われます。警察庁の通達「一定の病気等に係る運転免許関係事務に関する運用上の留意事項について」（警察庁丁運発第２３２号）に各病気についての運用基準が示されていますが、この点は認知症に関する規定に従った運用です。高次脳機能障害についても、六カ月以内に回復の見込みがなければ運転免許は取り消しとなります。たとえば注意を促しても無視側を見ることができない重度の半側空間無視など明らかに危険運転の可能性がある症状が、六カ月以内に回復の見込みなしと評価された場合は、運転免許の維持は困難です。後の節で詳しく取り上げますが、運転再開に際しては、医師が「高次脳機能障害の内容を総合的に評価し、その人の全体像を把握した上で、医学的にみた自動車運転適性を判断する」[8]ことになります。

5 ドライバーのための認知機能検査

認知機能検査は、人の認知の働きを、記憶なら直前に聞いた単語や少し前に見た絵を思い出したりあったかどうか判断する力、空間認知なら視空間把握力や線画の構成力、空間内で身体を定位する力というように、その働きのまとまりごとに評価できるように作られた検査です。中枢神経（脳）の損傷と心の働きの障害の対応関係を把握するための検査でもあるので、神経心理学的検査とも呼ばれます。運転能力の評価という文脈において、認知機能検査は、実車試験と対比する形で「机上試験」などと呼ばれています。あくまでも評価のゴールドスタンダードは実車評価であり、認知機能検査は実車評価の対象を選出するなど、スクリーニング目的で用いられる方法です。実車評価は経済的にも時間的にもコストがかかり、安全面の配慮も必要であるためです。

七五歳以上の運転者に課されている免許更新時の認知機能検査も、認知症のおそれがある運転者のスクリーニングを目的として、課題が組み合わされています。作成のひな型となっている検査は、『The 7-Minute Screen（7MS）[9]』というテストバッテリー（目的に応じた心理検査を組み合わせて作成した一連の課題セット）です。時間の見当識、手がかり再生、時計描画、言語の流暢性の課題からなり、総実施時間七分の短時間で最軽度から軽度のアルツハイマー病患者を健常高齢者から判別できます[10]。時間の見当識というのは、今がいつであるか自分自身の歴史の記憶と照らして把握している能力のことです。手がかり再生というのは、カテゴリーなど手がかりが与えられた情報について学習し、一定の遅延時間の後に順不同で構わないので思い出す課題です。時計描画は時計の文字盤の絵を検査者に指定された条件で描く課題、言語の流暢性はカテゴリーや語頭音など与えられた条件に合わせて適切な語彙を口にしたり書き出したりする課題です。日本語版『7MS』

表 8-2　高齢者講習における認知機能検査の概要

課題名	内　容	測定している能力
時間の見当識	検査を受けているその時の「年，月，日，曜日，時間」を答えてもらう課題です。	時間の見当識
手がかり再生	手がかりと一緒に4枚一組の絵を4パターン，各1分ずつ提示し，16枚を学習してもらった後に，数字の抹消課題をしながら一定時間（2分ほど）をおき，その後，順不同で何の絵があったか名称を書き出してもらう課題（自由回答）と，カテゴリーの手がかりを与えた上で，何の絵があったか名称を書き出してもらう課題（手がかり回答）とを行います。	記憶・学習能力
時計描画	白紙に時計の文字盤を描いた上で，指定した時刻になるように針を入れて，時計の絵を完成してもらう課題です。	視空間認知力，遂行機能など

注：2009年「講習予備検査」導入当時の課題構成。

は集団実施に耐え得るよう改良されており、認知機能検査の開発において注意が必要な年齢、性、教育歴といった背景情報による結果の影響もなかったと報告されています[(11)]。このうちの時間の見当識、手がかり再生、時計描画の三課題が教示、採点方法を調整されたうえで、当初、警察庁に採用されました。**表8-2**に内容を示します。

二〇二二年五月一三日からの現行の認知機能検査では、検査時間を短縮するために「時計描画課題」を除いて、簡素化した検査によって「認知症のおそれあり」と「認知症のおそれなし」の二分類のみの結果を返す方式が採用されています。「時間の見当識課題」と「手がかり再生課題」の合計点が、一〇〇点満点中三六点未満ですと「認知症のおそれあり」と評価されて、臨時適性検査または診断書提出命令の対象となります。なお二〇二二年五月一三日から（一部地域では前年度より先行導入）は、それまで紙と鉛筆を使って行っていたこれらの検査項目を、タブレット端末を用いたタッチパネル・デジタル入力方式によって、より効率良く試験するようにもなっています。具体的には、手がかり再生課題の自由回答の段階で三六点以上を得点しているとそこまでで検査終了となり、三六点に達していなければ手がかり回答まで検査が実施される形になりました。

ここで大切なことはこのテストバッテリーがあくまでも認知症、なかでも認知症の原因として最も有病率が高いとされるアルツハイマー病のスクリーニングに適した検査として作られているという点です。危険運転のハイリスク者を直接、スクリーニングする検査ではありません。では、危険運転のハイリスク者を直接的にスクリーニングするための課題としては、どのような方法が提案されてきているのでしょうか。ここでは特に有効性の検討が広くなされてきた二種類の検査について紹介します。『有効視野（ＵＦＯＶ）』と『トレイル・メイキング・テスト』のパートＡ（ＴＭＴ-Ａ）とパートＢ（ＴＭＴ-Ｂ）です。

『ＵＦＯＶ』は、視線を向けて網膜中心でものを捉える中心視と同時にその周辺でものを捉える周辺視の別に有効視野を評価できる課題です。多くの場合、画面の中央部に設けられた固視点に提示される図形を判別しつつ、周辺に提示される図形の位置を記憶するといった、より高次の情報処理過程を含む条件で評価されています。これまでの研究では、高齢者は若齢者に比べて『ＵＦＯＶ』の成績が低いことが示されていますが、特に干渉刺激や妨害課題が一緒に提示される場合に成績差が大きくなりやすいことが知られています[12]。そして『ＵＦＯＶ』の成績は、高齢者において、衝突事故と関連することが示されてきました[13]。中等度から高度の脳損傷患者を対象とした一一本の研究論文を統合的に解析した研究でも、他の認知機能検査と比べて『ＵＦＯＶ』の分割的注意の機能を測定する課題条件（ｇ＝一・一二）、『ＴＭＴ-Ｂ』（ｇ＝〇・七五）、『ＵＦＯＶ』の選択的注意を測定する課題条件（ｇ＝〇・六七）が路上走行試験、事故報告、ドライビングシミュレーターの成績を高い精度で予測していたと報告されています[14]（ｇは効果量を表す）。

『ＴＭＴ』は、紙面上ないし画面上に散らばったアルファベットやひらがなをアルファベット「Ａ」から「Ｚ」やひらがなの「あ」から「ん」の順に線で結ぶパートＡと、紙面上ないし画面上に散らばったアルファベット（日本版はひらがな）と、数字を、文字-数字-文字-数字と交互に、かつ文字、数字それぞれがその順序の通りになるように線で結ぶパートBからなります。視覚的な探索能力や柔軟な切り替え能力を必要とする課題で、注意力や遂行機能を反映する神経心理学的検査として、日本でも国外でも、運転能力評価に広く用いられてきています。現在、机上検査のなかでは第一選択と言える課題でしょう。成績は、すべての線を引き切るまでの速度（反応時間）や誤りの数で評価されます。日本国内では統一した大きさの紙や刺激図が用いられていないために、医療施設ごとに基準値が異なっていた点が問題でした。しかし日本高次脳機能障害学会が二〇一九年に『TMT-J』の販売を開始してからは、より統一的な刺激と健常基準値をもって『TMT-A&B』を実施することができるようになっています。二九本の最軽度から中等度のアルツハイマー病患者を対象とした研究論文と四本のMCI者を対象とした研究論文を統合的に解析した研究では、認知機能検査によるドライビングシミュレーター成績ないし路上走行試験成績の予測精度について、『TMT-B』（ES＝〇・六一）、『TMT-A』（ES＝〇・六五）の有効性が示されています[15]。その有効性についての値は、全般的な認知機能の状態をスクリーニングできるために認知症のスクリーニング検査として世界的に流通している『MMSE』（ES＝〇・四六）に比べて高い値でした。

6　脳卒中、脳外傷等により高次脳機能障害が疑われる場合の認知機能検査

二〇二〇年に日本高次脳機能障害学会 Brain Function Test 委員会／運転に関する神経心理学的評価法検討小委員会から「脳卒中、脳外傷等により高次脳機能障害が疑われる場合の自動車運転に関する神経心理学的検査法の適応と判断（二〇二〇年六月一日版）」のガイドラインが示されました。これまでに蜂須賀ら[16]によって高次脳機能障害のある人の自動車運転再開の指針が示されていましたが（**表8-3**）、神経心理学的検査の実施手

表 8-3　蜂須賀ら高次脳機能障害のある人の自動車運転再開の指針
（蜂須賀他[16]をもとに著者作成）

1	病歴，画像所見，神経学的所見，神経心理学的検査所見，日常生活や社会生活の情報や観察をもとに，器質的病変があり記憶障害，注意障害，遂行機能障害，社会的行動障害などの認知障害があることを総合的に判断する。
2	知的機能がおおむね保たれている。
	MMSE：若年（15〜30 歳）25 点以上，中高年 24 点以上
3	注意機能がおおむね保たれている。
	トレイル・メイキング・テストのパート A：若年 42 秒以内，中高年 63 秒以内
	トレイル・メイキング・テストのパート B：若年 82 秒以内，中高年 159 秒以内
4	視空間構成能力がおおむね保たれている。
	レイ複雑図形模写：34 点以上
5	記憶がおおむね保たれている。
	三宅式記銘力検査　無関係対語　3 回目試行：若年 4 点以上
6	遂行機能がおおむね保たれている。
	前頭葉アセスメント・バッテリー（FAB）：若年 15 点以上，中高年 12 点以上

補足：2〜6 に簡易的な神経心理学的検査法を示すが，より詳細な評価法を用いてもよい（WAIS-Ⅲ※，CAT，BIT，WMS-R，BADS など）。トレイル・メイキング・テストの図版は縦型を用いた。「おおむね保たれている」ことの目安を示すが，数値のみではなく総合的な判断をすること。ただし半側空間無視や同名半盲を疑う場合は特に注意すること。
※本書出版時現在，WAIS-Ⅴ。

順やドライビングシミュレーターを組み合わせた場合の基準値の設定などについては今後の課題とされていました。今回のガイドラインでは、具体的な神経心理学的検査のバッテリーを挙げて、「運転を控えるべき」とするかどうかの臨床上の判断の流れが提案されています。ここでは、少し長くなりますが、このガイドラインの内容について、ポイントを三つ挙げる形で見ていきます。

第一のポイントは「『運転を控えるべき』と確実に判断できるのは、認知症と半側空間無視の場合である[8]」とされている点です。そのため評価の上流でまず、認知症であるか否かの判断が行われる構造になっています。なお認知症の診断でも高次脳機能障害の診断でも、意識障害、せん妄、また覚醒度や注意集中力を損なう薬物の影響、症状の安定していない精神疾患、協力が得られない人格などの問題を除外する必要がありますので、評価の前提条件としてそれらを除いてから神経心理学的検査を用いた評価が開始されます。認知症の評価のための検査法としては、『ＭＭＳＥ』や『改訂長谷川式簡易知能評価スケール（ＨＤＳ-Ｒ）』といった一〇分程度で実施可能な簡易スクリーニング検査が推奨されています。加えて、家族や本人からもの忘れの訴えがあるものの簡易スクリーニング検査では負荷が低いために記銘力の異常が検出できないような場合には、より時間をかけて評価を行うことになる日本版『ウェクスラー記憶検査[17]（ＷＭＳ-Ｒ）』や『リバーミード行動記憶検査[18]（ＲＢＭＴ）』などを行う流れになっています。これらの検査法で記憶障害が確実と判定され、実際の生活のなかで「行き先忘れ」「道に迷う症状」「駐車した場所が分からなくなる症状」がある場合は、「運転を控えるべき」という判定になっています。半側空間無視については、何らかの半側空間無視の症状が疑われれば、「運転を控えるべき」との判定になります。それだけ危険な症状ということですが、特に六カ月以内に改善が期待されないような症状があれば運転免許は「取り消し」の流れです。検査法としては、代表的な検査バッテリーである『行動性無視検査[19]（ＢＩＴ）』の利用が推奨されています。

第二のポイントは、失語症の有無によって選択する神経心理学的検査のバッテリーが異なる点です。「喚語困難と言語理解の障害の一方または両方がある場合」は「失語症がある場合」として、非言語性の課題によって失語症の影響を除いた評価・判断を行うことができるように配慮されているのです。「失語症がない場合」と「失語症のある場合」の別に、ガイドラインに示されている具体的な評価のフローチャートを**図8-3**と**図8-4**に示します。具体的で詳細な検査項目がいずれも示されたうえ、明らかな異常の有無が問われます。なおいずれの図にも示していませんが、「『注意と処理速度等の評価』の段階で判断に迷う場合は、残りの検査も含めて総合的に判断する[8]」とされています。「失語症のある場合」には特に、「失行に関する評価」が追加されており、臨床的なスクリーニングテストから失行の存在が疑われ、ア：自然な文脈の日常生活場面で行為の遂行に障害が見られる場合、イ：道具がうまく使用できない場合、あるいは、アとイの両方の場合は、シミュレータ

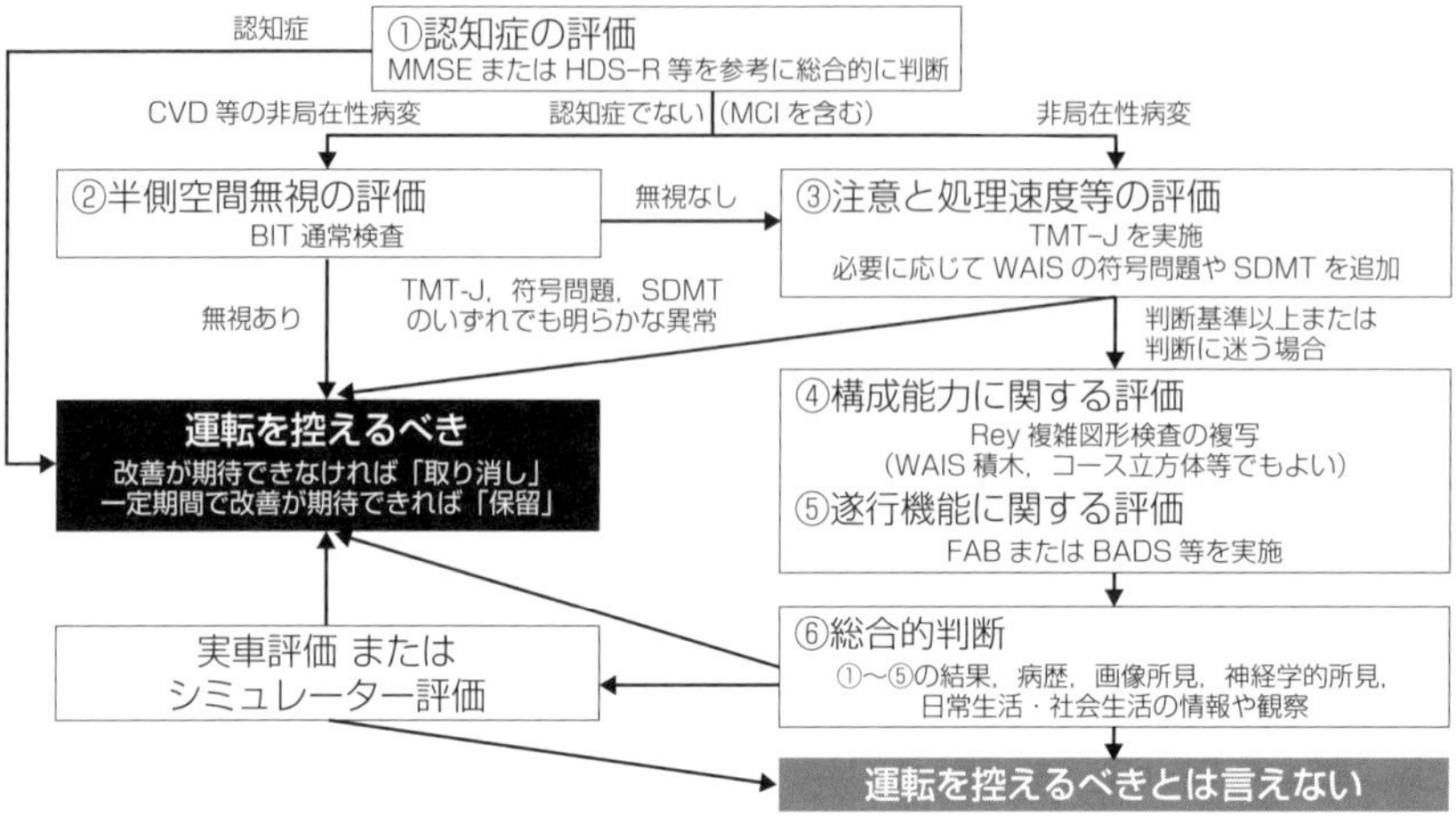

図 8-3　神経心理学的検査に基づく自動車運転評価のフローチャートⅠ「失語症がない場合」（日本高次脳機能障害学会 Brain Function Test 委員会[8]をもとに著者作成）

注：MCI は軽度認知障害，CVD は脳血管性病変。

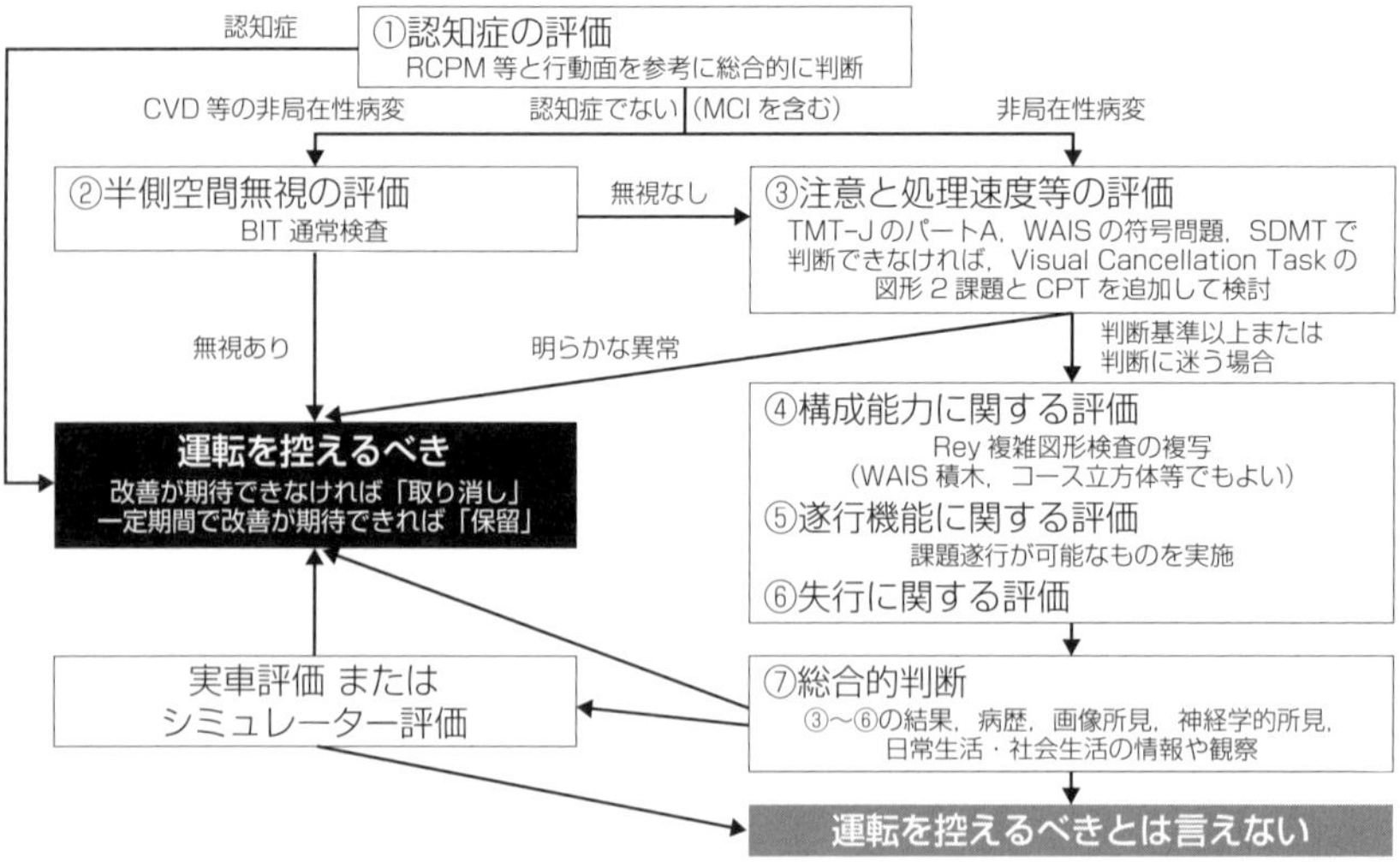

図 8-4　神経心理学的検査に基づく自動車運転評価のフローチャートⅡ「失語症がある場合」（日本高次脳機能障害学会 Brain Function Test 委員会[8]をもとに著者作成）

注：MCI は軽度認知障害，CVD は脳血管性病変。

もしくは実車による評価が必要である」[8]とされています。

第三のポイントは、七五歳以上の運転者のための免許更新時の認知機能検査が認知症か否かをスクリーニングしているのと同様に、机上検査の限界として、ガイドラインで取り上げられている検査バッテリーは高次脳機能が健常者と同等かそれに近い状態であるかを判断するものであって、直接に運転能力を評価することができないものとして捉えられている点です。したがって「成績が十分とはいえない時は、高次脳機能障害に詳しい専門家に相談するか、シミュレータ評価または実車評価を行って判断すべきである」[8]と明記されています。

7　運転カウンセリング

ＭＣＩや高次脳機能障害など問題を抱えた高齢の運転者に対しては法規やガイドラインに沿って、運転再開や中止の判断をしていくことになります。この際、日本ではいまだあまり浸透していないものの、北米などでは「運転カウンセリング」という枠組みで対応がなされています。運転カウンセリングは、運転をやめさせる前提で行われるものではなく、運転者本人にとっての最善の方法は何かという視点で支援を検討し、当事者と善後策を話し合っていく場です。認知機能低下について不安を感じている運転者が、運転中止の勧告を受けるからという理由で相談を差し控えてしまうようになると問題の早期発見、早期対応を難しくし、逆に問題です。運転中止が視野に入るよりも早い段階から少しずつ、相談が開始できるようなシステム作りが日本でも望まれます。

運転の中止勧告は、診断結果や専門家の見立てを参考にしながら、必要な運転者に対してあくまで慎重に、しかし確実な中止に結び付くように関わる必要があります。当事者の運転に対する思いや運転の目的、中止後の生活について、具体的に聞きほぐしながら、対応していくことが必要になります。実際の対応に際しては、本人だけでなく家族、支える人が集まり、運転中止の具体的な時期や条件を検討したり運転をやめた後の生活設計について話し合ったりすることもあります。認知症の患者本人による「(自分は)安全」との評価は実際のリスクを反映しておらず参考になりにくいことが知られている一方で、家族や介護者による「ぎりぎりの(最低限の)」「危険な」といった運転能力の評価は危険運転のリスクを反映すると示されてきていますので(アイバーソンらの総説[20]を参照のこと)、家族の同乗時の感想を聞き取ることには意味があります。また、新たな交通手段の利用習慣を身につけることや、運転しない生活のために買い物や家事の援助を受けるような生活環境の調整も、家族や支える人と一緒に検討すると具体的に行いやすくなるためです。

8 おわりに

高齢運転者の安全な運転を支える三要素として、視機能、運動機能、認知機能がしばしば取り上げられます。いずれが障害を受けても危険運転の可能性が生じますが、いずれもゆっくりとその機能低下が進むためや自覚できにくいことそのものが症状であったりするために、本人が変化を受け止めきれない場合があります。逆に安全な運転が続けられる段階では、危険を適切に予期し補償行動を取れる高齢者が多いことも知られています。免許更新時の高齢者講習ではこのような運転能力に対する高齢者の自覚のありさまにも配慮がなされ、内容が組み立てられています。自動運転自動車の発展など、新しい技術開発も踏まえながら、今後、誰もが適切な時期に適切な移動支援が得られるよう、さらなる研究が積み重ねられ、より良いシステム構築がなされていくことが望まれます。

【引用文献】

（1）　Regev, S., Rolison, J. J., & Moutari, S.（2018）Crash risk by driver age, gender, and time of day using a new exposure methodology. *Journal of Safety Research*, **66**, 131-140.

（2）　警察庁　（2021）「運転免許統計令和二年版」 https://www.npa.go.jp/publications/statistics/koutsuu/menkyo.html（二〇二二年三月三一日閲覧）

（3）　警察庁　（2019）「『高齢運転者交通事故防止対策に関する提言』の具体化に向けた調査研究に係る認知機能と安全運転の関係に関する調査研究（平成三〇年度警察庁事業調査研究報告書）」 https://www.npa.go.jp/koutsuu/kikaku/koureiunten/menkyoseido-bunkakai/cognitivef/cognitivef_report.pdf（二〇二二年三月三〇日閲覧）

（4）　警察庁　（2019）「高齢者の特性等に応じたきめ細かな対策の強化に向けた運転免許制度の在り方等に関する調査研究（平成三〇年度警察庁事業調査研究報告書）」 https://www.npa.go.jp/koutsuu/kikaku/koureiunten/menkyoseido-bunkakai/4/houkokusyo.pdf（二〇二二年三月三一日閲覧）

（5）　警察庁　（2021）「改正道路交通法（高齢運転者対策・第二種免許等の受験資格の見直し）の施行に向けた調査研究（調査研究報告書）」 https://www.npa.go.jp/koutsuu/menkyo/kaisei_doukouhou_r02/final_report.pdf（二〇二二年三月三一日閲覧）

（6）　日本老年精神医学会　（2016）「改正道路交通法施行に関する提言」 http://184.73.219.23/rounen/news/改正道路交通法施行に関する提言.pdf（二〇二二年三月三一日閲覧）

（7）　河野直子・青木宏文・尾崎紀夫　（2018）「高齢期の認知機能低下と安全運転――支援立案に向けた研究課題の整理」『認知科学』二五巻、三号、二四三-二五八頁

（8）　日本高次脳機能障害学会 Brain Function Test 委員会運転に関する神経心理学的評価法検討小委員会　（2020）「脳卒中、脳外傷等により高次脳機能障害が疑われる場合の自動車運転に関する神経心理学的検査法の適応と判断」『高次脳機能研究』四〇巻、三号、二九一-二九六頁

（9）　Solomon, P. R., Hirschoff, A., Kelly, B., Relin, M., Brush, M., DeVeaux, R. D., & Pendlebury, W. W.,（1998）A 7 Minute Neurocognitive Screening Battery highly sensitive to Alzheimer's disease. *Archives of Neurology*, **55**(3), 349-355.

（10）　Ijuin, M., Homma, A., Mimura, M., Kitamura, S., Kawai, Y., Imai, Y., & Gondo, Y.（2008）Validation of the 7-Minute

Screen for the detection of early-stage Alzheimer's disease. *Dementia and Geriatric Cognitive Disorders*, **25**(3), 248-255.

(11) 伊集院睦雄・本間昭　(2009)「認知加齢研究における認知症スクリーニング・ツールの利用――健常高齢者のサンプリングの問題をふまえて」『心理学評論』五二巻、三号、四四九-四五九頁

(12) Ball, K., & Owsley. C. (1993) The useful field of view test: A new technique for evaluating age-related declines in visual function. *Journal of the American Optometric Association*, **64**, 71-79.

(13) Owsley, C., Ball, K., McGwin, G. Jr., Sloane, M. E., Roenker, D. L., White, M. F. E., & Overley, T. (1998) Visual processing impairment and risk of motor vehicle crash among older adults. *Journal of American Medical Association*, **279**(14), 1083-1088.

(14) Egeto, P., Badovinac, S. D., Hutchison, M. G., Ornstein, T. J., & Schweizer, T. A. (2019) A systematic review and meta-analysis on the association between driving ability and neuropsychological test performances after moderate to severe traumatic brain injury. *Journal of the International Neuropsychological Society*, **18**, 1-10.

(15) Hird, M. A., Egeto, P., Fischer, C. E., Naglie, G., & Schweizer, T. A. (2016) A systematic review and meta-analysis of on-road simulator and cognitive driving assessment in Alzheimer's disease and mild cognitive impairment. *Journal of Alzheimer's Disease*, **53**(2), 713-729.

(16) 蜂須賀研二・佐伯覚・松永勝也・加藤徳明・飯田真也　(2015)「自動車運転再開の指針と判断基準案」蜂須賀研二編『高次脳機能障害者の自動車運転再開とリハビリテーション２』金芳堂、一〇四-一〇八頁

(17) 杉下守弘　(2001)『日本版ウェクスラー記憶検査法（ＷＭＳ-Ｒ）』日本文化科学社

(18) 綿森淑子・原寛美・宮森孝史・江藤文夫　(2002)『日本版ＲＢＭＴ（リバーミード行動記憶検査）』千葉テストセンター

(19) ＢＩＴ日本版作製委員会　(1999)『ＢＩＴ行動性無視検査日本版』新興医学出版社

(20) Iverson, D. J., Gronseth, G. S., Reger, M. A., Classen, S, Dubinsky, R. M., Rizzo, M., Quality Standards Subcomittee of the American Academy of Neurology. (2010) Practice parameter update: Evaluation and management of driving risk in dementia: Report of the Quality Standards Subcommittee of the American Academy of Neurology. *Neurology*, **74**(16), 1316-1324.

第9章 高次脳機能障害の人の「症状」を可視化する

【仁木千晴】

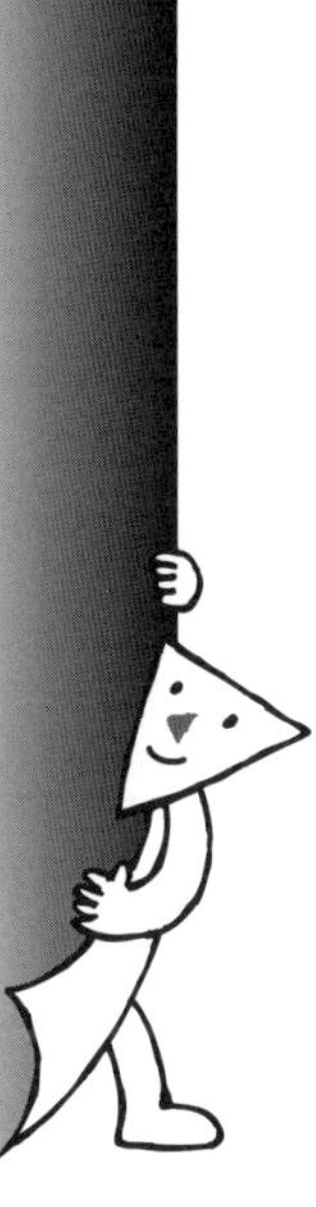

1 はじめに

「神経心理学は（中略）新しい心理学的方法を導入して、人間の精神活動の脳的基盤を研究することである」というルリア[1]の言葉があるように、これまで神経心理学では心理学、特に認知心理学からの知見を基盤として、多くの神経心理学的検査が生まれてきました。検査の役割や用いる目的もさまざまで、認知症の鑑別に際して判断材料の一つとして扱われるものや、ある特定の認知機能（例：記憶）を詳しく調べるために用いるものなどがあります。検査にかかる時間や行える場所なども一様ではなく、ベッドサイドで可能な簡易なものから、検査室で多くの検査用具を用いるものまでその種類は豊富です。そのなかでも標準化された検査は、検査の中核であり、結果の数値を症例の間で比較することができ、患者本人に実際に会ったことがなくとも、点数を見ることで認知障害の程度やどのような高次脳機能障害があるのかをおよそ知ることができます。

しかし、「神経心理学的症状」が見えにくく、「これは何の症状もないのではないか」と思わされる脳損傷患者に出会うことがあります。たとえば、ある前頭葉損傷患者の家族が「患者の行動が以前とは違う」などと訴えてくることがありました。話を伺うと、「言っていることはもっともらしくて正しいが、自分の意見を曲げない、頑固さが今までとは違う」とか、「特に笑うような状況でもないのによく笑う」などという内容で、捉えどころがなく曖昧です。また、入院病棟の看護師からは、「脳損傷患者は行動上の問題を起こしやすく管理が大変だ」、ということもしばしば聞きます。そこで、脳損傷患者の周辺にいる家族や医療従事者が感じ取っている問題が脳損傷による症状を反映しているのか否か、もし脳損傷による症状を反映しているのであれば、その背景にはどのような高次脳機能障害が考えられるのか、原因を探ろうと神経心理学的検査を行っても、基本的な検査では、「健常」の範囲内に落ち着いてしまうことがしばしばあります。もしくは、カットオフ点を下回った検査があっても、その結果からでは彼らの問題点を説明しにくいということもありました。

確かに、「脳損傷前とは違う行動」は記憶障害や言語障害などで観察される「できない」症状と異なり、そもそもそれは「高次脳機能障害」なのかを判断すること自体が簡単なことではありません。「脳損傷による認知障害の症状」もしくは「高次脳機能障害」というと、何かが「できない」状態をイメージするので、「脳損傷前とは違う行動」が脳損傷による障害を反映しているのか、判断するのが難しくなるからです。

2 症例の紹介

脳損傷患者の病棟管理は大変だ、という看護師の話を挙げましたが、ここで、その一症例を紹介したいと思います。その患者は、右前頭葉の脳腫瘍摘出術後、入院中に許可を得ずに無断で別の病棟に行ってしまいました。これまで他の患者でもお菓子など何か買う目的で病院構内にある売店に無断で行ってしまった、というものはよくありましたが、別の病棟に行ったという出来事はこれまでに聞いたことがなく、何をしに行ったのか、どのような理由があったのか、術後、神経心理学的検査をした際にその患者に理由を尋ねてみました。すると患者の返答は、「好みの看護師さんがいて、会いに行った」というものでした。「好みの看護師に会いに離棟した」という行為は、脳損傷による「障害」を反映した行動なのでしょうか。離棟する際には担当の看護師に告げ、許可をもらう、といった入院時の規則を忘れてしまったことによる記憶障害が原因なのでしょうか。それとも単にモラルのなさを露呈してしまっただけと考えればよいのでしょうか。

この患者の損傷部位でもある、前頭葉と呼ばれる脳領域は、遂行機能と呼ばれる、目的のある複雑な行為の組み立てとその行為のアウトプットに関与しているとされています。これまで我々は、前頭葉損傷患者に対して、日常の物品を用いながら行為のゴールに向かって系列的な一連の手順を行ってもらう「系列行為課題」を開発してきました(2・3)。

3　系列行為課題とは

系列行為課題には、日常における行為のエッセンスとも言える要素が取り込まれています。施行方法は、患者の目の前に、目的とする行為(ターゲット課題)に必要な物品が置かれます。たとえば、お茶入れ課題のときは、茶筒、湯呑み、お湯の入ったポット、急須といった物品です。それらに加えて、通常はそのターゲット課題には用いないと考えられる物品も置かれます(例：コーヒー豆やコーヒーカップなど)。これらは、「ディストラクター物品」と呼ばれます。日常世界においても、このような、ある目的の行動の遂行に必要のない物品は常に存在しています。しかし、それらはいつも不必要なわけではなく、また別の行為時には「必要な物品」になります。たとえば、歯磨きを行う際に歯磨き粉は「必要な物品」で、洗顔料は「不必要な物品」です。しかし、歯磨き後に洗顔をする際には、洗顔料は「必要な物品」となります。ほかにも、お茶を入れようとキッチンに立ったとき、コーヒー豆はお茶入れにおいては「不必要な物品」です。しかし、茶葉に手を伸ばそうとしたときにコーヒー豆が目に入り、お茶ではなくコーヒーにしようと気持ちが変わることもあるでしょう。その場合、行為の目的が変わるので、茶葉とコーヒー豆の必要・不必要が瞬時にして逆になります。このコーヒー豆の例のように、当初ある行為にとっては「不必要な物品」であっても、目に入って認知されること自体が我々の行動に影響を及ぼしている可能性が考えられます。

以上のように、ディストラクター物品を提示することは日常生活に含まれる要素を取り入れることになり、普段は気がつかない物品から行為への影響を調べることができます。どのようなディストラクター物品を設定すればよいかもまた、重要です。ハンフリーズとフォード[4]は、三つのディストラクター物品を含んだ系列行為課題を脳損傷患者に行わせたところ、ディストラクター物品の影響はなかったと述べています（例：「プレゼントを包む課題」の場合、課題に用いる物品と、新聞紙、ナイフ、マスキングテープの三つのディストラクター物品を提示）。確かに、プレゼントを包もうとして包装紙ではなく新聞紙を使ってしまうというエラーは、物品認知に障害がなければ起きそうにないエラーです。しかし、系列行為課題は使用する物品数も多く、単品ではなく物品をセットで示すことで、行為の意味的な影響力が増すことが考えられます。そこで、我々は、個別の物品をディストラクター物品として提示するのではなく、ある一つの系列行為に用いられる物品すべてをディストラクター物品として提示し、さらに、ターゲット課題と意味的に関連がある／ないという二種類の組み合わせを作成しました（**表9-1**）。そして、ターゲット課題と意味的に関連があるディストラクター物品セットは、関連がない物品セットよりも課題の遂行に影響を及ぼすのかどうかを検討しました。

表9-1　系列行為課題における組み合わせの例

	行為の組み合わせ（ターゲット課題 - ディストラクター物品セット）
意味的関連がある（飲み物）	お茶を入れる - コーヒーセット
意味的関連がない	プレゼントを包む - 書道の道具一式

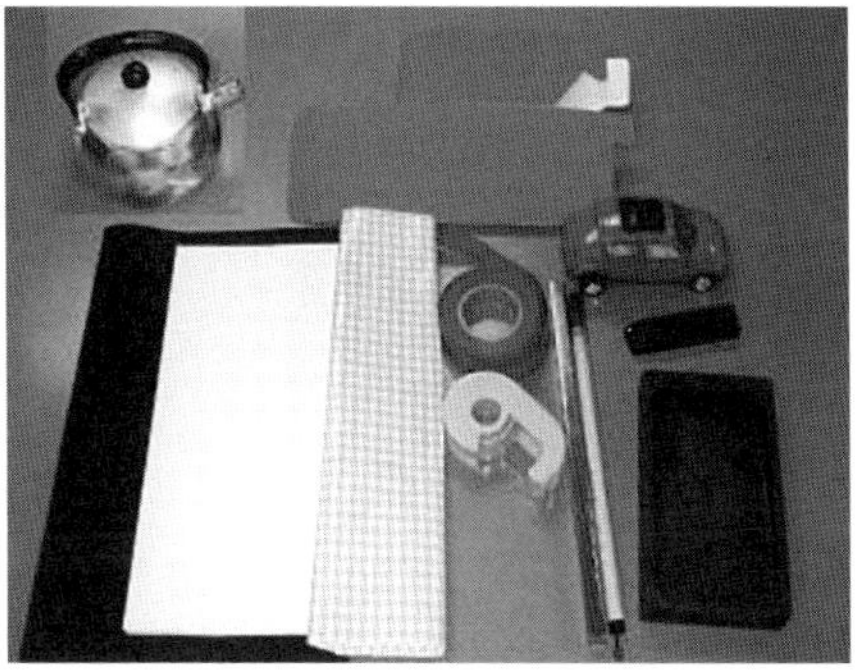

図9-1 「プレゼントを包む - 書道の道具一式」の組み合わせの物品提示例

課題では、患者の前にターゲットとディストラクターすべての物品がランダムに置かれた後、ターゲット課題を行うように教示されます（**図9-1**では「プレゼントを包んでください」）。その際、すべての物品を使う必要はなく、課題に必要だと思うもののみを用いればよいことも伝えられます。もちろん、どれがターゲット課題に必要な物品で、どれがディストラクター物品なのかは明示されません。

4　前頭葉損傷患者の結果

このように設定されたいくつかの課題を三人の右前頭葉損傷患者と、年齢と教育歴をマッチングさせた健常者六名に行ってもらいました[2]。課題遂行中に行為エラーが見られた場合は、それらの回数と種類がカウントされます。行為の手順を間違える系列エラー、ターゲット物品の使い方が誤っている意味エラー、必要な手順を行わない削除エラー、ディストラクター物品を使ってしまうディストラクターエラーなど、行為エラーの種類はいくつかに分類されます。その結果、健常群ではディストラクターエラーがゼロだったにもかかわらず、右前頭葉損傷患者群は、平均約二〇個のディストラクターエラーが見られました。ディストラクターエラー以外のエラー、たとえば保続エラー（今行ったばかりの行為を繰り返してしまう行為エラー）が約四個だったことを考えると、ディストラクターエラーの回数はかなり多いと言えます。次に、ターゲット課題とディストラクター物品セットが意味的に関連するか否かでエラー数に違いがあるかどうかですが、これはそれぞれ約五個となり、違いはありませんでした。

それでは、右前頭葉損傷患者は、ターゲット課題中にディストラクター物品をどのように使ったのでしょうか。「プレゼントを包む」というターゲット課題と意味的に無関連な物品である「書道の道具」は、プレゼントを包んでいる最中に「間違えて」使用するとは考えにくい物品だと言えます。しかし、右前頭葉損傷患者の一人は、書道の半紙を丸めて、プレゼントの箱の中に緩衝材として入れるという方法で用いました。また、別の患者は、書道でプレゼント用の手紙を書くという方法でディストラクター物品を用いました。このようなディストラクター物品の使用方法は、ターゲット課題を行うという目的や最終ゴールに向けたステップにおいて、意味的に関連している行為であり、間違えてディストラクター物品を使ってしまった、とは言えない行為です。むしろ、無関連物品である書道の道具を「プレゼントを包む」のに用いたこれらの方法は、そのような使い方もあったのか、と思えるような、創造的な使用方法であるとも言えます。通常、我々は、既知の系列行為を行う際、創造性を求められている状況や特別な指示がない限り、必要な物品のみを用い、最適なルートを経てゴールにたどり着こうとします。実際、前述したように、健常群ではディストラクター物品を使用する行為はまったく見られませんでした。日常の行為を行うのに常に新しいやり方を模索したり創造したりする必要はほとんどなく、逆に、深く考えることなく自動的に事を進めていけるのは、普段の行為の遂行をより少ない労力で実現可能にするために「認知的な節約」[5]をしていると捉えることもできます。課題のはじめに、「お茶を入れてくださ い」「プレゼントを包んでください」という課題の教示により行為のゴールが設定されることで、必要な物品が選択され、それを対象として行為のステップが組み立てられ、同時にそれに組み入れられなかった物品の使用は抑制され、ゴールの達成に向かって行為が収束していくと考えられます。しかし、右前頭葉損傷患者では、物品のカテゴリーにとらわれず、目の前にある物品すべてを「なるべく使う」という方向に行為が発散的になっていることが分かります。つまり、教示によって、必要な物品の選択とそれのみの使用という方向に行為が収束していないことが考えられます。ディストラクター物品を使うということは、それら物品の使用に関する脳内表象であるアクションスキーマを抑制できなかったことによる、単なる抑制障害の結果と捉えることもできます。しかし、右前頭葉損傷患者が示したディストラクター物品の使用方法は、本来の使用目的とは異なり、ターゲット課題のゴールから外れていない方法で用いられています。つまり、書道の半紙は筆で何か文字を書くときに用いるものであり、ボールのように丸められるというアクションスキーマは、元来、半紙の用途とは関係がありません。物品など、行為に関連する対象物は、それを見ただけでこれまで学習して脳内に貯蔵されている行為の記憶であるアクションスキーマがほぼ自動的に活性化される、という報告がある[6・7]ように、我々はすでに使ったことのある物品は、その使用方法を意識的に考えたり、思い出したりしなくても「自動的に」用いることができます。しかし、半紙が丸められて緩衝材として用いられたということは、半紙に関連する元来のアクションスキーマはここではむしろ「抑制されて」、本来ならば半紙とは関係のないアクションスキーマである「丸める」というスキーマが半紙に対して適応されていると言えます。これは自動的で無意識な行為ではなく、意図的な処理の結果であり、したがって、ディストラクター物品の使用がアクションスキーマの抑制障害であるというだけでは説明が不十分であると考えられます。

さて、これらの結果は、脳損傷患者の行為を理解することや生活の手助けに対してどのような手がかりとなるでしょうか。まず、このような患者の場合、行為の計画や遂行の背景にある、暗黙の行為の文脈が健常者と異なることが考えられます。ある行為の目的が発生すると（例：喉が渇いたから何か飲みたい）、状況の文脈が生じます（例：忙しいからインスタントコーヒーにしよう）。そして、その状況や目的に関係のない物品の使用や関連する行為は抑制され、ゴールにたどり着くべく、必要な行為ステップで必要な物品を用いるように適した行為の選択がなされ、実行に至ると考えられます。状況の文脈は明確に示される場合もあれば、そうではない場合もあります。明らかな場合は、選択すべき物品や行為は外発的に限定されることもありますが（例：これから運転するからアルコールは飲めない）、そうではない場合、これまでの経験からこのような状況ではこう行動すべきであるという文脈が生じ、それにふさわしい行為を行うことが考えられます（例：授業中だからおしゃべりはやめよう）。そのとき影響を及ぼすのが、社会的規範、文化、周囲の雰囲気といったものです。そして、社会的規範や文化の影響にある状況下での文脈の読み取りは、これまでの成長とともに経験により学んできており、その学びによって文化や社会の規範に合った、いわゆる常識的な行動をするようになっています。逆を言えば、我々はこれまで学習してきた社会的な規範や文化によって、それらの文脈にとらわれない、自由な行為の発想とその表現に制限を受けているとも言えます。そして、脳損傷によってそうした状況や文脈を読み取る過程に障害を受けた場合、自分のなかから湧き出た考えをそのまま行動に移してしまうことが考えられます。もしくは、健常者とは異なった形で状況や文脈を捉える場合もあり、その場合も社会や状況において大半の健常者が考える内容とは異なる行為が見られる可能性が考えられます。

最も難しいのは、脳損傷患者が一般的に考えられる状況や文脈とは異なった行為を行ったときに、その背景に脳損傷を原因とする高次脳機能障害がある、ということを我々が理解することです。いわば「状況にそぐわない行為」を目撃した場合、ほとんどは、「そういう人もいるだろう」、あるいは「空気が読めない人」などといった、その人のパーソナリティに帰結してしまうことでしょう。しかし、そのような判断にすぐに結び付けることなく、脳損傷による何かしらの高次脳機能障害が影響している可能性を見つけるためには、意思決定のプロセスにおける高次脳機能障害があることを知っておくことが必要です。そして、その場合の高次脳機能障害とは、意思決定が「できない」というものではなく、意思決定に影響する文脈や状況を処理する過程に問題がある、もしくは、文脈や状況の処理過程は健常者と同様に処理されるものの、それはさほど行為の組み立てに影響を及ぼさず、他の要因（例：ディストラクター物品の認知）が優先的に影響するため、最終的な行為が通常の範囲を逸脱してしまうというものです。たとえばお茶を入れるといったルーチンな行為でさえ、日常生活では、常に何かしらの文脈や状況に基づいて行われています。そうでないと、どのような状況でも内的な要因に基づいてのみ行為を実行することになり、多様な状況の変化に対応できないことになってしまいます。

内的、外的な文脈や状況の要因は、意識に上らずとも人の行動に影響を与えていることが報告されています。たとえば、レヴォルら[8]は、喉が渇いている人はそうでない人に比べて、水の入っているグラスへの把握行動を開始するのが早いことを報告しています。しかし、実験参加者自身は、喉が渇いているという内環境を意識していなかったということです。つまり、喉が渇いているか否かという生理的な内環境は、意識に上らずとも我々の行動に影響を及ぼしているのです。外的な文脈情報は行動の背景にある、いわば周辺刺激とも言えますが、文脈情報（周辺刺激）に意識的に注意を向けるかどうかで脳活動に違いが見られることが報告されています[9]。中心にあるターゲット刺激への判断において文脈情報が直接的に関係がない場合、この文脈情報を無視し、ターゲット刺激により注意を向け、ターゲット刺激への判断に影響を及ぼさないようにコントロールされる必要があります。このとき、活動が見られるのが、右半球の前頭前野と左半球の頭頂葉です。これらの脳領域は遂行機能における注意のネットワークが関係しており、どの刺激や特徴に注意を向けるのかをコントロールしています。また、学習の頻度や練習（慣れ）によって、前頭葉領域の神経活動の大きさが減少していくことが知られています[10]。

それでは、系列行為課題における文脈とはどのようなものが考えられるでしょうか。たとえば、ターゲット課題が「お茶を入れる」、ディストラクター物品が「コーヒーセット」の場合、お茶入れは行為の目的になります。この目的は、ゴールにたどり着くまで維持される必要があります（目的志向性の維持）。次に、行為の状況ですが、お茶を入れるという動作は既知であり、日常生活でよく行われる行為ですが、検査で行われるという状況の場合、場所はキッチンではなく病院の検査室です。患者自身も、検査のためにこの部屋を訪れていることは理解しています。また、課題施行中、検査者は患者が最初に何の物品を用いたのか、次はどのような行為を行ったかについて記録をとっています。検査室で系列行為課題を行うことは、実際の日常場面でのそれとは状況が同じではないのです[11]。それを暗黙の了解として、健常群では、ターゲット課題の施行の内容に無駄がなく、「検査室」で行われる行為として適切なものでした。しかし、右前頭葉脳損傷患者では、本当に投函するわけではないのに手紙を長々と書いたり（健常群ではほとんどが一行文程度でした）、また、お茶入れ課題では、お茶を湯呑みに注いだ後、ディストラクター物品であるコーヒーカップにも注ぎ、「一緒にお茶を飲みましょう」と検査者にカップを差し出した患者もいました。このような行為は、「今行っている行為は、検査室で行っている『検査である』」といった、直接明示しない文脈に沿った行為とはかけ離れています。ここからも、右前頭葉損傷患者においては、暗に存在する外的な行為の文脈が、行為ステップの組み立てに影響を及ぼしにくいことが考えられます[3]。

5　パーキンソン病患者の結果

ここまで、系列行為課題において、右前頭葉損傷患者らが「ディストラクター物品」を課題のゴールに意味的に関連づけて用いるディストラクターエラーを多く示したことを述べてきました。そして、それは行為の文脈の処理過程に問題があるか、もしくは、問題なく処理されるものの、行為の組み立てに影響を及ぼさない可能性があることを述べてきました。しかし、この課題においてやはり行為エラーを多く示すものの、右前頭葉損傷患者とはエラーの傾向が異なる結果を示した患者がいます。パーキンソン病の患者です。パーキンソン病は、大脳基底核に含まれる、黒質の神経細胞に脱落が見られ、運動の開始の遅れや運動の減少、安静時における手などの震え、姿勢保持の困難といった、運動面における症状を主とします。また、脳内のどの領域同士が機能的につながりがあるのかを把握できる安静時fMRIでは、前頭葉を含む基底核ネットワークの異常が報告されています[12]。前頭葉－基底核ネットワークは、行動の抑制のコントロール[13]や、前頭前野からのトップダウンによる処理を調節しているとの研究報告がなされています[14]。そこで、我々は、パーキンソン病の患者に系列行為課題を行ってもらいました。比較として、両側の前頭前野損傷患者、両側の頭頂葉損傷患者、および健常者それぞれ一名にも同じ課題を行ってもらいました。

エラーの種類ごとの結果を**表9-2**に示します。両側頭頂葉損傷患者と健常者はエラー数が少ないことが分かります。一方、パーキンソン病患者と両側前頭前野損傷患者ではより多くのエラーが観察されました。両側前頭前野損傷患者で最も多く観察されたのは、「意味ディストラクターエラー」です。このエラーは、前述した、右前頭葉損傷患者と同様の、使わなくてもよい物品である「ディストラクター物品」を行為の目的に意味的に沿うように用いるエラーのことです。たとえば、この前頭前野損傷患者は、絵を描く課題で、歯磨き粉（ディストラクター物品）をパレットに置くなどして、まるで絵の具のように用いました。ほかには、プレゼントを包む課題では、靴磨き用のスポンジ（ディストラクター物品）をプレゼントとしておもちゃの車と一緒に包む行為が見られました。一方、パーキンソン病患者も多くのエラーを示しましたが、「意味ディストラクターエラー」よりも「トーイング（Toying）」や「無意味ディストラクターエラー」がより多く観察されました。

表 9-2　パーキンソン病患者らの系列位置課題の各行為のエラー数

	70 代女性	70 代男性	40 代女性	80 代女性
	パーキンソン病	両側前頭前野	両側頭頂葉	健常者
削除	0	1	1	0
系列	1	0	0	0
意味	0	0	0	0
追加	1	0	0	0
トーイング	6	1	0	2
意味ディストラクター	2	3	0	0
無意味ディストラクター	4	1	0	0
合計	14	6	1	2

「トーイング」とは、物品を触っただけ、持ち上げただけ、瓶の蓋を開けただけなど、行為を起こしたものの何の行為ステップも完遂していない要素的な行為を指します。「トーイング」は、本来ならば抑制されるべき物品からの活性化を反映しているとされています[15]。系列行為課題では、目の前に多くの物品が並べられるので、それらを「用いない」もしくは「触らない」ようにするには、前頭葉による抑制が必要なのです。パーキンソン病患者では、「無意味ディストラクターエラー」も「トーイング」に次いで多く見られました。このエラーは、ディストラクター物品を行為の目的とは関係なくただ「用いて」しまった場合です。たとえば、このパーキンソン病患者では、手紙作成課題において文章を書いている最中に、突然、コインを貯金箱に入れました。これはターゲット課題の目的には何の関連もない無意味な行為なので、無意味ディストラクターエラーに分類されました。したがって、トーイングはターゲット課題とは無関連な、何も行為ステップを完了させない要素的行為で、無意味ディストラクターは、同じくターゲット課題とは無関連ではあるものの行為自体は一つのステップを完了させている、という違いであり、どちらもターゲット課題からすると意味のない行為であるという点では同じです。

本パーキンソン病患者が手紙作成課題で最初は便箋に文章を書く

などして順調に課題を開始したものの、途中でコインを貯金箱に入れたことは前述しましたが、その後、手紙作成課題のステップには戻らず、次々と並べられている物品すべてに触ったり、持ち上げ始めたりしました（トーイング）。ディストラクター物品である紅茶セットも最後まで紅茶を注ぐことなく、途中段階のステップしか踏みません（無意味ディストラクターエラー）。そして最終的に手紙作成というターゲット課題のゴールにたどり着くことなく終了しました。そこで、この患者に、「課題の目的（教示）は何でしたか」と尋ねました。すると、「すべての物品を使ってください、という指示でした」との返答があり、手紙を作成するという目的を思い出すことはできませんでした。これは記憶が悪いことで教示を忘れてしまったせいなのでしょうか。パーキンソン病患者の『ＭＭＳＥ』の結果は、遅延再生の成績が1／3と確かに記憶の成績は良くありません。しかし、両側前頭前野損傷の七〇代男性もまた、遅延再生の成績は同じく1／3でしたが、課題のゴールには達することができていました。したがって、記憶課題の成績が低いからというだけで行為の目的を失ってしまうゴールネグレクトを説明することはできず、ましてやトーイングや無意味ディストラクターエラーを説明できるわけではなさそうです。人が使用する物品は、それを見ると脳内では関連するアクションスキーマが活性化すること、そして、必要のない物品のアクションスキーマを抑制しているのは前頭前野であることは前述しましたが、パーキンソン病患者の場合も不必要な物品のアクションスキーマが抑制されず、さらに系列行為に組み立てられず単発の行為として発現されてしまっているように感じられます。そして、このパーキンソン病患者が示した課題の結果からは、さまざまな疑問が浮かびました。

まず、ディストラクター物品の存在が系列行為の遂行を難しくしているのか、それともステップ数の多さが難しくしているのか、という疑問です。たとえば、物品数が多く、ステップ数が多い課題でも「すべてターゲット課題に用いる物品」で課題を行った場合、行為の目的を保持し続ける目的志向性を維持したまま課題のゴールにたどり着けるのか、それとも、ゴールまでのステップ数が多いために目的志向性が失われ、ゴールネ

表9-3　パーキンソン病患者に行った4つの条件下による系列行為課題とその目的

物品提示条件	ディストラクター物品の有無とその内容	ターゲット課題	エラー数
①ステップ数は多く，ディストラクター物品はなし	なし	手紙を作成	1
②ステップ数は少なく，ディストラクター物品は多い	あり（お茶入れ一式と無関連物品２品）	ロウソクに火をつける	9
③二つの系列行為課題の物品が左右に分かれて提示	あり（第一課題施行時は第二課題の物品，第二課題施行時は第一課題の物品）	第一課題：プレゼントラッピング 第二課題：靴磨き	1
④二つの系列行為課題の物品が混在提示	上記と同様	第一課題：絵を描く 第二課題：歯磨き	2

グレクトが生じたり、トーイングなどの散発的な行為となったりしてしまうのか、という疑問です。次は、これとは逆に、ゴールまでのステップ数は少ないけれど多くのディストラクター物品がある場合、行為の目的を保持し続ける時間が短いので、ディストラクター物品に惑わされずにゴールにたどり着けるのか、という疑問です。さらに、物品は、行為の目的によってであるときはディストラクター物品にもなり、目的が変わればターゲット物品にもなります。そのときに必要なのは、ディストラクター物品とターゲット物品との属性の切り替えです。多くの物品を提示するなかで、これらの枠組みの形成と切り替えは可能なのかという疑問です。そこで、これらの疑問を確認するため、パーキンソン病患者にのみ、**表9-3**の条件で系列行為課題を行いました。条件③、④は続けて二つの系列行為課題を行う必要があります。条件③と④の違いは、物品の提示の仕方です。条件③は最初に行う課題（第一課題）と次に行う課題（第二課題）の物品が左右に分けられて提示されますが、条件④では、すべての物品が机上に混在して提示されます。

この条件で行った結果を表9-3の右端の列に示しました。条件②のロウソクに火をつけるという課題は、ロウソクをロウソク台に立てる、マッチで火をつける、ロウソクに火をつける、といった三ステップからなり、系列行為課題のなかではゴールまでのステップ数が少ない課題になります。しかし、エラー数が一番多い結果となりました。どのような行為ステップをたどったかというと、「ロウソクに火をつけてください」という教示の後、多くの物品のなかから、マッチとロウソクを選択して自分の近くに持ってきました。そのままスムーズに次のステップに行くのかと思いきや、少し狼狽した様子を見せ、次に貯金箱に触りに行きました。その後は、「トーイング」や課題のゴールとは関係のない「無意味ディストラクター」エラーが続き、結局、「ロウソクに火をつける」という課題のゴールにはたどり着くことなく（ゴールネグレクト）課題は終了しました。一方、条件①の、ディストラクター物品なしの手紙作成課題はゴールまでのステップ数が多い課題ですが、こちらは途中でゴールを見失うことなく、手紙を作成することができました。次に、二つの系列行為課題が示され、一つの課題が終了したら次の課題に移るという条件③と④の課題ですが、驚くことに、いずれの条件においても第一課題を行ったのち、第二課題を行うことができました。そして、表9-3からも分かるように、エラー数も少なく、第一、第二課題ともに課題のゴールにたどり着くことができました。特に、条件④では、第一と第二の各系列行為課題に用いるすべての物品が混在して提示されるので、どの物品をどちらの課題で用いるのか、より注意が必要とされますが、条件③と比較してエラー数の大幅な増加は見られませんでした（表9-3）。

条件③と④の課題では、第一課題を行うときは、第二課題に関連する物品は一時的に「ディストラクター物品」に分類されますが、第一課題終了後、今度はそれらが「ターゲット物品」になり、逆に第一課題に用いた物品は「ディストラクター物品」になります。ターゲット物品とディストラクター物品の属性の切り替えが要求されますが、課題のゴールにたどり着くことができ、また、行為エラーも多くは示されませんでした。ここから、単に提示された物品数の多さや、ゴールまでの行為ステップ数の多さよりも、完全に「ディストラクター」であるという物品の存在が系列行為の遂行に影響を及ぼし、行為の目的を見失わせる可能性が高いことが示されました。続けて二つの課題を行うということは、二つの行為の目的が設定され、後に行う課題の物品が最初は「一時的に」ディストラクター物品であっても、二つ目の課題の系列行為に使うものとして最初から行為ステップの枠組みのなかに入れられたため、行為エラーの少なさにつながったのかもしれません。パーキンソン病患者が示したこれらの結果は、行為の目的に関係のない物品は行為の目的そのものを失わせる可能性があり、さらに多くの行為エラーを生む要因にもなることを示しました。

6 おわりに

これまで、さまざまな形の系列行為課題における遂行機能障害を示してきました。それでは、本人や家族など周囲の人はどのように対応したらよいのでしょうか。文化や明示されない文脈、「普通はこうする」といった、行為の方向性を限定するような影響が脳損傷によって働きにくくなったと考えられる場合、今はこのような状況だからこうした行動が妥当だ、と背景や状況を説明することが効果的なのでしょうか。患者本人が状況にそぐわない行動を示した場合、それを指摘して、今はどのような状況なのか、手がかりを示唆したりそれらの情報を共有したりするなどして理解を深め、次に、どのようにするのがより良い行動なのかをともに考えるなどが改善方法として思い浮かぶかもしれません。しかし、これまで述べてきたような、患者が示す行為の背後には脳損傷がその原因としてあるということをまずは我々が理解し、その原因を精査することが重要となります。また、物品が多く存在する日常生活のなかで、いわば、ディストラクターが常に存在するとも言える環境において、それら物品に惑わされずに目的の行為を行えるようにためにはどうしたらよいでしょうか。環境の調整なども考えられますが、すべての患者が同じ症状を示すわけではありません。一見しただけでは分かりにくい「症状」を精緻な方法でもって見極めることがやはり第一に重要な点であると言えます。そのうえで、患者のＱＯＬをどう保つことができるのか、必要な点が明らかとなってくるでしょう。

【引用文献】

（1）Luria, A. R. (1973) *The working brain: An introduction to neuropsychology*. Penguin Books.（鹿島晴雄訳 (1999)『ルリヤ神経心理学の基礎――脳のはたらき（第二版）』創造出版）

（2）Niki, C., Maruyama, T., Muragaki, Y., & Kumada, T. (2009) Disinhibition of sequential actions following right frontal lobe damage. *Cognitive Neuropsychology*, **26**(3), 266-285.

（3）Niki, C., Kumada, T., Maruyama, T., Tamura, M., & Muragaki, Y. (2019) Role of Frontal Functions in Executing Routine Sequential Tasks. *Frontiers in Psychology*, **10**, 169.

（4）Humphreys, G. W., & Forde, E. M. E. (1998) Disordered action schema and action disorganization syndrome. *Cognitive Neuropsychology*, **15**, 771-811.

（5）Fiske, S. T., & Taylor, S. E. (1991) *Social cognition* (2nd ed.). McGraw-Hill.

（6）Tucker, M., & Ellis, R. (1998) On the relations between seen objects and components of potential actions. *Journal of Experimental Psychology: Human Perception and Performance*, **24**, 830-846.

（7）Grèzes, J., Tucker, M., Armony, J. , Ellis, R., & Passingham, R. E. (2003) Objects automatically potentiate action: an fMRI study of implicit processing. *European Journal of Neuroscience*, **17**(12), 2735-2740.

（8）Revol, P., Collette, S., Boulot, Z., Foncelle, A., Niki, C., Thura, D., Imai, A., Jacquin-Courtois, S., Cabanac, M., Osiurak, F., & Rossetti, Y. (2019) Thirst for intention? Grasping a glass is a thirst-controlled action. *Frontier in Psychology*, **10**, 1248.

（9）Han, S., & Northoff, G. (2008) Culture-sensitive neural substrates of human cognition: A transcultural neuroimaging approach. *Nature Reviews Neuroscience*, **9**(8), 646-654.

（10）Milham, M. P., Banich, M. T., Claus, E. D., & Cohen, N. J. (2003) Practice-related effects demonstrate complementary roles of anterior cingulate and prefrontal cortices in attentional control. *Neuroimage*, **18**, 483-493.

（11）Osiurak, F., Jarry, C., & Le Gall, D. (2010) Grasping the affordances, understanding the reasoning: toward a dialectical theory of human tool use. *Psychological Review*, **117**, 517-540.

（12）Szewczyk-Krolikowski, K., Menke, R. A. L., Rolinski, M., Duff, E., Salimi-Khorshidi, G., Filippini, N., Zamboni, G., Hu, M.

T. M., & Mackay, C. E. (2014) Functional connectivity in the basal ganglia network differentiates PD patients from controls. *Neurology*, **83**(3), 208–214.

(13) Aron, A. R., Durston, S., Eagle, D. M., Logan, G. D., Stinear, C. M., & Stuphorn, V. (2007) Converging evidence for a fronto-basal-ganglia network for inhibitory control of action and cognition. *Journal of Neuroscience*, **27**(44), 11860–11864.

(14) van Schouwenburg, M. R., den Ouden, H. E. M., & Cools, R. (2010) The human basal ganglia modulate frontal-posterior connectivity during attention shifting. *Journal of Neuroscience*, **30**(29), 9910–9918.

(15) Schwartz, M. F., Reed, E. S., Montgomery, M., Palmer, C., & Mayer, N. H. (1991) The quantitative description of action disorganization after brain damage: A case study. *Cognitive Neuropsychology*, **8**, 381–414.

第10章 発達障害や小児の高次脳機能障害

【片桐正敏】

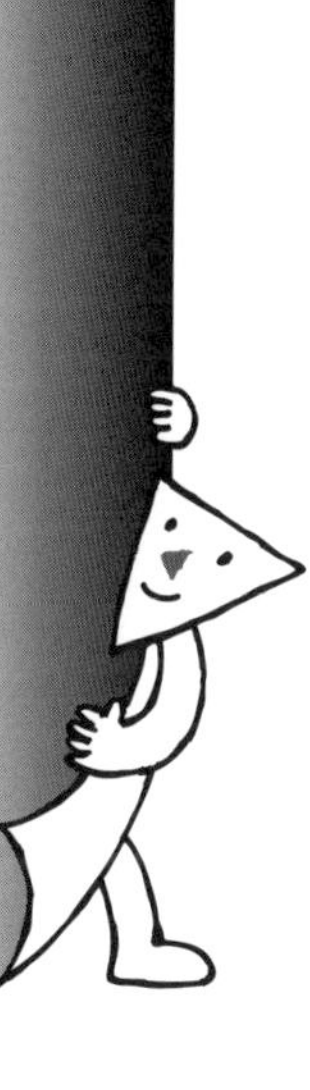

1 はじめに

発達障害は、先天的な脳の機能障害が想定されており、事故や病気など明らかな後天的な原因によって脳に損傷を受け、その結果、知覚や認知、遂行機能に障害が認められる高次脳機能障害とは分けて考える必要があります。そのため発達障害においては、「高次脳機能障害」という用語は通常用いません。しかしながら発達障害は、注意機能の障害や行動や感情抑制の困難といった、いわゆる「遂行機能障害」や特異的な記憶特性など、高次脳機能障害と同様に認知面での障害が学習や日常生活に影響を与えています。

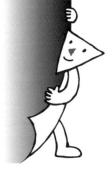

小児期の高次脳機能障害の症例によっては、脳の器質的な病変をはっきり確認することができず、適応上問題となる行動が果たして発達障害によるものなのか、高次脳機能障害によるものか判別が難しいケースもあります。また発達障害に見られる遂行機能の障害や言語障害、学習の障害、記憶の障害、運動機能の障害といっ

た知覚・認知面での障害、およびその結果生じる行動上の困難さは、高次脳機能障害でも見られます。筆者も経験があるのですが、交通事故などで脳に何らかの外傷がある可能性があるため脳画像検査を行っても明確な脳の器質的病変が認められない場合、注意障害や遂行機能障害があったとしても発達障害の症状であるかどうか判断できないこともあるかと思います。

本章は、主として幼児期・児童期に見られる発達障害と高次脳機能障害を紹介し、それらの類似性や相違点、対応について解説します。

2 発達障害の行動・認知特性

本節では、発達障害のなかでも自閉スペクトラム症（ＡＳＤ）、注意欠如・多動性障害（ＡＤＨＤ）、限局性学習障害（ＳＬＤ）を扱い、定義と有病率・発生率など最新の研究知見も踏まえて解説しますが、特に高次脳機能障害にも認められる行動特性や認知特性のなかでも注意や遂行機能を中心に概説します。本節で紹介する発達障害の認知特性は、主に知的能力の遅れがない発達障害の認知特性です。なお、本章で用いている「遂行機能」は、実行機能と同義と考えてください。

遂行機能については、その定義が研究者によっても異なり、非常に多様な定義が存在します。遂行機能は、日常我々が生活したり勉強したり、人と会話をしたり、ときとして考え込んだり、重大な決断を行うときに働く重要な高次の神経心理学的機能です。より狭義の意味での遂行機能を考えると、注意制御、すなわち必要な情報を優先的に処理するために選択的に処理資源を割り当てる心理機能であるとも言えます。しかしながらこの狭義の遂行機能の定義では、実際にさまざまな臨床場面を考えるといささか不十分であることも事実です。

筆者は、遂行機能で重要なのは、能動的で目標指向的である（意思が働く行動）と考え、本章では、森口[1]が示している「目標指向的な、思考、行動、情動の制御」を遂行機能として定義し述べていきますが、具体的にはプランニングや注意の切り替え（認知的柔軟性）、抑制機能、ワーキングメモリといった領域を含んでいると捉えてください。

Ａ　自閉スペクトラム症（ＡＳＤ）

【定義と有病率・発生率】

ＡＳＤは、社会的コミュニケーションおよび対人的相互反応における持続的な障害があり、限局的・反復的な行動や興味、活動、および感覚刺激に対する敏感さや鈍感さ、感覚の探求行動など、複数の行動的特徴が認められることで診断される発達期に現れる障害です[2]。

最近、日本におけるＡＳＤの有病率・発生率に関するデータが報告され、五歳までのＡＳＤの累積発生率は一・三一％、有病率が三・二二％（総合的な発達評価に参加していない者を調整したＡＳＤの有病率は、男児が四・〇六％、女児が二・二二％）といった報告[3]や、日本のＡＳＤの全国累積発生率は二・七五％、二〇一四年度のコホートによる発生率は三・二六％、との報告[4]があります。このようにおおむね三％程度がＡＳＤということは、ＡＳＤが決してまれな障害ではなく、多くの人がＡＳＤのある人と何らかの関わりを持つ機会があることを示しています。とりわけ知的能力の高いＡＳＤのある人は社会活動において成果を上げている人も少なくないことから、多くの人がＡＳＤのある人と学校や職場で関わることがあるはずです。

【行動特性】

ＡＳＤは、社会的コミュニケーションの障害があり、言語、非言語に限らずコミュニケーション全般にわたって対人社会的な関わりに困難を示します。コミュニケーションの困難さがあると、社会参加が著しく制限されるケースが多いことから、その兆候は幼少期から見受けられます。定型発達の場合、一歳を過ぎると自分の名前を呼ばれると何らかの反応を示したり、注意の共有や社会的参照行動、他者と興味を共有しようとしたりする行動が顕著に見られますが、ＡＳＤのある乳児ではこのような行動が見られないか、定型発達よりも遅く発達します。

限局的、反復的な行動様式（常同的または反復的な身体運動や会話の反復など）もＡＳＤの重要な行動特徴です。常同・反復行動は知的に遅れがないＡＳＤのある人にも見られますが、知的に遅れがある人ではより顕著に認められます。特定のものへの固執や、行動・習慣へのこだわりについては、知的に高いＡＳＤのある人にも認められます。こうした行動は認知的柔軟性の問題（思考や行動の切り替えの困難さ）にも関わってきます。

【認知特性（注意）】

ＡＳＤのある人には特異的な注意特性が認められます。定型発達の人は、局所よりも広域の刺激に注意を向ける非常に強い全体処理バイアスを有している一方、ＡＳＤのある人は弱い全体的統合、[5] 亢進した知覚機能[6]といったＡＳＤの注意特性を説明する理論で指摘されているように、ＡＳＤが持つ細部集中型の情報処理様式である「弱い全体処理」の注意特性を有しています。すなわち、定型発達の人では、特に視覚処理において全体処理が優位であるのに対して、ＡＳＤのある人は、全体処理が弱い、もしくは局所処理が強い認知バイアスを持つことが知られています。[7] とりわけ局所から全体へと注意を向け直すのが困難である一方、全体から局所へと注意を向けるのは問題がないと考えられています。[8] ＡＳＤのある人にとって部分処理特性は、刺激の一部分へと注意を焦点化することで生体内に取り込まれる情報の入力を制限し、情報処理負荷を調整するための適応的なメカニズム[7・9・10]と言えます。

【認知特性（遂行機能）】

ＡＳＤでは注意の切り替えについても困難さが指摘されていますが、遂行機能のなかでも認知的柔軟性や反応抑制について以前から盛んに研究されてきました。近年のＡＳＤの遂行機能のメタ解析を行った研究では、特定の遂行機能の機能不全が存在するわけではなく、プランニングや注意の切り替え、反応の制御など遂行機能の複数の領域において、また調査された年齢時期を問わずある程度の機能不全を示したことから、遂行機能不全が発達期を通じて一貫して認められるようです。[11] しかしながらこの知見は、ＡＳＤが遂行機能全般にわたり機能不全があることを示すものではありません。ＡＳＤの遂行機能研究では、個人差が非常に大きく、遂行機能のある領域によっては、問題が認められない人もいます。たとえば、あるＡＳＤのある人では認知的柔軟性にのみ課題があるが、他の遂行機能には問題がなく、また別のＡＳＤのある人では、認知的柔軟性に問題がないが、反応抑制に課題がある、といったことが十分起こり得るのです。ＡＳＤの細部の焦点化された情報処理戦略が、ときには適応的な側面も存在することを踏まえると、ＡＳＤにおける遂行機能不全は、ＡＳＤの社会性の障害や限局的反復的行動などといった行動上の適応困難の直接的な原因と言うよりも、これらの困難さをより際立たせる媒介因子として考えるのが妥当かもしれません。[10]

ＡＳＤの記憶特性も非常に独特です。これまでＡＳＤにおいてはエピソード記憶の減弱が報告されてきましたが、ＡＳＤの記憶研究のメタ解析によれば、ＡＳＤのある人では再認よりも想起においてより定型発達よりも記憶成績が減弱し、再認でも特に絵や物語の遅延再認課題でより困難さを示すようです。[12] この結果の解釈としては、特に遅延後に複数の情報の統合を必要とするようなより複雑な情報の符号化と再認を苦手としていると考えられます。通常、エピソード記憶の減弱は、記憶情報を整理し記憶へと符号化する一連の記憶過程の問題が想定されており、これらのプロセスには遂行機能が密接に関連しています。このような記憶特性は、ASDの遂行機能不全に加え、ASD特有の社会性の障害、すなわち社会的な文脈が関係している事象の記憶における特異的な問題であると言えるでしょう。

B　注意欠如・多動性障害（ADHD）

【定義と有病率・発生率】

ADHDは、不注意および／または多動・衝動性の症状、行動が日常生活および学業において悪影響が及ぶことで診断される発達期に現れる障害です[2]。

ADHDの有病率・発生率は、世界各地で報告されているのですが、非常にばらつきがあります。これらのメタ解析では、小児期・青年期の有病率は五・二九％[13]、近年の報告では三・四％[14]との報告があります。この障害は予後が決して悪いわけではなく、ADHDのある人の一五％が成人になっても診断基準を完全に満たすのですが、実に四〇〜六〇％の人は部分的に症状が軽減した人と分類されています[15]。「症状の軽減」とは、ADHDの特性がなくなったわけではなく、対処行動の習得などによって日常生活への悪影響が改善されたり、小児期に関連した項目が成人になると当てはまらなくなったりするなど、ADHDの操作的定義を結果的に満たさなくなった、という意味を含んでいます。このほかにも診断基準であるDSMは症状発現の発達的変化に対して十分な感度を持っていない可能性も指摘されています[15]。

【行動特性】

ＡＤＨＤは、不注意、多動・衝動性が認められますが、不注意については特に注意の維持・持続に困難が認められ、多動・衝動性は行動の制御・抑制に困難が認められます。これらの行動の背景には、報酬系の機能不全が指摘されています。いわゆる「(報酬を目の前にして)待てない」という行動は、行動の制御が難しいか、将来得られる報酬(遅延報酬)に対して十分な見通しがもてない結果、その場の報酬(即時報酬)を選択してしまう、といった行動の現れであると考えられます。

報酬遅延回避行動は、ＡＤＨＤにそもそも動機づけられていると考えるモデルがあります。この遅延回避仮説では、即時的な報酬と遅延報酬の選択に直面した場合、即時性を選択するが、それが選択できない場合は、遅延中の時間を紛らわすような不注意や過活動として現れ、遅延回避行動は時間に関連する認知機能であるワーキングメモリやプランニングの問題を二次的に生じさせると考えられています[16]。

ＡＤＨＤは他の発達障害とはやや異なり、これまでの研究から四つの発達軌跡(①三～五歳の幼児の早期発症する群、②六～一四歳の学齢期に発症し経過が持続する群、③学齢期に発症し思春期・青年期に症状が消失する群、④思春期・青年期または成人期(一六歳かそれ以上)に発症する群)があることが示唆されています[17]。このような複雑な発達表現型を示す理由としては、たとえば小学校高学年くらいになると、これまで目立っていた多動が落ち着いてくることがあります。この年頃には遂行機能を司る前頭葉の発達や内言語による行動制御ができるようになるからとも考えられます[18]。そのほかにも環境要因も大きく関与しており、それぞれのライフステージにおいて社会的に要求される水準や状況が異なるなど、社会環境と個人的要因の相互作用によって症状が変化する生態学的な要因も関係してきます。

【認知特性（注意）】

ＡＤＨＤの中核症状として注意力の障害が挙げられますが、注意全般に障害が及んでいるわけではありません。ＡＤＨＤは、持続的注意、注意の維持や制御に困難さを抱えていますが、実際のところ注意レベルは環境に大きく依存します。つまり、特定の環境下においてはこうした注意の制御の問題が際立ちますが、またある別の環境下では「過集中」も起こり得ます。神経科学的には、前述した報酬系が関与していると考えられますが、臨床では環境との相互作用による生態学的な視点で考える必要もあるでしょう。

特に臨床で問題となってくるのが、他の刺激が気になって注意すべきことから注意が容易にそれてしまい、結果的に注意が持続しない「注意の被転導性」です。注意課題実施中に妨害刺激を挿入して課題成績に影響があるかを検討した研究では、ＡＤＨＤのある子どもでは定型発達と比べて妨害効果が大きいことが示されています[19・20]。

ＡＤＨＤは通常低覚醒であり、ボーッとして注意を向けていないと思われる行動をとることから、低覚醒も不注意の要因の一つと考えられます。ＡＤＨＤの子どもに多動が見られるのは、最適な覚醒レベルを維持するためである考えられており、子どもが動いた後は落ち着くことがあります。覚醒と関連した研究では、注意課題実施中に無音の状態で課題を行う条件とホワイトノイズを流す条件でＡＤＨＤの注意課題の成績を検討しました。その結果、ＡＤＨＤのある子どもではノイズ条件のほうで課題成績が良い一方、定型発達の子どもでは成績が悪化し、逆にノイズがないとＡＤＨＤの子どもは成績が悪化し、定型発達の子どもは成績が良くなりました[21]。一定の刺激があると注意を妨害するような刺激が埋没してしまい、転導性が減弱する（Ｓ／Ｎ比が悪くなる）ことで刺激の強いものに注意が向く）とも解釈できますが、ノイズを取り込むことによって適切な覚醒水準が維持されるようになり、注意レベルを改善する可能性を示唆する研究とも言えます。

なお、これまではボーッとして注意を向けていない行動はＡＤＨＤの一症状とも考える立場もありましたが、近年白昼夢や眠気、不活発さといった行動を示す一群をsluggish cognitive tempo（SCT：緩慢な認知速度）として区別しています。SCTとADHDは両者が併存することもあり、SCTにも遂行機能障害があることが指摘されています[22]。

【認知特性（遂行機能）】

ADHDは、ASDの遂行機能不全とはやや異なるものの、持続的注意のほかプランニング、抑制機能の機能不全といった典型的な遂行機能障害を示します[23]。一般的に注意の維持や抑制機能の障害は、主として前頭前野における遂行機能の機能不全が示唆されていますが、デフォルト・モード・ネットワーク（DMN）と背側および腹側注意ネットワーク、顕著性ネットワークとの間の非定型な相互作用の可能性も検討されており、DMNとマインドワンダリングとの関係が、外部に集中した注意を維持する注意ネットワークを妨害、または混乱させる可能性が示唆されています[24]。

覚醒と注意に機能不全があれば、当然遂行機能の問題が生じてきます。ADHDの遂行機能は、ASDと同様非常に個人差が大きく、人によっては遂行機能の領域（行動抑制やプランニング、セットシフティング、ワーキングメモリなど）ごとのばらつきが激しく、ASDと同様、遂行機能障害はADHDにのみ特異的に認められるわけではありません[17]。

C　限局性学習障害（SLD）

【定義と有病率・発生率】

SLD（以下、本章では通常よく用いられているLDと表記）は、知的な遅れがないにもかかわらず、学習や学業的技能の使用に困難があり、その困難を対象とした介入が行われているにもかかわらず、読字の正確性や流暢さ、読字による意味理解の困難さ、書字困難、数概念および算数の修得困難、数学的推論の困難さについて、その人の暦年齢に期待されるよりも著しく低く、その結果学業や社会生活における適応上の問題が認められる場合に診断される発達障害です[2]。なお、読み書き障害はディスレクシア、算数障害はディスカリキュリアとも呼ばれており、発達上の障害であることを強調するために「発達性」と先頭に付けて呼ぶこともあります。LDは、言語優位半球の角回から縁上回付近の脳損傷によって生じる「ゲルストマン症候群」と類似した障害が認められることから、「発達性ゲルストマン症候群」と呼ばれていたこともありました。

日本におけるLDの有病率・発生率に関するデータは、実のところはっきりしません。DSM-5では、有病率は学齢期で五～一五％、成人では約四％との記載がありますが、仙台市で行われた小学生を対象とした調査では、〇・七～二・二％と報告されています[25]。宇野ら[26]の調査では、読み書きの得点がマイナス一・五SD未満となった子どもの割合は、ひらがなの読みが〇・二％、書きで一・六％、カタカナの読みが一・四％、書きで三・八％、漢字の読みが六・九％、読みで六％と、文字によって異なることを報告しています。なお、この調査では読みの流暢性のみ問題を抱える児童が含まれていないことから、実際の出現率は八％を超える可能性も指摘されています[27]。アルファベット圏の文字体系の有病率が約五～一〇％であることを考えると[28・29]、ひらがなの表音文字と漢字の表意文字が混在する日本語の文字体系の多様さが出現率に表れていると言えそうです。

【行動特性】

ASDやADHDと比べて、学習面での特性、および付随して現れる二次的な問題を除き、LD特異的な行動特性はありません。LDの場合は、他の発達障害との併存が高率で認められていますので、適応上の問題がある場合は、LD特異的というよりもむしろ他の発達障害の特性が問題となっていると考えるべきです。

学習面では、定義の部分でも触れたように、読字の正確性や流暢さの問題を抱えています。具体的には読みの場合は、逐次読み、勝手読みなどの読み誤り、語句や文節の不適切な区切り、長文になると途中でどこを読んでいるか分からなくなる、などが見られます。書きの場合は、特殊音節の表記ミスや、カタカナや漢字の似ている形態での誤り（アルファベットでもｐとｑの混同など）、画数が多く複雑な漢字だとミスがさらに多くなります。

算数障害については、実のところはっきり分からないことが多いようです。筆者が関わった子どものなかでも、純粋な算数障害のみ見られる症例は経験がありません。算数障害と言われる症例の多くは、読み書き障害を併存しており、結果的に読み書きが苦手なために数処理や計算の流暢さ、正確さの問題が現れているのかもしれません。後述する視覚認知障害も数情報の処理に関係してきます。読み書き障害がなくとも、知的能力が境界域にある場合も算数障害のような症状が見られますし、他の発達障害が見られたりするなど、他の要因で説明がつくものが多いです。

これらの学習面での特性は、結果的に文字などに興味をなくすことになり、語彙力や学力の低下を招き、学業不振の要因の一つとなります。児童期では、学習困難が認められると不登校といった適応上の課題が見られたり、内在化問題、外在化問題を招いたりするおそれがあります。加えて併存している他の発達障害があると、こういった心理的問題が悪化することから、単に学習面での配慮、支援だけではなく、併存する発達障害に対する対応も重要になってきます。とりわけ発達性協調運動障害（ＤＣＤ）の併存もよく見られることから、手先の不器用は書字の問題と密接に関わってきます。

【認知特性（注意）】

読みや書きは、単独の認知機能ではなく、短期記憶や視覚認知、聴覚認知などさまざまな基礎的な認知機能に支えられています[30]。そのなかでも、音韻障害はＬＤの中核症状と考えられており[31]、エビデンスも蓄積されています[32]。一方で、ＬＤの読み困難の原因として視覚的注意障害（視覚的注意の空間的方向づけの問題や注意の解放の問題のほか、視覚的注意スパンの問題）の存在が指摘されています[33]。さらに、音韻障害ではなく、空間的注意に関連した視覚的注意メカニズムの異常こそがＬＤの起源であるとしてする研究者もいます[34]。書記素－音素対応と音韻認知の発達には、視覚系の背側経路が重要な役割を担っているという証拠もあり[35]、依然として議論が続いています。川﨑[27]は、特に読み正確性と音韻情報処理能力、書き正確性と視覚情報処理能力、読み書きの流暢性と自動化能力の関連が深く、視覚機能、注意機能、全般的知的発達などの要因も影響を及ぼすことを指摘しています。結論としては、ＬＤの場合は、音韻障害か視覚認知障害、またその両方が認められると考えてよいでしょう。

【認知特性（遂行機能）】

読み書きと遂行機能は、密接に関係することは疑いのない事実です。ファラーら[36]は、抑制や切り替え、記憶、注意、意味づけの探索における認知制御、プランニングに関係するさまざまな読字モデルを通して、読字と遂行機能の関係について論じており、これらの遂行機能の障害は学齢期から成人期まで認められていることを指摘しています。ただし、ＬＤの遂行機能を考えるうえで注意すべき点としては、ＬＤと他の発達障害との併存です。特にＡＤＨＤとの併存は比較的多く認められますが、ＡＤＨＤは遂行機能障害を抱えていることから、ＡＤＨＤの遂行機能障害が読み書きに影響を与えている可能性も十分考慮すべきでしょう。遂行機能の障害が読み書きの原因となっているのか、もしくは読み書き障害が先行した結果、遂行機能の発達的な遅れが生じているのかについては、議論の余地がありますが、おそらくどちらが先ということではなく、どちらも互いに影響を与えている可能性はありそうです。

3 高次脳機能障害が見られる小児期・児童期の疾患

A てんかん

てんかんは、重い症例ですと後天的に失語症や視覚認知障害、記憶障害、遂行機能障害などさまざまな高次脳機能障害を引き起こす可能性があります。特に側頭葉てんかんは、慢性症候性てんかんの約七〇～八〇%を占め、その約半数は海馬の硬化・萎縮を伴うことから、記憶、特にエピソード記憶の障害が主として認められますが、意味記憶の障害もあり、エピソード記憶よりも側頭葉の新皮質機能障害との関連が強いと考えられ、海馬の病態や機能障害と直接関連していると考えられています[37]。

ランドウ・クレフナー症候群は、幼児期から難聴の症状が現れ、発語の異常から失語症、聴覚失認などの症状が出現します。この症候群の言語症状の特徴として進藤[38]は、①発症までの言語発達は正常、②通常は聴覚的言語理解の障害で始まり、次第に言語表出の障害が進行する、③自発語はあっても音の置換や不適切な語の使用のため明瞭度が低くなる、④短期間に、ウェルニッケ失語、全失語、聴覚失認、語聾という形で進展し回復していく例が見られる、⑤症状の寛解憎悪が見られることが多いが、数年の経過で言語症状、聴覚理解は改善していく傾向が見られるため、長期的に経過を見ていく必要がある、と述べています。この疾患はてんかんを高率で認めることから、てんかんとの関連性が疑われているものの、はっきりとした原因は不明です。

てんかんは、脳の機能的な組織をも変化させることがあり、後天的に高次脳機能障害を引き起こしますが、発達障害を含め、さまざまな疾患にてんかんの併存が認められます。てんかんの認知機能評価を行う際には、こうした併存疾患が先行してその後に発症したてんかんが認知機能を憎悪させているのか、発達的な視点も考慮すべきです。これらの点も考慮して、てんかんに関連した認知機能障害は、発達神経心理学的な枠組みで捉える必要があります[39]。

てんかん発作を治療する目的で、発作を起こす大脳皮質の責任病巣を外科的手術により切除したり、対側の脳に発作が及ばないように脳梁離断術を行ったりすることがあります。ほとんどのケースでは、子どもの脳の可塑性を期待して切除手術を幼児期早期に行います。筆者は、左前頭葉の一部を幼児期早期に切除した子どものリハビリを担当した経験がありますが、抑制機能の低下が認められたものの、日常生活に著しい問題が生じるレベルではありませんでした。ですが、高次脳機能障害が残存するケースもあり、予後はケースバイケースです。小児の複数の症例より切除部分の脳機能を別の脳部位が代償することが確認されていることから、いずれにせよ適切な療育や教育を早期から受けることがとても重要となってきます。

B　脳血管障害

小児における脳血管障害の頻度は少ないですが、脳出血では脳動静脈奇形破裂が多く、脳梗塞ではもやもや病や脳外傷に伴うものなどがあります。小児の脳血管障害による高次脳機能障害の症状では、失語が多く、注意障害、記憶障害、感情制御の障害が現れるのが特徴です[40]。

小児の脳血管由来の疾患で有名なのがもやもや病です。もやもや病は特にアジア圏で多く見られる原因不明の脳主幹動脈閉塞性疾患です。小児期で外科的治療として血行再建術を行うことで良好な予後が期待できますが、高次脳機能障害についても改善される症例があるものの、データが乏しいのではっきり分かっていないのも事実です[41]。

C　脳症

小児の高次脳機能障害を生じる疾患では、急性脳症と脳外傷によるものが多いとされています。急性脳症による後遺障害としては、知的障害が最も多く、次いでてんかん、運動障害が見られますが、高次脳機能障害の割合は大きくはないものの、視覚認知障害と注意障害、記憶障害、遂行機能障害が認められることから[40]、早期発見は重要になってきます。急性脳症の原因は不明なことが多いですが、比較的よく知られているのがインフルエンザ脳症です。

インフルエンザ脳症は意識障害が特徴とされますが、インフルエンザに罹患した際けいれんを合併しやすく、熱せん妄の症状である異常言動・行動も認められることがあり、脳症との鑑別が難しい場合があります。近年治療技術の進歩や抗インフルエンザ薬、ワクチンなどで重症化リスクは抑えられるようになりましたが、重症化すると死亡することもあり、後遺症が残る場合が多いとされています。後遺症としては、運動麻痺や嚥下障害、視力・聴力障害が見られることがあります。精神障害としては、知的障害およびてんかんが多く、視覚認知障害や失語、記憶障害が残ることもありますが、個々のケースによって種類、程度はさまざまです[42]。

ムンプスウイルスによるおたふくかぜ（流行性耳下腺炎）の後遺症として、片耳の聴力が失われるムンプス難聴は、テレビドラマでも扱われたことがあることからよく知られている後遺症の一つです。ワクチンの接種によって重症化リスクはかなり抑えられますが、副反応による後遺症（無菌性髄膜炎）が報告されてから、現在日本では任意接種のワクチンとなっています。そのため、ワクチン未接種によるムンプス難聴は現在においても見られています。片耳の難聴は気づかれにくいため発見が遅れる場合もあり、注意が必要です。

まれではありますが、小児でもヘルペス脳炎による高次脳機能障害が報告されています。この脳炎の好発部位は側頭葉で、両側聴皮質損傷による聴覚失認が起こることがあります。症状としては、発病後は音声言語の理解・表出が不可能となり、コミュニケーション・モードは身振り、手話・指文字などのサイン言語や文字など視覚を媒介とするモードに限られ、聴覚認知障害の病状の回復は困難とされています[38]。

低酸素性虚血性脳症は、出生時に見られることがあります。新生児低酸素性虚血性脳症は、母体内、ないしは分娩中に何らかの原因で新生児の脳への酸素供給が滞るために起こり、仮死状態で出生することもあります。低酸素や虚血が原因で中枢神経系の障害をもたらしたり、他の臓器への血流が減少するために多臓器不全のリスクもあったり、重症化すると知的障害のほか脳性麻痺やてんかんなどの後遺症が残ることがあります。新生児以外での低酸素性虚血性脳症は、溺水、心疾患、窒息などで起こることが多く、後遺症として知的障害のほか、視覚認知障害、注意障害、感情コントロールの不全などが挙げられます[43・44]。ただし、高次脳機能障害は他の後遺症と比べて割合として多くはなく、より主要な障害が前面にたつため、高次脳機能障害が問題になることは少ないと言えます[40]。

D　外　傷

【脳外傷】

脳外傷は、大きく分けて局所性脳損傷とびまん性脳損傷に分けられます。一次性の脳損傷としてのびまん性軸索損傷や脳挫傷などの脳損傷は、局所性脳損傷と比べて広範な前頭葉障害による高次脳機能障害が主症状となります[45]。河井ら[45]は、びまん性軸索損傷や脳挫傷などの脳損傷は、二次性の脳損傷脳虚血や急性頭蓋内圧亢進、低酸素血症や貧血などにより、前頭葉を中心とした脳神経系ネットワークが広汎に障害されることが多いと指摘しています。脳外傷による高次脳機能障害の症状としては、記憶障害のほか、注意障害、感情制御の問題、プランニングの障害など遂行機能障害が認められますが、脳外傷の程度や受傷年齢などによって症状、予後はさまざまです。

学齢期になると、交通事故のほか、授業や部活動で行う柔道や球技などによって脳を激しく打ち、びまん性脳損傷のうち軽症例とされる脳震盪後症候群による記憶力の低下や注意維持の困難、判断力の低下といった認知機能低下が起こる場合があります。びまん性軸索損傷も意識障害とともに同様の認知機能の低下が認められます。

脳外傷慢性期の脳画像と高次脳機能障害との関連では、脳室拡大や海馬の萎縮は遂行機能の低下と関係しており、脳梁萎縮、帯状回萎縮、脳弓萎縮は社会性認知障害の低下と関連し、脳全体のダメージを反映する脳室拡大を伴った脳萎縮は、びまん性脳損傷後の慢性期画像所見の代表的所見とされ、記憶、注意、遂行機能を含めた全般的認知機能が障害されます[45]。

言語優位半球の角回から縁上回付近で脳損傷が認められる場合、手指失認や左右失認のほか、失書、失算といった症状で特徴づけられるゲルストマン症候群が見られることがあります。ゲルストマン症候群は、ＬＤと症状が非常に類似しており、低年齢で脳外傷を受けた場合、ＬＤとの判別が非常に難しくなりますが、教育的支援、介入方法に関しては両者の障害に大きな違いはなく、支援という側面に限って言えば両者を鑑別する必要はないと個人的には感じています。

【虐　待】

乳幼児期で見られる深刻な外傷の一つとして、虐待による脳外傷があります。虐待は身体的な外傷のほか、心的外傷も大きな問題となります。何より前者は見える外傷だと分かりやすく、発見も早いですが、後者は分かりづらく、発見が遅れてしまいがちです。近年、「マルトリートメント（不適切な養育）」という言葉を多く見かけるようになりました。虐待は、身体的虐待や性的虐待のほか、ネグレクト、心理的虐待といった比較的見えづらい虐待も含みます。マルトリートメントはこうした身体的、心理的虐待行為はもちろん、子どもの発達を妨げるような不適切な養育を幅広く包括している用語と言えます。

虐待を含むマルトリートメントは、脳そのものにも変化をもたらします。児童期に親のドメスティックバイオレンスを目撃しただけでも脳が萎縮するというデータもあります[46]。タイシャーら[47]は、マルトリートメントの脳への影響について、海馬や前帯状皮質、腹内側皮質、背内側皮質の体積の減少のほか、脳梁や上縦束、尾状束、帯状束といった主要線維路の発達に影響を与え、ストレスを処理・伝達する感覚系の発達を変化させると述べています。このタイシャーらのレビューでは、報酬系の障害についても触れており、報酬の受け取りに対する腹側線条体の反応は、出生から九歳くらいまでの間、特に虐待の影響を受けやすいことを指摘しています。

虐待によって発達障害様の行動特徴が認められることがあります。愛着障害はDSM-5では、心的外傷およびストレス因関連障害群に位置づけられ、「反応性愛着障害」と「脱抑制型対人交流障害」（以後、特に断りがない場合、両者を愛着障害と表記）と別々に分類されるようになりました[2]。どちらも虐待、マルトリートメントが原因で後天的に生じる障害です。

「反応性愛着障害」は、大人の養育者に対する抑制され、情動的に引きこもった行動を示し、対人関係のなかで抑制的な反応を示します。非常に警戒的で、不安が強く、人に対して不信感を示すような行動が見られる子どももいます。ASDが認められないことが診断の条件なのですが、ASDとの誤診がしばしば認められるように、他人に対して関心を示さず、視線が合わないなど臨床像はASDに似ています。

「脱抑制型対人交流障害」は、見慣れない大人に積極的に近づいたり、なれなれしい言語的または身体的行動が見られたりします。通常、幼児は養育者に対して強い愛着を示す一方で人見知りが見られますが、脱抑制型対人交流障害の場合は、特定の人物に対して愛着を求めるのではなく、不特定な人物に愛着を求めてきます。

反応性愛着障害と行動が一見真逆で、社交的に見えますが、無差別に愛着を求めてくる見知らぬ子どもが寄ってくると、多くの人は警戒してしまいます。この障害もＡＤＨＤが認められないことが診断の条件なのですが、こちらもＡＤＨＤとの誤診がしばしば認められるように、比較的多動で落ち着きがなく、注意の持続が難しい、といった臨床像はＡＤＨＤそのものと言ってもよいかもしれません。

発達障害と非常に鑑別が難しい愛着障害ではありますが、友田[48]はＡＳＤとの違いについて、環境が変われば症状が落ち着くことが多く、こだわりを示すことがあまりなく、共同注視に問題が見られない、報酬にかかわらずやる気がでない、といった点を指摘しています。一方で、同様に友田[48]はＡＤＨＤとの鑑別は専門家でも難しいと述べています。虐待と発達障害の関係について杉山[49]は、子ども虐待の既往がない親子において、親が子どもの発達障害ゆえに虐待を行うことはなく、虐待が絡む症例は、必ずその上の世代に子どもの虐待の既往がある場合に限られる、といった重要な指摘をしています。

近年マルトリートメントに関連して、これまでラターら[50]のグループが縦断的に追跡調査してきた、いわゆる「チャウシェスクベイビー」の最新の調査報告が発表されました。この調査の経緯としては、冷戦崩壊直後に遡ります。当時のチャウシェスク政権下のルーマニアで劣悪な環境の施設で過ごした子どもたちが、政権崩壊後に英国の家族に養子として迎えられました。この子どもたちを追跡調査したのがラターらのグループで、英国に入国した時点で社会的な相互交渉やコミュニケーション、反復的な行動様式といったＡＳＤに見られる症状のほか、不注意や多動、認知障害などの症状が多くの子どもで認められ、当初は見られなかったが思春期になって情緒的な問題の兆候が現れ始めた人もいました。その後の報告では、急速に改善傾向を示しましたが、その後のソヌガ-バークら[50]の報告では、ＡＳＤおよびＡＤＨＤの行動特性を示す人が対照群よりも明らかに多い結果が得られています。注目すべき点は、マルトリートメント受けた子どもは、ＡＳＤおよびＡＤＨＤ様の行動特性（社会的な相互交渉やコミュニケーション、反復的な行動様式、および不注意や多動）の予後が悪い一方で、認知障害は改善することです。さらに六歳以前と以後では予後に大きな違いが生じています。すなわち、マルトリートメントに暴露している期間の長さは予後に決定的な影響を与える、ということです。

4 幼児期児童期の高次脳機能障害の特徴と対応

A 幼児期児童期の高次脳機能障害の特徴

栗原[40]は、小児の高次脳機能障害の神経心理学的特徴として、外傷性脳損傷では成人発症例に見られる症状と類似しており、急性脳症では視覚認知障害、対人技能の問題、注意障害、記憶障害などが、低酸素性脳症では、視覚認知障害、感情コントロールの問題、注意障害などが、脳血管障害では失語が多いと述べています。こうした症状は原因疾患や障害される脳部位、受傷年齢などで違ってきますが、さまざまな症状がライフステージやライフスタイルによって目立たなかったり、逆に顕在化したり、あるいは二次的な不適応を起こしたりと変化しやすいと考えられます[51]。

野口ら[52]は、小児の脳損傷に特有の障害像として、①発症（受傷）以前に獲得した学習スキルは比較的保たれている、②損傷による影響を受けていない領域に関しては高い能力を示すことや、逆に特定の能力のみ障害を受ける場合がある、③損傷以前のセルフイメージを有している、④障害像の変容が著しく、とりわけ発症（受傷）から一年以内の回復が著しいこと、⑤障害がすぐには現れず、遅延して生じ得ること、などを挙げています。

幼児期や児童期における高次脳機能障害では、発達とともに症状が変化するということに留意すべきでしょう。もちろんケースバイケースではありますが、早期からの適切な治療や療育、教育は非常に重要で、予後にも大きく関係してきます。特に幼児期および発症（受傷）後早期では、子どもの脳の可塑性から、症状の改善および克服が期待できる場合があります。対応が遅れたり、教育的な対応がなされないと、当該症状の改善が遅れたり、無理解による叱責や自己肯定感の低下などによって抑うつなどの内在化、およびイライラや攻撃性といった外在化問題が生じてくることがあります。

発達障害や他の疾患の併存が認められることも押さえておくべきことでしょう。ＡＳＤやＡＤＨＤなど発達障害のある場合、遂行機能不全が少なからず認められますし、知的機能の低下も認められます。さらにてんかんの併存率も高いのも特徴と言えます。さらに虐待、マルトリートメントが絡むと、非常にややこしくなります。物理的な脳へのダメージによる脳外傷はもちろん、心的外傷も関係してきますし、発達障害様の症状が認められる愛着障害も関係してきます。杉山[49]は、虐待が絡んだ発達障害は難治性で、その重症さが他の発達障害に比較して際立っているので、臨床的にトラウマ系発達障害として分類するのが有用であると述べています。

Ｂ　発達障害と高次脳機能障害との鑑別

発達障害と高次脳機能障害は、小児では非常に判別が難しいケースがあり、まさに「卵が先か、鶏が先か」といったように、はっきりしない場合があります。事故後に意識レベルを評価する『ＪＣＳ』が中等度以上、かつ脳画像検査などで明確に脳の器質的病変が認められれば、高次脳機能障害が原因と考えることにあまり躊躇はないと思いますが、意識もはっきりしており、脳画像検査で病変がはっきり認められない場合で、遂行機能障害が確認できるケースでは、判断は難しいでしょう。橋本[53]は、このような小児のケースで脳の器質的病変が確認できない場合は、もともとの発達障害の症状が前面に出てきたと考えるべきだ、と述べています。筆者も臨床で関わるうえでは、発達障害の可能性も考えて対応するのが現実的だと考えます。ケースによっては、脳画像検査で病変が確認できるが、生育歴の聞き取りなどを行った際に発達障害が強く疑われる場合もあります。脳の病変が発達障害にも認められるような症状を悪化させている可能性がある一方、どこまで脳損傷によって認知機能を悪化させたかは、場合によっては判断が難しいこともあります。

心理臨床家としての筆者の立場では、リハビリテーションや心理教育的支援の際に発達障害か高次脳機能障害かを判断する必要性はあまり感じません。生育歴などの聴取は重要ですが、それらに加えて現段階での認知・神経心理学的なアセスメントを行い、発達特性・認知特性の評価をしたうえで、適応上の問題となる行動に対してどのような心理・教育的な支援ができるかを検討すべきだと考えます。ですが、医師としては診断を行う必要があり、心理職は診断のために認知・神経心理学的なアセスメントのほか、詳細な生育歴の聴取に加えて、発達障害の診断に特化したアセスメントの実施も求められます（子ども自身やその家族の精神的な負担はもちろん、自動車事故の場合、損害賠償請求などが関わってくるので、診断や判断は非常にデリケートな問題です）。

発達障害との鑑別では、発達障害の診断に有用なアセスメントが開発されていますので、それらを用いることで、診断の際の有力な判断材料になります。特に子どもの生育歴、発達歴の聴取は必須です。加えて、発達障害で特徴的に見られる行動および認知的問題を同定することも重要です。たとえば先ほどの学習不振の例ですと、受傷前に音韻障害と思われるエピソードがあったかどうか、ＤＣＤに関係する運動の不器用さは小さい頃からあったかどうかは、発達障害の有無を判断する材料の一つとなり得ます。もちろん聞き取りだけでははっきりしない場合も多いので、これまで書いてきた学習ノートや学校の先生の聞き取りに加え、現在における認知・神経心理学的検査の結果も踏まえて検討する必要があります。

C　小児期における認知・神経心理学的検査

この時期の高次脳機能障害の課題としては、高次脳機能障害を評価できる幼児期児童期の認知・神経心理学的検査が成人ほど充実しておらず限られていることです。現段階で筆者が臨床で用いていて、比較的有用と思われる認知・神経心理学的検査と評価可能な認知機能について、表10-1にまとめました。

筆者は通常の臨床においては、児童期では『WISC-V』、幼児期の場合では、『WPPSI-Ⅲ』か『新版K式発達検査』の実施を試みます。『WISC-V』などのウェクスラー式知能検査は、神経心理学的検査バッテリーとしてある程度の認知機能障害を推定することができることから、実施をお勧めします。ですが小児のてんかんの場合、注意すべき点として、てんかんの発症の結果としてIQが低くなることが多いことから、これらの知能検査から特定の認知機能障害を特定するために用いると、子どもの能力を過小評価することになるため、てんかんを発症した子どもの検査結果は、他者との比較を控えるなど、慎重に解釈すべきです[37]。

知能検査および発達検査を行ったうえで、さらに詳細な検査を検討するのであれば、『日本版KABC-Ⅱ』および『DN-CAS認知評価システム』を用いることがあります。『日本版KABC-Ⅱ』は、二歳六カ月から一八歳一一カ月まで使用可能な検査であり、知能検査や発達検査を行った後、継次処理や同時処理能力、プランニングのほか、学習能力、流動性推理、結晶性能力が測定可能です。『DN-CAS』は、プランニングなどの遂行機能、および記憶や注意の評価をするうえでは有用な検査です。成人の神経心理学的検査としてよく用いられている『トレイル・メイキング・テスト（TMT）』と同様の検査である「系列つなぎ」も収録されています。なお、こちらは五歳から一七歳一一カ月までなので、幼児期初期には用いることができません。

高次脳機能障害の場合、特に低年齢の場合は運動面の評価も重要になってきます。『新版K式発達検査』は運

表 10-1　高次脳機能障害に有用な検査と評価可能な認知機能

検査名	言語概念／言語理解力	言語的推理力／思考力	語彙力	非言語的推理力／思考力	空間認知	視覚性ワーキングメモリ	聴覚性ワーキングメモリ	対連合学習	読字	書字	算数	プランニング	注意	処理速度	微細運動
WPPSI-III	◎	○	◎	○	○								△	◎	△
WISC-V	◎	○	○	◎	◎	◎	◎				○		△	◎	△
KABC-II		○	○	○	○	○	○	○	◎	◎	◎		△	△	△
DN-CAS	○			○		○	○					◎	◎		
PVT-R			◎												
STRAW-R									◎	◎	◎		△	△	△
音読検査※									◎		◎			△	
URAWSS	△								△	△			△	◎	
WAVES					◎	○							△	○	◎

注：◎は指標として評価可能。○は下位検査から評価可能。△は下位検査から想定可能。
※は『特異的発達障害診断・治療のための実践ガイドライン』に掲載。

動面の評価が充実していないので、三歳六カ月まででしたら『ベイリー乳幼児発達検査第3版（Bayley-III）』を実施するとよいでしょう。作業療法士が用いる『JPAN感覚処理・行為機能検査』は、四歳から一〇歳まで実施できる運動面や体性感覚、視知覚機能などを評価できる検査であり、運動評価という点では小児ではよく用いられている検査の一つです。標準化されてからかなり時間が経過していますが、二歳九カ月から六歳二カ月まで実施できる『JMAP日本版ミラー幼児発達スクリーニング検査』も臨床ではしばしば用いられています。

発達障害の診断に有用な検査としては、ASDであれば保護者に対して半構造化面接で評定する『PARS-TR（日本自閉症協会版広汎性発達障害評定尺度テキスト改訂版）』があります。全世界でスタンダードな検査として、『ADOS-Ⅱ』（直接検査）と『ADI-R』（面接評価）がありますが、こちらはライセンスの研修を経たうえで臨床使用が可能な検査となります。質問紙では、幼児期初期では『M-CHAT』、二歳以上では『対人コミュニケーション質問紙（SCQ）』や『社会応答性尺度（SRS-2）』、児童期では『自閉症スペクトラム指数（AQ）・児童版』がよく用いられていますし、比較的手軽に用いることができます。ADHDでは、『ADHD-RS』『Conners 3』がありますが、いずれも質問紙で年齢も主に児童期からの評価になります。LDの評価では、宇野ら[54]の『改訂版標準読み書きスクリーニング検査（STRAW-R）』と稲垣[55]の『音読検査』、河野ら[56]の『URAWSS』がありますが、いずれもスクリーニングを目的とした検査となっており、評価できる能力が異なります。幼児ですと『絵画語い発達検査（PVT-R）』により語彙力を調べますが、類似の課題が『WPPSI-Ⅲ』にもあります。視覚認知や書字と関連する微細運動の評価は、『フロスティッグ視知覚発達検査』がしばしば使われていますが、標準化されたのがほぼ半世紀前ですので、筆者は奥村ら[57]の『WAVES』を使うことがあります。

小児の検査を行った人であれば誰しもが経験することですが、子どもの覚醒状態（眠さ、疲労、イライラ、多動）や動機づけの問題、注意の問題に悩まされることがあったと思います。筆者も、検査前に子どもに泣かれてしまい、結局検査ができなかったり、注意集中に困難があって、検査がすべて終了できず中断したりといった経験があります。こうした問題は、検査結果にも大きく影響を与え、子どもの能力が過小評価されることも十分あり得ます。子どもへの直接検査の実施に何らかの問題が生じた場合、質問紙を用いて発達評価を行ったり、『Vineland-II 適応行動尺度』を用いた半構造化面接により適応行動（六歳までは運動の評価も可能）を評価したりすることで、より正確な子どもの評価を行うことができます。環境調整の手がかりを得るために、『SP感覚プロファイル』を用いることもあります。

脳症や外傷などによる脳損傷の結果、高次脳機能障害が疑われる場合は、通常CTおよびMRIなどの脳画像検査を速やかに行いますが、発達障害の疑いとして受診した際にも除外診断を行う目的で脳画像検査を行う場合がありません。通常は発達障害の疑いのみで受診して脳画像検査を行うことはあまりありませんが、発達障害はてんかんの併存率が高く、てんかんも疑われる場合は脳波検査のほか、大学病院など実施施設が限られてしまいますがＭＲＩや脳磁図検査を行うことがあります。脳画像検査などを実施する際、小児の場合体動によるアーチファクトが問題となるため、経口鎮静薬であるトリクロホスナトリウム（トリクロリールシロップ）などで鎮静させてから撮像することがあります。

認知・神経心理学的検査では、弱み（苦手なところ、できないところ）を知るだけではなく、強み（できるところ、生かせるところ）を知る、というのが大きな目的です。リハビリでは弱みに対する訓練もしますが、一方で強みをどう生かすか、弱みに対して対処行動をどうとるか、という点も適応を考えていくうえでは重要です。いかに「やれる」「できる」といった自己効力感をつけていくかが、支援者における目下の重要な課題となります。

D　対応・支援

最後に、高次脳機能障害の子どもの対応・支援について述べます。野村ら[51]は、約二〜三割が高次脳機能障害の診断・支援までに一年間以上を要した事例があった理由の一つとして、脳損傷の急性期治療では救命的な治療が優先され、急性期終了後に記憶障害、注意障害、遂行機能障害、社会的行動障害などの症状があっても病院生活ではそれらの症状が顕在化しにくく、医療者のみならず家族もその存在に気づかないまま、退院、復学するが、復学後に学業不振や不適切な言動などによって脳損傷前にはなかった認知機能障害の存在を周囲が初めて気づく、と述べています。さらに野村ら[51]は、発達障害の症状とも酷似しているため、多くの脳損傷児が有する記憶障害や易疲労性に気づかれることなく発達障害として医療・教育機関で対応され、高次脳機能障害として診断がされないままに経過する事例も少なくない、と報告しています。

高次脳機能障害において、発達障害の併存の可能性は十分考慮すべき問題です。ＡＳＤやＡＤＨＤ、ＤＣＤなど発達障害のある場合、交通事故などの不慮の事故に遭遇するリスクも高いことから、受傷後に子どもの症状として見られている認知機能の低下が、事故や疾患の影響による後天的なものであると決めつけて関わるのではなく、さまざまな可能性を考慮し、発達神経心理学的な視点で総合的に評価することが求められます。

特に学齢期になると、友人関係と学習は日常生活において重要なウエイトを占めてきます。どちらも遂行機能が果たす役割が大きく、個々の特性を見極めながら対応を検討していくことが求められます。たとえば、学習不振の原因について、音韻障害や視覚認知障害はないか、不器用さがないか、記憶の問題はないか、など個々の認知特性について丁寧なアセスメントが求められます。加えて、疲れやすさ（易疲労性）や意欲低下といった問題も見逃せません。意欲低下は、大脳基底核の線条体の機能不全が関係しているという報告があり[58]、報酬系と関係してきます。小児期の高次脳機能障害では意欲障害は症例としては少ないですが認められるようです[51]。発達障害のある子どもも意欲低下が問題となることがあります。遂行機能とエフォートフルコントロールは密接に関係しますし、何よりエフォートフルコントロールの低さは、抑うつや攻撃性、学校生活などの不適応と関係があります。こうした問題に対するアセスメントは専門性が高く学校教員だけでは難しいので、医師や心理職、言語聴覚士などが積極的に関与し、個別の教育支援計画の作成をサポートすることが求められます。当然、医療および福祉との連携体制の確立が子どもの支援にとって要となります。

就学については、復学の際には多くのケースで通常学級を選択する傾向があります。橋本[53]は、身体障害がなく知的機能も保たれている場合、医師などが普通学級への復学を推奨し「まずはやってみて、だめだったらそのとき考えよう」というアドバイスをすることが多いと述べています。ですが、決してスムーズに学校生活が送れないケースも少なからず見られます。野口ら[52]は、高次脳機能障害を有しつつ通常の学級に復学した場合には、必ずしも適切な支援を受けられず、学習上の困難のほか学校適応上の困難や友人関係のトラブル、いじめなど、学校生活上のさまざまな困難が顕在化することを指摘しています。退院後、通常学級を選択するか特別支援学級、および特別支援学校を選択するかは、子どもの状態や教育的ニーズによりますが、本人や保護者がもとの学級で学びたい、という気持ちは、筆者も十分理解できます。原則としては、通常学級では合理的配慮を超えた適切なサポートを得るのが難しいことから、復学の際には特別支援学級に措置変更するのが望ましいですが、たとえば特別支援学級に在籍して、通常学級で「交流」という形で一定時間授業を受けることも可能です。特別支援学級は、高次脳機能障害であれば病弱・身体虚弱特別支援学級に在籍することになりますが、場合によっては情緒障害特別支援学級や知的障害特別支援学級、肢体不自由特別支援学級に在籍することもあります。

復学支援の際に支援者が行うアドバイスとして、橋本[53]は以下の六点について触れていますので紹介します。

- 家族と学校関係者には、脳器質病変による機能的欠損について、書面に残るような形で、冷静に客観的な情報提供を行う（脳損傷による機能の欠損は、生まれつきではなく後天的な脳損傷によるものである）。
- 多くの場合、児自身には病識がないことが多いことを周囲に伝える。
- わが子が脳損傷を負った家族自身も、精神的ショックから心に傷を負っている可能性について配慮する。
- 基本的には症状が進行するということはなく、ゆっくりではあるが年単位で回復することを伝える（症状が悪化するようなことがある場合、児の置かれている環境や周囲の対応法が適切でない可能性が高い）。
- 家族には、将来的に起こり得る高次脳機能障害による心理社会的な問題について、可能な限り具体的に説明する（神経疲労や脱抑制、学習や対人関係の問題、就労困難など）。
- たとえ普通学級に戻ったとしても、その後のストレスサインを見逃さず、早期に環境への配慮ができるような心構えをもつ。

5　おわりに

本章では、主として幼児期児童期に見られる発達障害と高次脳機能障害を紹介し、それらの類似性や相違点、対応について述べてきました。小児の高次脳機能障害は、症例としては発達障害と比べて格段に少なく、学校教育現場では筆者もまず関わることはありません。それゆえ、教育現場では、専門的なアセスメント技術や支援・教育に関してはほとんど専門性が積み上がらなく、専門家も非常に少ないのが現状です。心理職に関しても、高次脳機能障害のアセスメントに関して高い専門性を持つ人が少なく、スクールカウンセラーでは対応が難しいというのもの実情です。加えて、発達障害の併存やマルトリートメントの問題など、昨今の子どもを取り巻く環境は決して楽観的なものだけではありません。それゆえ、医療、教育、福祉など関係機関が互いに連携し、子どもの育ちをサポートする体制を整えることが肝要です。

これまで、神経心理学的側面を中心に述べてきましたが、子どもの疾患の場合、本人はもちろん、保護者やきょうだいを含めた家族を支えることもとても重要です。そして、常に子どもがいる環境が、安心安全な場で、信頼でき、気持ちが許せる大人のもとで過ごすことができる環境づくりが、まず何よりも重要であることは言うまでもありません。訓練はとてもつらいものですが、そのつらさに寄り添い、どうしたら子どもが楽しく学び、生活できるか、一緒に考えていきたいと、筆者は常々思っています。

【引用文献】

（1）森口祐介（2015）「実行機能の初期発達、脳内機構およびその支援」『心理学評論』五八巻、一号、七七-八八頁

(2) American Psychiatric Association. (2013) Diagnostic and statistical manual of mental disorders (5th ed.): DSM-5. American Psychiatric Publishing.（髙橋三郎・大野裕 監訳 (2014) 『DSM-5——精神疾患の診断・統計マニュアル』医学書院）

(3) Saito, M., Hirota, T., Sakamoto, Y., Adachi, M., Takahashi, M., Osato-Kaneda, A. ... Nakamura, K. (2020) Prevalence and cumulative incidence of autism spectrum disorders and the patterns of co-occurring neurodevelopmental disorders in a total population sample of 5-year-old children. *Molecular Autism*, **11**(1), 35.

(4) Sasayama, D., Kuge, R., Toibana, Y., & Honda, H. (2021) Trends in autism spectrum disorder diagnoses in Japan, 2009 to 2019. *JAMA Network Open*, **4**(5), e219234.

(5) Happé, F., & Frith, U. (2006) The weak coherence account: Detail-focused cognitive style in autism spectrum disorders. *Journal of Autism and Developmental Disorders*, **36**(1), 5–25.

(6) Mottron, L., Dawson, M., Soulières, I., Hubert, B., & Burack, J. (2006) Enhanced perceptual functioning in autism: An update, and eight principles of autistic perception. *Journal of Autism and Developmental Disorders*, **36**(1), 27–43.

(7) 片桐正敏 (2014) 「自閉症スペクトラム障害の知覚・認知特性と代償能力」『特殊教育学研究』 五二巻、二号、九七-一〇六頁

(8) Katagiri, M., Kasai, T., Kamio, Y., & Murohashi, H. (2013) Individuals with Asperger's disorder exhibit difficulty in switching attention from a local to a global level. *Journal of Autism and Developmental Disorders*, **43**(2), 395–403.

(9) Iarocci, G., Burack, J. A., Shore, D. I., Mottron, L., & Enns, J. T. (2006) Global-local visual processing in high functioning children with autism: Structural vs. implicit task biases. *Journal of Autism and Developmental Disorders*, **36**(1), 117–129.

(10) 片桐正敏 (2019) 「適応機能としての自閉症スペクトラム障害の注意・感覚処理特性」『心理学評論』 六二巻、一号、二五-三八頁

(11) Demetriou, E. A., Lampit, A., Quintana, D. S., Naismith, S. L., Song, Y. J. C., Pye, J. E., ... Guastella, A. J. (2018) Autism spectrum disorders: A meta-analysis of executive function. *Molecular Psychiatry*, **23**(5), 1198–1204.

(12) Griffin, J. W., Bauer, R., & Gavett, B. E. (2021) The episodic memory profile in autism spectrum disorder: A Bayesian meta-analysis. *Neuropsychology Review*. https://doi.org/10.1007/s11065-021-09493-5

(13) Polanczyk, G., de Lima, M. S., Horta, B. L., Biederman, J., & Rohde, L. A. (2007) The worldwide prevalence of ADHD:

A systematic review and metaregression analysis. *American Journal of Psychiatry*, **164**(6), 942–948.

(14) Polanczyk, G. V., Salum, G. A., Sugaya, L. S., Caye, A., & Rohde, L. A. (2015) Annual research review: A meta-analysis of the worldwide prevalence of mental disorders in children and adolescents. *Journal of Child Psychology and Psychiatry*, **56**(3), 345–365.

(15) Faraone, S. V., Biederman, J., & Mick, E. (2006) The age-dependent decline of attention deficit hyperactivity disorder: A meta-analysis of follow-up studies. *Psychological Medicine*, **36**(2), 159–165.

(16) Sonuga-Barke, E. J. S. (2002) Psychological heterogeneity in AD/HD — a dual pathway model of behaviour and cognition. *Behavioural Brain Research*, **130**(1–2), 29–36.

(17) Posner, J., Polanczyk, G. V., & Sonuga-Barke, E. (2020) Attention-deficit hyperactivity disorder. *Lancet*, **395**(10222), 450–462.

(18) Barkley, R. A. (1997) Behavioral inhibition, sustained attention, and executive functions: Constructing a unifying theory of ADHD. *Psychological Bulletin*, **121**(1), 65–94.

(19) Cassuto, H., Ben-Simon, A., & Berger, I. (2013) Using environmental distractors in the diagnosis of ADHD. *Frontiers in Human Neuroscience*, **7**, 805.

(20) Slobodin O., Cassuto, H., & Berger, I. (2018) Age-related changes in distractibiliry: Developmental trajectory of sustained attention in ADHD. *Journal of Attention Disorders*, **22**(14), 1333–1343.

(21) Söderlund, G., Sikström, S., & Smart, A. (2007) Listen to the noise: Noise is beneficial for cognitive performance in ADHD. *Journal of Child Psychology and Psychiatry*, **48**(8), 840–847.

(22) Barkley, R. A. (2012) Distinguishing sluggish cognitive tempo from attention-deficit/hyperactivity disorder in adults. *Journal of Abnormal Psychology*, **121**, 978–990.

(23) Pennington, B. F., & Ozonoff, S. (1996) Executive functions and developmental psychopathology. *Journal of Child Psychology and Psychiatry*, **37**(1), 51–87.

(24) Sonuga-Barke, E. J. S., & Castellanos, F. X. (2007) Spontaneous attentional fluctuations in impaired states and pathological conditions: A neurobiological hypothesis. *Neuroscience & Biobehavioral Reviews*, **31**(7), 977–986.

(25) 細川徹 (2010) 「仙台市の小学校児童におけるＳＲＤ有病率の推定」 特異的発達障害の臨床診断と治療指針作成に関する研究チーム編 『特異的発達障害診断と治療のための実践ガイドライン——分かりやすい診断手順と支援の実際』 診断

と治療社、三六-三七頁
(26) Uno, A., Wydell, T. N., Haruhara, N., Kaneko, M., & Shinya, N. (2009) Relationship between reading/writing skills and cognitive abilities among Japanese primary-school children: Normal readers versus poor readers (dyslexics). *Reading and Writing*, **22**(7), 755-789.
(27) 川﨑聡大 (2017) 「ディスレクシア」 日本児童研究所 監修 『児童心理学の進歩二〇一七年度版』 金子書房、一五七-一八一頁
(28) Döhla, D., & Heim, S. (2015) Developmental dyslexia and dysgraphia: What can we learn from the one about the other? *Frontiers in Psychology*, **6**, 2045.
(29) Shaywitz, S. E. (1996) Dyslexia. *Scientific American*, **275**, 98-104.
(30) 北洋輔 (2019) 「学習障害の心理学研究」 北洋輔・平田正吾 編 『発達障害の心理学——特別支援教育を支えるエビデンス』 福村出版、一三六-一五五頁
(31) Peterson, R. L., & Pennington, B. F. (2012) Developmental dyslexia. *Lancet*, **379**(9830), 1997-2007.
(32) Gu, C., & Bi, H.-Y. (2020) Auditory processing deficit in individuals with dyslexia: A meta-analysis of mismatch negativity. *Neuroscience & Biobehavioral Reviews*, **116**, 396-405.
(33) Valdois, S., Bosse, M.-L., & Tainturier, M.-J. (2004) The cognitive deficits responsible for developmental dyslexia: Review of evidence for a selective visual attentional disorder. *Dyslexia*, **10**(4), 339-363.
(34) Vidyasagar, T. R., & Pammer, K. (2010) Dyslexia: A deficit in visuo-spatial attention, not in phonological processing. *Trends in Cognitive Sciences*, **14**(2), 57-63.
(35) Ben-Shachar, M., Dougherty, R. F., Deutsch, G. K., & Wandell, B. A. (2007) Contrast responsivity in MT+ correlates with phonological awareness and reading measures in children. *NeuroImage*, **37**(4), 1396-1406.
(36) Farah, R., Ionta, S., & Horowitz-Kraus, T. (2021) Neuro-behavioral correlates of executive dysfunctions in dyslexia over development from childhood to adulthood. *Frontiers in Psychology*, **12**, 708863.
(37) Helmstaedter, C., & Witt, J.-A. (2012) Clinical neuropsychology in epilepsy. *Handbook of Clinical Neurology* (Elsevier), **107**, 437-459.
(38) 進藤美津子 (2002) 「小児の後天性高次脳機能障害」 『失語症研究』 二二巻、二号、一一四-一二一頁
(39) Helmstaedter, C., & Witt, J.-A. (2017) Epilepsy and cognition: A bidirectional relationship? *Seizure*, **49**, 83-89.

（40）栗原まな（2007）「小児の高次脳機能障害」『*Japanese Journal of Rehabilitation Medicine*（リハビリテーション医学）』四四巻、七五一–七六一頁
（41）川島明次・山口浩司・岡田芳和・川俣貴一（2018）「もやもや病——血行再建術の適応と今後の課題」『脳神経外科ジャーナル』二七巻、七号、五二二–五二七頁
（42）厚生労働省インフルエンザ脳症研究班（2005）「インフルエンザ脳症ガイドライン」
（43）栗原まな（2016）「小児の低酸素性脳症」『*Japanese Journal of Rehabilitation Medicine*（リハビリテーション医学）』五三巻、四号、三一一–三一五頁
（44）栗原まな・宍戸淳・吉橋学・藤田弘之・小萩沢利孝・井田博幸（2014）「小児低酸素性脳症後遺症の長期予後」『脳と発達』四六巻、二六五–二六九頁
（45）河井信行・畠山哲宗・田宮隆（2017）「脳神経外科医が知っておくべき脳外傷後高次脳機能障害の特徴と診断」『脳神経外科ジャーナル』二六巻、三号、一八五–一九四頁
（46）Tomoda, A., Polcari, A., Anderson, C. M., & Teicher, M. H.（2012）Reduced visual cortex gray matter volume and thickness in young adults who witnessed domestic violence during childhood. *PLoS ONE*, **7**(12), e52528.
（47）Teicher, M. H., Samson, J. A., Anderson, C. M., & Ohashi, K.（2016）The effects of childhood maltreatment on brain structure, function and connectivity. *Nature Reviews Neuroscience*, **17**(10), 652-666.
（48）友田明美（2018）『虐待が脳を変える——脳科学者からのメッセージ』新曜社
（49）杉山登志郎（2021）『テキストブックＴＳプロトコール——子ども虐待と複雑性ＰＴＳＤへの簡易処理技法』日本評論社
（50）Sonuga-Barke, E. J. S., Kennedy, M., Kumsta, R., Knights, N., Golm, D., Rutter, M., ... Kreppner, J.（2017）Child-to-adult neurodevelopmental and mental health trajectories after early life deprivation: The young adult follow-up of the longitudinal English and Romanian Adoptees study. *Lancet*, **389**(10078), 1539-1548.
（51）野村忠雄・太田令子・吉永勝訓・栗原まな・片桐伯真・武居光雄（2019）「小児高次脳機能障害者の実態調査」『*Japanese Journal of Rehabilitation Medicine*（リハビリテーション医学）』五六巻、一一号、九〇八–九二〇頁
（52）野口和人・室田義久・郷右近歩・平野幹雄（2005）「獲得性脳損傷児・高次脳機能障害児への教育的支援の現状と課題」『特殊教育学研究』四三巻、一号、五一–六〇頁
（53）橋本圭司（2019）「高次脳機能障害」『*Japanese Journal of Rehabilitation Medicine*（リハビリテーション医学）』五六

巻、六号、四六三-四六八頁
（54）宇野彰・春原則子・金子真人・Taeko N. Wydell （2017）『改訂版標準読み書きスクリーニング検査――正確性と流暢性の評価』インテルナ出版
（55）稲垣真澄 編集代表 （2010）『特異的発達障害診断・治療のための実践ガイドライン』診断と治療社
（56）河野俊寛・平林ルミ・中邑賢龍 （2014）『ＵＲＡＷＳＳ――小学生の読み書き理解』こころリソースブック出版会
（57）奥村智人・三浦朋子 （2014）『ＷＡＶＥＳ――「見る力」を育てるビジョン・アセスメント』学研
（58）Tsutsui-Kimura, I., Takiue, H., Yoshida, K., Xu, M., Yano, R., Ohta, H., ... Tanaka, K. F. (2017) Dysfunction of ventrolateral striatal dopamine receptor type 2-expressing medium spiny neurons impairs instrumental motivation. *Nature Communications*, **8**(1), 14304.

第11章 認知症・軽度認知障害（ＭＣＩ）における認知機能の障害

【柚木颯偲】

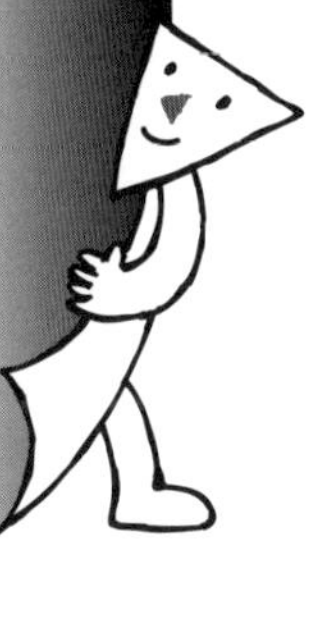

1 はじめに

二〇〇七年に世界に先駆けて超高齢社会（高齢化率が二一％を超える社会）に突入した日本は、現在三〜四人に一人が六五歳以上の高齢者であり、高齢者に関わる諸問題は身近な存在と言えます。本章がテーマとする認知症は、加齢とともに罹患リスクが上昇することが知られています。厚生労働省の推計によれば、二〇一八年時点では高齢者の七人に一人が認知症と推計されていますが、二〇二五年には五人に一人が認知症になることが予想されています。したがって、心理専門職が高齢者、とりわけ認知症やその前段階である軽度認知障害（ＭＣＩ）の人々と接する機会は今後ますます増えていくことが予想されます。そこで本章では、現在すでに認知症臨床に携わっている人はもちろん、今後その可能性のある人々の一助となるべく、心理専門職として認知症やＭＣＩのある人々とどのように接し、医療の枠組みのなかでどのような役割を担っているのかという点に

表11-1　認知症とMCIの関係

	健　常	MCI	認知症
認知機能が低下していない	○	×	×
日常生活が自立している	○	○	×

ついて取り上げていきます。

2　認知症と軽度認知障害（MCI）

認知症とは、脳の神経細胞の働きが低下することによって、これまでに獲得・維持されてきた認知機能が徐々に低下し、自立した日常生活を送ることができなくなる状態を指します。また、認知症の前段階で、認知機能が少し低下しているけれども自立した生活を送ることができる状態をＭＣＩと言います（**表11-1**）。ＭＣＩから認知症に移行する確率は年間一〇～一五％と言われる一方で、一年後に正常認知機能または正常に近い水準まで改善する確率は一六％と報告されています。[1]

認知症はなぜ引き起こされるのでしょうか。これまでに報告されている代表的な危険因子としては、低い教育歴、難聴、喫煙、うつ病、社会的孤立、頭部外傷などが挙げられます。[2]筆者は石川県七尾市中島町における認知症コホート研究に従事し、地域のコミュニティセンターにおける集団脳健診（いきいき脳健診）や自宅への訪問調査を通じて、認知症やＭＣＩの危険因子や防御因子について研究しています。たとえば、アルツハイマー病（ＡＤ）の遺伝的危険因子（アポリポ蛋白Ｅのε４アレル）を持つ高齢女性において、血中ビタミンＣ濃度が高値であることが認知症またはＭＣＩを発症するリスクを低下させる可能性があること[3]や、緑茶を飲む習慣を持つ高齢者は、その習慣を持たない高齢者と比べて将来の認知機能低下が少ないことが、なかじまプロジェクトによって明らかとなりました。[4]

認知症はさまざまな疾患によって引き起こされます。たとえば、認知症の半数以上を占める代表的な認知症のタイプと言えばＡＤによる認知症です。次いで多いのが、血管性認知症（ＶａＤ）、レビー小体型認知症（ＤＬＢ）です。そしてこれら三つの認知症に前頭側頭葉変性症（ＦＴＬＤ）による認知症を加えて四大認知症と言われています。

3　それぞれの認知症の特徴

四大認知症であるＡＤによる認知症、ＶａＤ、ＤＬＢ、およびＦＴＬＤによる認知症にはどのような違いがあるのでしょうか。ここではそれぞれの認知症の特徴について特に高次脳機能の障害（認知機能の障害や低下）を中心に見ていきます。[*1]

＊1　本章では積極的に「高次脳機能障害」という用語を用いていません。学術的には、高次脳機能障害とは血管性障害や変性疾患などによって引き起こされる全般的な認知機能の障害および低下です。一方、行政的な定義では、事故による受傷や明確に確認できる疾患の発症を原因とした脳の損傷によって引き起こされる認知機能の低下によって、日常生活が障害されている状態を高次脳機能障害としますが、先天性疾患、周産期における脳損傷、発達障害、進行性疾患は除外されます。したがって行政的な定義における高次脳機能障害には、ＡＤなどに代表される進行性の変性疾患によって引き起こされる認知機能の障害が除外されています。実際の認知症臨床でも高次脳機能障害という用語を用いる場面は多くありませんので、本章もそれに合わせています。

A　アルツハイマー病（AD）

▼ADによる認知症の人やその家族からの声

▽「今朝の朝食ですか？　何を食べたかなあ……いや、朝食って食べたっけ？」（エピソード記憶障害）

▽「おじいちゃん、本を読むのが昔から好きなんですが、話の筋を忘れてしまっているようで、何度も同じところから読み始めるんです。」（近時記憶障害）

▽「今日の曜日ですか？　うーん、何曜日でしょうか？　今日は新聞読むのを忘れてしまって、日付を見ていないんですよ。」（見当識障害と取り繕い反応）

ADによる認知症の症状は中核症状と行動・心理症状（BPSD）に分けて捉えられています。中核症状には、記憶の障害、日付や場所が分からなくなる見当識の障害、言葉をうまく使いこなせない言語の障害、スムーズに行為や動作ができなくなる失行、目の前にあるものが理解できなくなる失認、見本通りに積み木で模様を作ったり図形を描き写したりすることが難しくなる視空間認知障害、段取りよく作業や仕事を遂行することが難しくなる遂行機能障害、物事の理解や判断力の低下などのさまざまな認知機能障害が含まれます。ADによる認知症は、記憶障害が主訴であるケースが最も多く、特にエピソード記憶（出来事に関する記憶）や近時記憶が障害されやすいことが知られています。MCIで低下する認知機能としては、記憶、遂行機能、注意、言語、視空間認知機能が挙げられますが、そのなかでもエピソード記憶障害は将来的にADに移行するMCIに最も多く見られる症状です[5]。BPSDとは認知症の人にしばしば認められる知覚・思考内容・気分および行動の障害による症状のことで、不眠、うつ、不安・焦燥、幻覚、妄想、興奮、暴力、食行動異常、徘徊などが含まれます。BPSDは認知症を持つ本人だけでなく介護者・家族の負担が増大することが知られていますが、ＢＰＳＤの重篤化を防ぐためには早期発見と早期対応が重要になります[6]。ＢＰＳＤの背景には、中核症状の進行による不安や焦燥といった了解可能な原因が存在していることも多く、本人や家族からＢＰＳＤの内容や症状が出やすい状況などを確認することで対応策を見いだせることもあり[6]、生活情報の丁寧な聞き取りは診断のうえでも治療やケアのうえでも有用です。また、認知機能障害やＢＰＳＤ以外でＡＤによる認知症の人に多く見られる反応に取り繕い反応があります。本項の最初で紹介したように、質問に対して正しく回答できないときなどにその場を取り繕うかのようなもっともらしい理由を述べるという反応は、認知症臨床においてしばしば経験します。

ＡＤに見られる画像上の特徴としては、頭部ＣＴや頭部ＭＲＩなどによる脳形態画像検査での頭頂葉や内側側頭葉の萎縮、脳血流ＳＰＥＣＴやＦＤＧ-ＰＥＴなどの核医学検査では側頭葉・頭頂葉・後部帯状回から楔前部の脳局所血流や糖代謝の低下が挙げられます。ＡＤは認知機能障害や画像検査上で確認できる変化が出現する二〇年も前から、脳の病理学的な変化が始まっていると考えられています[7]。

ＡＤによる認知症には、記憶障害を主症状としない非典型的なタイプも存在し、これらの非典型タイプはＡＤの六〜一四％に該当します[8]。後部皮質萎縮症（ＰＣＡ）と呼ばれるタイプでは、高次の視覚機能が障害される後方皮質に変性をきたし、物体、シンボル、単語、相貌の視覚認知が障害される後頭側頭型と、視空間認知機能障害とともにゲルストマン症候群（失算・失書・左右失認・手指失認）、バリント症候群（精神性注視麻痺・視覚性運動失調・視覚性注意障害）、肢節運動失行、無視症状が障害される両側頭頂型の二つに分類されます[9]。言語に特徴的な症状を呈するロゴペニック型ＡＤでは、自発話や提示した物品の名前を言ってもらう場面において、ものの名前が思い出せない語想起障害や、口頭提示した短い文章を繰り返してもらう復唱課題において失敗が生じ、病状の進行とともに言語的コミュニケーションが徐々に困難になっていきます。前頭変性型とは、後述する行動障害型前頭側頭型認知症（ｂｖＦＴＤ）と同様の症状や遂行機能障害が見られます。また行動変容、遂行機能障害、機能的な活動の低下を特徴とするダウン症候群に伴うＡＤもあります。[9] このようなＡＤとして非典型的なタイプの認知症の人の場合、初診時にはあたかも他のタイプの認知症あるいは別の疾患を疑うような症状を主訴に来院されることが多いことから、後述する認知機能アセスメントの実施に際し、「ＡＤには非典型的なタイプがある」ということを念頭に置きながらテストバッテリーを組む必要があります。

Ｂ　血管性認知症（ＶａＤ）

▼ＶａＤの人やその家族からの声

▽「病気をしてからもの忘れがそんなに気になるわけではないんですが、病気の前から得意だった料理とか洋裁なんかの手際がちょっと悪くなっている気がします。」（まだら認知症と遂行機能障害）

▽「うちのお父さん、退職してから旅行に行ったり、ジムに行き始めたりといきいきしてたんですが、病気をしてからすっかりそういう気がなくなっちゃったみたいで。いろいろ誘うんですけど、なんだか億劫そうで乗り気になってくれません。」（アパシー）

ＶａＤはＡＤに次いで多い認知症で、主に脳梗塞や脳出血によって出現します。記憶、見当識、注意力、言語、視空間認知機能、遂行機能といった複数の認知機能が障害されることによって自立した日常生活を送ることが困難になります。[10] ＡＤによる認知症で目立つ記憶障害については、ＶａＤの場合は視床梗塞などの一部を除くと比較的軽度です。[11] また病前に比べると思考・判断するのに時間がかかるようになったり（精神運動速度の低下）、気分やパーソナリティの変化、アパシーが見られたりすることもあります。ＶａＤはまだら認知症とも呼ばれ、保たれている認知機能とそうでない機能との格差が目立ち、時間経過とともに階段状に悪化するという特徴があります。

C　レビー小体型認知症（DLB）

▼DLBの人やその家族からの声

▽「すごく転びやすくなりました。歩き方がおかしいとよく言われます。」（パーキンソニズム）
▽「ときどき、部屋に知らない女の子が二人いてお手玉をして遊んでいるんですよ。」（幻視）
▽「この人の隣で寝ていると、よく夜中にうわーって大声を上げて、腕を振り上げているんです。こっちがびっくりして飛び起きてしまうほどなんですよ。」（レム睡眠行動異常症）

DLBでは病初期からしばしば幻視が出現します。DLBの幻視では、人物、小動物、虫がよく見られ、人物は既知・未知のいずれの場合もあり、小動物や虫の幻視はそれらが壁や床を這っているという内容が多く報告されています[12]。幻視以外の幻覚（幻聴や幻臭など）や妄想を伴うこともあります。DLBは中枢神経にレビー小体が出現するレビー小体病に分類され、頭部MRIやCTではADよりも内側側頭葉の萎縮の程度が軽く、脳血流SPECTやFDG-PETでは後頭葉の血流や代謝低下が見られます。後頭葉には視覚野があり、視知覚・視空間認知機能に関わる領域であることから、DLBでは初期から幻視に加えて視空間認知機能の障害が目立ちます。また睡眠中に行動の異常が見られたり（レム睡眠行動異常症）、パーキンソニズム（安静時に生じる手足の小刻みな震えである安静時振戦、動作の緩慢さや乏しさである寡動、筋緊張が亢進することで生じる筋の滑らかな動きの障害である筋強剛、身体のバランスのとりづらさである姿勢反射障害）が出現したりする点もADとの大きな違いです。さらに認知機能の変動のしやすさもDLBの特徴の一つで、ぼんやりしているときとしっかりしているときの差が激しく、この差は一日の間に見られることもあれば、数日単位で切り替わることもあります。

D　前頭側頭葉変性症（FTLD）

【前頭側頭型認知症（FTD）】

前頭側頭葉変性症（FTLD）は前頭葉と側頭葉を中心にタウやTDP-43などの特定の蛋白質が蓄積することで神経細胞の変性をきたす疾患です。FTLDという診断名は、病理学的もしくは遺伝的に確定診断された場合、あるいは指定難病疾病名として用いられていますが、臨床診断名としては前頭側頭型認知症（FTD）という用語が用いられるようになってきています[13]。FTDは行動障害型前頭側頭型認知症（bvFTD）、意味性認知症（SD）、進行性非流暢性失語（PNFA）の三つに分類されます。

【行動障害型前頭側頭型認知症（bvFTD）】

▼bvFTDの人やその家族からの声

▽「何事も我慢がききにくくなったように思います。町内会の会合に夫婦で出席していたら、『腹が減った』と言い出して途中で家に帰ってしまいました。」（抑制困難）

▽「とても真面目で正義感にあふれる人だったのに、万引きをして何度も警察のお世話になるなんて……信じられません。」（社会性の欠如）

bvFTDの主症状は行動異常・衝動性の増加で、病初期から抑制に欠いた行動が出現します。社会的に常識を欠いた振る舞いや礼儀・社会生活上のマナーの欠如などがその代表的な内容で、たとえばしんと静まり返った会議の場でケタケタ笑い出すようなことが起こり得ます。万引きなどの軽犯罪が症状として出現する可能性もあり、注意が必要です。bvFTDの人の行動異常には、これまでの本人の生活スケジュールや心理的体験が反映されている場合があり、もともとの性格や行動傾向などを詳細に確認することで行動異常を減らすヒントが得られることがあります。判で押したかのように毎日同じ作業を繰り返す常同行動（同じ書類を毎日コピーするなど）、毎日決まった時間に決まった行動をとる時刻表的行動（毎日九時半に近所の自動販売機でコーヒーを買うなど）が出現したり、特定の語句や文章を常同的に繰り返し言う常同言語が見られたりすることもあります。食べ物の好みが変わったり、飲酒や喫煙行動が増加したり、目の前のものを何でも口に入れてしまったりすることもあります。精神症状としてはアパシーが早期に出現することが知られています。他者の考えに共感・理解することが難しくなるために家族や友人はあたかも本人の性格が変わったかのような印象を受けることもあります。また周りから見ると非常にマイペースにも見えます。他のタイプの認知症との認知機能の違いは、ＡＤによる認知症で低下しやすい記憶障害やＤＬＢで低下しやすい視空間認知機能は比較的保たれている一方で、ｂｖＦＴＤでは遂行機能が障害されやすい特徴があります。脳の形態学的検査や核医学検査では、前頭葉や側頭葉前部の萎縮や代謝低下を認め、これらの病変部位が症状と密接に結び付いていると考えられます。

【意味性認知症（ＳＤ）】

▼ＳＤの人やその家族からの声

▽検査者「朝ごはんに何を食べましたか？」

　家　族「ごはん、お味噌汁、冷ややっこでしたね」

　本　人「オミソシルって何だっけ？　ヒヤヤッコって何？」（意味記憶の障害）

ＳＤは意味記憶の障害が目立つ認知症です。私たちの持つ記憶は、他者に対して言葉で説明できる記憶（宣言的記憶）と説明できない記憶（非宣言的記憶）に分けられ、宣言的記憶にはエピソード記憶と意味記憶が含まれています。エピソード記憶とは、その人の個人的な体験に基づく記憶であり、ADによる認知症で障害されやすい記憶です。一方、SDで障害される意味記憶とは、誰もが知っている普遍的で一般的な知識の記憶です。たとえば、「リンゴは赤い」「"a pen"の"a"は不定冠詞である」といった知識は意味記憶に含まれます。意味記憶が障害されると、物品や語句に関する知識を想起することが難しくなります。したがって臨床場面では、提示した物品の名前を呼称してもらったり（物品呼称）、単語の意味（単語理解）を確認したりすると、それらが困難であることで症状を確認することができます。特にSDの人に物品呼称課題を実施すると、ハンカチを見せても回答できず、検査者が「ハンカ」という語頭音ヒントを提示しても、「ああ、『ハンカ』というのですか」という反応を示し、語頭音ヒントが有効に働かないという特徴があります。意味記憶の障害に加え、表層性失読・失書（たとえば「土産」を「どさん」、「七夕」を「しちゆう」とする誤り）が出現することもあります。一方、発話の円滑さは保たれ（発話流暢性が保たれ）、検査者が口頭提示した文章を繰り返してもらう復唱課題でも誤りは見られません。頭部CTやMRIでは、前方優位の下側頭回や内側部含む側頭葉の萎縮が認められますが、萎縮の程度に左右差が見られる場合があります。左側の萎縮が目立つ場合には上述の症状が特徴的ですが、右側の萎縮が強い場合には、人の顔の区別や表情を正しく認識できない相貌失認[14]や感情の認識の乏しさが目立ちます[15]。

【進行性非流暢性失語（PNFA）】

▼PNFAの人やその家族からの声

▽「昨日は……、まぁご（孫）、電話しました。」（非流暢性失語）

▽「うちのおばあちゃんなんですが、以前よりも呂律が回っていない感じなんです。」（構音の歪み）

PNFAは非流暢性の失語症を呈し、発話時の失文法と発語失行がその特徴として挙げられます。日本語における失文法とは、文を構成する際に助詞（「て」「に」「を」「は」など）が抜けたり、使用に誤りが見られたりすることを指します。失文法があると、「となり……家……人が……来ました」といった発話になり、発話の滑らかさが失われてしまいます。発語失行とは、構音の歪みと音の連結不良を伴う発話の障害です。構音とは、単語や語句を声に出して読み上げる際の正確な発音の過程を指し、それが歪むということは、発話において「その音を書きとろうとした場合に通常の日本語表記できない[16]」ような音の歪みが出現するということです。また音の連結不良とは、単語や語句を構成する音と音の間隔に不自然な長短が見られる「たどたどしい[16]」発語で、「電話」が「で、んーわ」、「はさみ」が「は、さ、み」のような発話として示されます。発語失行における構音の歪みと似た用語に構音障害という言葉があります。構音障害は発語器官（喉や声帯など）の問題によって構音の歪みが生じますが、発語失行における構音の歪みは発語のコントロールの問題によって生じることから、前者はいつどの場面で検査をしても同様の障害が見られる（すなわち一貫性がある）のに対し、後者については検査場面によって誤り方が異なる（すなわち一貫性がない）という性質があります[17]。ＰＮＦＡのその他の特徴としては、複雑な文章の理解に障害が見られる一方で、単語の理解やものに関する知識は保持される傾向があります。ＰＮＦＡの画像上の特徴としては左前頭葉後部から島の萎縮や血流や糖代謝の低下を認めます[18]。

4　認知症専門外来における認知機能アセスメント

前節までに認知症のタイプ別に異なる認知機能障害の特徴を確認しました。ここからは、認知症臨床現場において心理専門職がどのように認知機能をアセスメントし、その結果がどのように活用されているのか、また心理専門職が主治医とどのように関わっているのかという点について、筆者の所属する金沢大学附属病院脳神

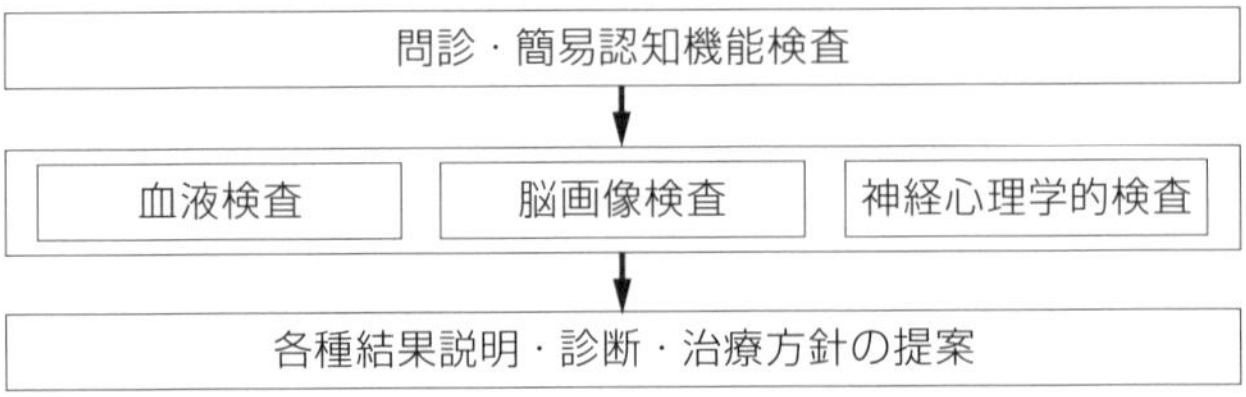

図 11-1　もの忘れ外来の流れ

経内科の認知症専門外来である「もの忘れ外来」の実際を通してお伝えしたいと思います。

Ａ　初診――簡易認知機能検査の実施

当科のもの忘れ外来は認知症の精査を希望する人の受診を想定しています。受診の流れは**図11-1**にまとめました。初診時には、医師による病歴や生活歴の聴き取りが行われるほか、認知機能スクリーニング検査として『ＭＭＳＥ』[19]や『改訂長谷川式簡易知能評価スケール[20]（ＨＤＳ-Ｒ）』が実施されます。いずれの検査も三〇点満点の検査ですが、『改訂版日本版ＭＭＳＥ（ＭＭＳＥ-Ｊ）』では、ＭＣＩと軽度ＡＤ群の最適カットオフ値を二三／二四点、健常者群とＭＣＩ群の最適カットオフ値を二七／二八点としています。[21]『ＨＤＳ-Ｒ』は『ＭＭＳＥ』に比べて記憶課題の得点配分が高いという特徴があり、カットオフ値は二〇／二一点を採用することが多く、二〇点以下で認知症が疑われます。しかしスクリーニング検査は認知機能のほんの一角を評価しているに過ぎません。実際にｂｖＦＴＤと診断された人で初診時のこれらの検査が満点だった人もいました。したがって当科の初診では、その人の主訴や日常生活情報に加え、これら検査のカットオフ値ではなく、どの課題で失点したのかという失点内容を総合的に判断してＭＣＩあるいは認知症の可能性を見立てています。

B　各種検査の実施——特に心理専門職が担当するアセスメント

初診において、認知症あるいはMCIが疑われた人に対して各種検査を用いた精査が行われます。当科のもの忘れ外来では、血液検査、画像検査、神経心理学的検査の三つに大別されます。

血液検査は全身の健康状態を確認する目的で行われます。一部の栄養素（たとえば、ビタミンB1やB12、葉酸）の欠乏、甲状腺機能や肝機能の低下などによって認知機能が低下することが知られています。血液検査でそれらが判明した場合には、薬剤を用いた速やかな治療によって、認知機能が改善することがあります。

画像検査は形態検査と機能検査に分けられ、前者は脳の細部の形態を把握するために実施され、後者は脳の機能を把握するために実施されます。頭部CT検査、頭部MRI検査は代表的な形態検査であり、脳血流SPECT、FDG-PET、アミロイドPIB-PETは機能検査に分類されます。

当科のもの忘れ外来では、心理職が神経心理学的検査を実施します。検査担当者は、まず初診時のカルテ情報や、主治医が行った『MMSE』と『HDS-R』の検査結果を確認するところからアセスメントがスタートしています。カルテ情報から得られる主訴や日常生活情報はもちろん重要ですが、『MMSE』や『HDS-R』においてどの下位課題で失点したかに加え、どのような誤り方をしたのかという点は、認知機能を見立てるうえで重要な情報が含まれているため、本人と会う前に必ず確認しています。たとえば見当識障害は時間、場所、人の順番で症状が進行していくため、時間と場所の見当識課題において日付のみを誤答しているのか、あるいは検査場所を回答することも困難となっているのかどうかを確認しておくことで検査前に重症度を予測することができます。こうした事前情報をもとに臨床像に関する仮説を立て、実際の検査場面ではその仮説を検証することを意識しながらアセスメントしていきます。

認知機能アセスメントでよく用いられる検査を表11-2にまとめました。認知症の有無を鑑別するために、全般的な知的機能の障害の有無や特定の知的機能のみの障害の有無を確認する必要があります。そのために用いられるのが知能検査です。当科では、『ウェクスラー成人知能検査第四版[22]（WAIS-Ⅳ）』を用いています。もの忘れ外来では記憶障害を主訴に来院される人が圧倒的に多く、また主訴が他の症状であったとしても、認知症診断のためには記憶障害の有無や程度の把握は欠かせない情報であり、記憶機能のアセスメントもまた必須となっています。当科では特によく『ウェクスラー記憶検査[23]（WMS-R）』を用いています。もの忘れ外来の受診者のなかでもエピソード記憶や近時記憶の障害が疑われる人は、たとえ『WAIS-Ⅳ』の結果が年齢平均水準である場合でも『WMS-R』の遅延再生指標が年齢に比して特に低下しているという結果がしばしば確認されます。またMCIと認知症の鑑別においては、日常生活情報に加えて、『WAIS-Ⅳ』や『WMS-R』の下位検査も有用な情報を示してくれます。たとえば『WMS-R』の下位検査の一つで、提示された物語の三〇分後の遅延再生課題である論理的記憶Ⅱでは、認知症の人はMCIの人に比べると再生できる項目数が少なく、単語や語句のみの回答で文章として回答できないことが多く、ときには作話をしたり、物語の感想を述べたりするだけといった回答も見られ、三〇分前に物語が提示されたという出来事そのものを忘れている場合もあります。

当科のもの忘れ外来では『WAIS-Ⅳ』と『WMS-R』をアセスメントの柱としていますが、特にAD以外の認知症が疑われる人に対して、その他の検査バッテリーを組み合わせることもしばしばあります。たとえば、VaDが疑われる場合には記憶障害だけでなく遂行機能障害が出現しやすい特徴があり、『ウィスコンシンカード分類検査[24,25]（WCST）』を行うことがあります。幻視の訴えが多いDLBが疑われる人は、自ら鮮明な幻視の体験を話してくださることもありますが、検査を用いて評価したい場合には、幻視と高い関連性が想定され、曖昧で意味のない視覚刺激のなかに意味のある像を見いだす錯視の一種であるパレイドリア反応[26]を検出

表 11-2　認知機能および精神機能・BPSD 評価に関する神経心理学的検査

評価項目	検査名
認知症スクリーニング	Mini-Mental State Examination（MMSE）
	改訂長谷川式簡易知能評価スケール（HDS-R）
	Montreal Cognitive Assessment（MoCA）
認知症重症度	Alzheimer's Disease Assessment Scale 日本語版（ADAS-J cog.）
知的機能	ウェクスラー成人知能検査第 4 版（WAIS-IV）
	レーヴン色彩マトリクス検査（RCPM）
	知的機能の簡易評価日本語版（JART）
記憶	ウェクスラー記憶検査（WMS-R）
	リバーミード行動記憶検査（RBMT）
	標準言語性対連合学習検査（S-PA）
	レイ複雑図形（ROCF）
認知機能の推移	Alzheimer's Disease Assessment Scale 日本語版（ADAS-J cog.）
言語	標準失語症検査（SLTA）
	WAB 失語症検査（WAB）
	SALA 失語症検査（SALA）
行為	標準高次動作性検査（SPTA）
視空間認知	標準高次視知覚検査（VPTA）
錯視	パレイドリア検査
注意	トレイル・メイキング・テスト（TMT）
	改訂版標準注意検査法（CAT-R）
	行動性無視検査（BIT）
前頭葉機能・スクリーニング	前頭葉アセスメント・バッテリー（FAB）
前頭葉機能・遂行機能	ウィスコンシンカード分類検査（WCST）
	遂行機能障害症候群の行動評価（BADS）
うつ	老年期うつ病評価尺度（GDS）
	うつ性自己評価尺度（SDS）
	ベック抑うつ質問票（BDI-II）
不安	状態・特性不安検査（STAI）
BPSD	Neuropsychiatric Inventory（NPI）
	Neuropsychiatric Inventory Questionnaire（NPI-Q）
介護者負担	Zarit 介護負担尺度（ZBI）

する『パレイドリア検査』が有効です。SDやPNFAでは失語の評価のために、『標準失語症検査[27]』や『WAB失語症検査[28]』を行います。

また日常生活動作の評価は認知症の状態を把握するうえで重要な情報となります。神経心理学的検査の前後で、本人や家族・同居者から基本的日常生活動作（ADL）や手段的日常生活動作（IADL）の状態を確認します。ADLとは歩行、食事、排泄、入浴などの日常生活を送るために必要な動作です。IADLとは、日常生活を送るうえで判断力や記憶などを要するADLよりも高度な動作を指し、買い物、食事の支度、金銭の管理などが含まれます。ADLやIADLを評価するための尺度もありますが、当科ではこれらの尺度を参考にしつつも、検査室内での本人の挙動や日常生活に関する丁寧な聴き取りを最も重視しています。たとえば買い物について確認する場合、「買い物をすることができますか？」という問いに対し、本人や家族から「できない」という回答が得られたとしてもそれだけでは実態に即した評価にはなりません。「できない」理由が「もともと買い物は同居しているお嫁さんに任せているからしていない」のか、「運転免許を持っていないから買い物に行けない」のか、あるいは「足が悪く長時間歩けないからスーパー内で動けない」のかなど、本人の生活状況に即して「できない」理由を確認することがアセスメントの質を高めることになります。認知症のある人が「買い物ができない」主な理由としては、買おうと思ったものを買い忘れてしまったり、同じものを何度も繰り返し買ってきてしまったりすることによる買い物の失敗や、会計時に請求金額通りに金銭を支払うことができないことなどが挙げられます。

C　診断と治療の提案――検査結果の活用

当科もの忘れ外来における神経心理学的検査結果はすべてレポート形式で検査依頼を行った主治医に報告さ

れます。神経心理学的検査は、主治医が認知症やＭＣＩの有無を判断し、認知症のタイプを鑑別することを補助する目的として実施されるため、レポートには各種検査から得られたＩＱや指標の得点に加え、認知機能が年齢に比して低下しているかどうか、維持または低下している認知機能の特徴、初診時診断によって疑われている認知症のタイプに特徴的な認知機能障害の有無などについて重点的に記載しています。

神経心理学的検査のレポートをもとに、心理専門職から主治医へ別の検査の追加実施の提案を行うこともあります。架空事例をお示ししましょう。もの忘れが主訴でもの忘れ外来を受診された人に『ＷＡＩＳ-Ⅳ』および『ＷＭＳ-Ｒ』を実施したところ、ＩＱおよび各指標得点はすべて年齢平均水準に位置していました。しかし本人の話を直接伺うと、もの忘れは仕事をしているときにのみ生じており、仕事の案件を「忘れている」というよりも、その案件に対して「注意が払われていない」印象を受けました。そこで注意力の精査を主治医に提案し、『改訂版標準注意検査法』[29]を追加実施したところ、聴覚性の課題が年齢に比してわずかに低下していることが明らかとなりました。改めて話を伺うと、仕事以外の日常生活は支障なく送ることができているとのことでしたが、以前から口頭で指示されたことや電話で聞き取った内容について抜けやすさがあり、特にマルチタスクでミスをしやすい傾向があることが判明しました。このケースは認知症やＭＣＩではありませんでしたが、聴覚性の情報に注意を払うことが不得手であることが判明したことで、上司からの口頭指示の際もメモを一緒に渡してもらうよう頼んだり、必要に応じてボイスレコーダーの使用を認めてもらうといった対策につなげることができました。このケースのように、本人の言葉通りの主訴と神経心理学的検査の結果に乖離がある場合、担当した心理専門職がその点に疑問を持ち、本人の主訴の詳細を改めて丁寧に聴き取ることで新たに仮説を立て直し、主治医と連携して別の検査を用いて新たな仮説を検証することが、その後の診断や治療の鍵になることがあります。

当科では、神経心理学的検査を含む各種検査結果が出そろった後、主治医から本人・家族に対して検査結果の説明、診断、治療の提案が行われます。当科のもの忘れ外来は特定機能病院のなかに設置されていることから、認知症に関する精査・診断・治療の方針を提案することに最も力を入れており、治療が軌道に乗った後はかかりつけ医のもとで治療継続という形をとることが多いため、もの忘れ外来において心理専門職が継続的に認知症の人や家族とお会いする機会はそう多くはありません。したがって、一度か二度のわずかな対面時間のなかで、最大限に情報を集め、素早く正確に認知機能をアセスメントし、その結果を診療の枠組みで最大限に活用してもらうべく、検査を担当した心理専門職は検査終了後も積極的に主治医と連携をとることが求められています。

5 認知症の人の今後の生活を踏まえたフィードバック面談の試み

当科では、認知機能アセスメントの結果は主に認知症の有無の鑑別や病型判断のために用いられていますが、認知症臨床の裾野は幅広く、当科のように診断に重きを置く場所もあれば、治療やケアに重きを置く場所、介護者家族のケアに重きを置く場所などさまざまです。認知症臨床に携わる心理専門職は、まず自分が属するフィールドにおけるニーズを正確にアセスメントすることが必要です。どのようなフィールドであれ、心理専門職による認知機能アセスメントの結果が、認知症の人の今後の治療や介護の方向性に影響することから、私たちの果たす役割は決して小さくありません。

認知症臨床に限らずすべての領域における心理専門職の行うアセスメントとは、本来その結果に基づいて専門的見地からクライエントに助言したり、結果をフィードバックしたりすることで現在の症状や状態について本人や家族の理解を促し、どのように対処・対応するのかということを、ともに考える機会を提供することです。しかし残念ながら、筆者自身のこれまでの経験では、認知機能アセスメントの結果をこのようなアセスメント本来の意味で活用するという点については道半ばでした。そこで、当科もの忘れ外来では、認知症診断を目的として来院した人のうち、初診時にＭＣＩもしくは軽度認知症疑いの人で、本人や代諾者となり得る家族が同意された場合に限り、本人が受検された記憶検査結果について、検査を担当した心理専門職が結果を直接フィードバックするための面談を行う取り組みを試験的に開始しました。フィードバック面接では、検査結果に基づき、現在の記憶の程度や維持されている機能について説明し、本人や家族がもの忘れのために現在の生活でどのような悩みや問題を抱いているのかを確認しながら、解決できる手段や社会的資源の提案を行っています。この取り組みは金沢大学医学倫理審査委員会の承認を経て、ＱＯＬの観点からその効果を判定する研究が行われています。

6　おわりに

日本では、二〇一五年に認知症施策推進総合戦略（新オレンジプラン）が策定され、「認知症の人の意思が尊重され、できる限り住み慣れた地域のよい環境で自分らしく暮らし続けることができる社会の実現」が目標に掲げられています。その具体的な施策の一つに「認知症の容態に応じた適時・適切な医療・介護等の提供」が盛り込まれ、早期診断・早期対応を軸に、本人を主体とした医療・介護の循環的な仕組みづくりが始まっています。従来までは、認知症に関わる心理専門職は、認知症が疑われる人や認知症のある人の診断・治療・介護のために有用な情報を提供できることを目指した認知機能アセスメントを行ってきましたが、これらの情報を活用するのは本人・家族ではなくその周囲にいる専門職の役割でした。しかし今後は、認知症を持つ本人や家族・同居者たち自身が、日々の暮らしのなかで認知機能アセスメント結果を活用していくことをどのようにサポートできるのかという視点を持った心理専門職の活動が求められています。そのためにも、認知症に関わる心理専門職は、それぞれの認知症の特徴と認知機能アセスメントの両方に精通しつつ、どうすればアセスメント結果を実生活へ活用できるのかという視点を常に意識しておく必要があります。

【謝辞】

本稿作成に際し、金沢大学脳神経内科学の小野賢二郎教授、篠原もえ子先生、野崎一朗先生に温かいご指導ご鞭撻を賜りました。心より感謝申し上げます。

【引用文献】

(1) Koepsell, T. D., & Monsell, S. E. (2012) Reversion from mild cognitive impairment to normal or near-normal cognition: Risk factors and prognosis. *Neurology*, **79**, 1591–1598.

(2) Livingston, G., Huntley, J., Sommerlad, A., Ames, D., Ballard, C., Banerjee, S., ... Mukadam, N. (2020) Dementia prevention, intervention, and care: 2020 report of the Lancet Commission. *Lancet*, **396**, 413-446.

(3) Noguchi-Shinohara, M., Abe, C., Yuki-Nozaki, S., Dohmoto, C., Mori, A., Hayashi, K., ... Yamada, M. (2018) Higher Blood Vitamin C Levels are Associated with Reduction of Apolipoprotein E E4-related Risks of Cognitive Decline in Women: The Nakajima Study. *Journal of Alzheimer's Disease*, **63**, 1289–1297.

(4) Noguchi-Shinohara, M., Yuki, S., Dohmoto, C., Ikeda, Y., Samuraki, M., Iwasa, K., ... Yamada, M. (2014) Consumption of green tea, but not black tea or coffee, is associated with reduced risk of cognitive decline. *PloS One*, **9**, e96013.

(5) Albert, M. S., DeKosky, S. T., Dickson, D., Dubois, B., Feldman, H. H., Fox, N. C., ... Phelps, C. H. (2011) The diagnosis of mild cognitive impairment due to Alzheimer's disease: Recommendations from the National Institute on Aging-Alzheimer's Association workgroups on diagnostic guidelines for Alzheimer's disease. *Alzheimer's Dementia*, **7**, 270–279.

(6) 高橋智 (2011)「認知症のＢＰＳＤ」『日本老年医学会雑誌』四八巻、一九五–二〇四頁

(7) Alberdi, A., Aztiria, A., & Basarab, A. (2016) On the early diagnosis of Alzheimer's Disease from multimodal signals:

A survey. *Artificial Intelligence in Medicine*, **71**, 1–29.
（8）Dubois, B., Feldman, H. H., Jacova, C., Hampel, H., Molinuevo, J. L., Blennow, K., ... Cummings, J. L.（2014）Advancing research diagnostic criteria for Alzheimer's disease: The IWG-2 criteria. *The Lancet Neurology*, **13**, 614–629.
（9）野崎一朗・山田正仁　（2021）「Alzheimer 病による軽度認知障害／軽度認知症」　山田正仁 編　『認知症診療実践ハンドブック（改訂二版）』　中外医学社、二四二–二六七頁
（10）小森憲治郎・内田優也　（2018）「高齢期の問題（認知症）」　緑川晶・山口加代子・三村將 編　『臨床神経心理学』　医歯薬出版、一九五–二一一頁
（11）池田学　（2009）「認知症」『高次脳機能研究（旧 失語症研究）』　二九巻、二二二–二二八頁
（12）吉田光宏　（2021）「Lewy 小体型認知症・認知症を伴う Parkinson 病」　山田正仁 編『認知症診療実践ハンドブック（改訂二版）』　中外医学社、二八二–二九七頁
（13）日本神経学会　（2017）『認知症疾患診療ガイドライン二〇一七』　医学書院
（14）Chan, D., Anderson, V., Pijnenburg, Y., Whitwell, J., Barnes, J., Scahill, R., ... Fox, N. C.（2009）The clinical profile of right temporal lobe atrophy. *Brain*, **132**, 1287–1298.
（15）Karageorgiou, E., & Miller, B. L.（2014）Frontotemporal lobar degeneration: A clinical approach. *Seminars in Neurology*, **34**, 189–201.
（16）大槻美佳　（2008）「失語症の定義とタイプ分類」『神経内科』　六八巻、特別増刊号（suppl 5）、一五五–一六五頁
（17）大槻美佳　（2012）「ＦＴＬＤ――言語および関連症候の特徴とその診方」『臨床神経学』　五二巻、一二一四–一二一七頁
（18）Gorno-Tempini, M. L., Dronkers, N. F., Rankin, K. P., Ogar, J. M., Phengrasamy, L., Rosen, H. J., ... Miller, B. L.（2004）Cognition and anatomy in three variants of primary progressive aphasia. *Annals of Neurology*, **55**, 335–346.
（19）Folstein, M. F., Folstein, S. E., & McHugh, P. R.（1975）"Mini-mental state". A practical method for grading the cognitive state of patients for the clinician. *Journal of Psychiatric Research*, **12**, 189–198.
（20）長谷川和夫　（1974）「老人の痴呆診査スケールの一検討」『精神医学』　一六巻、九六五–九六九頁
（21）杉下守弘　（2019）『ＭＭＳＥ–Ｊ精神状態短時間検査（改訂日本版）』　日本文化科学社
（22）日本版ＷＡＩＳ–Ⅳ刊行委員会　（2018）『ＷＡＩＳ–Ⅳ知能検査』　日本文化科学社
（23）杉下守弘　（2001）『日本版ウエクスラー記憶検査法』　日本文化科学社

（24） Grant, D. A., & Berg, E. A.（1948）A behavioral analysis of degree of reinforcement and ease of shifting to new responses in a Weigl-type card-sorting problem. *Journal of Experimental Psychology*, **38**, 404-411.
（25） Nelson, H. E.（1976）A modified card sorting test sensitive to frontal lobe defects. *Cortex*, **12**, 313-324.
（26） Yokoi, K., Nishio, Y., Uchiyama, M., Shimomura, T., Iizuka, O., & Mori, E.（2014）Hallucinators find meaning in noises: Pareidolic illusions in dementia with Lewy bodies. *Neuropsychologia*, **56**, 245-254.
（27） 日本高次脳機能障害学会（旧 日本失語症学会）Brain Function Test 委員会 （2003）『標準失語症検査マニュアル（ＳＬＴＡ）』 新興医学出版社
（28） ＷＡＢ失語症検査（日本語版）作製委員会（代表：杉下守弘） （1986） 『ＷＡＢ失語症検査日本語版マニュアル』 医学書院
（29） 日本高次脳機能障害学会（旧 日本失語症学会）Brain Function Test 委員会 （2022）『改訂版標準注意検査法（Clinical Assessment for Attention-Revised: CAT-R）・標準意欲評価法（Clinical Assessment for Spontaneity: CAS）』 新興医学出版社

第12章 高次脳機能障害の〝ポジティブ〟な面

【緑川　晶】

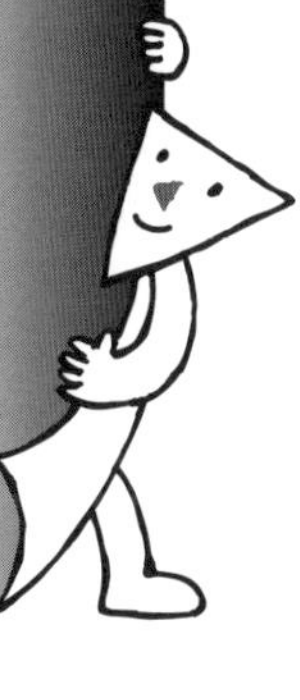

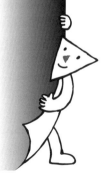

1 はじめに

〝高次脳機能障害〟という用語そのものは以前から学術的には使われていましたが、この言葉が広く知られるようになったのは二〇〇一年に当時の国立身体障害者リハビリテーションセンターが中心となって「高次脳機能障害支援モデル事業」が実施され、日本各地に支援の拠点となる機関が指定され、事例の収集から始まり、その分析や評価を通じて、全国に支援体制の整備が進められるようになったことが端緒となっています。それまで福祉制度の谷間に置かれ、当時は若年痴呆とも呼ばれていた人々を本来の若年性認知症と切り分ける意味で、用いられた用語が〝高次脳機能障害〟です。支援体制の整備が進むとともに、高次脳機能障害についての啓蒙も進められ、マスコミでもこの名称がたびたび取り上げられるようになりました。実際、モデル事業が開始される前（二〇〇一年以前）の朝日新聞の記事に高次脳機能障害という用語が取り上げられた回数を数えてみると、わずか二〇回でした。しかし二〇〇一年から二〇〇五年までの五年間で一〇〇本以上もの記事が掲載され、その後の五年間でさらに二〇〇本以上の記事が掲載されるようになりました。当事者自身からの発信については、その先駆けである二〇〇四年の山田規畝子氏の著書『壊れた脳　生存する知』の発刊を皮切りに、最近では発症以前からライターとして活躍していた鈴木大介氏が著書や講演会を通じて当事者として情報を発信するようにもなってきました。このような情報を通じて、一般の人々も脳の障害によってさまざまな症状が生じることや、それによって苦しめられている人々がいるということを知るようになりました。しかし、その多くは運動の麻痺や感覚の障害、あるいは失語症や記憶障害などの症状ではないでしょうか。あるいは、高次脳機能障害の問題として注目される社会性や情動の障害などでしょうか。高次脳機能障害について国の機関として情報発信をしている国立障害者リハビリテーションセンターの高次脳機能障害情報・支援センターのウェブサイトにおいても、高次脳機能障害は「記憶障害、注意障害、遂行機能障害、社会的行動障害などの認知障害を主たる要因として、日常生活及び社会生活への適応に困難を有する一群」として定義されていることからも、[1]このことは確実でしょう。

一方で、脳の損傷後にこのような障害としては理解できない変化が生じることも知られています。たとえば、オーストラリアのアボリジニーが使うディジュリドゥという楽器の奏者であったGOMA氏は、交通事故による頭部外傷の後に、非常に緻密で幻想的な絵を描くようになり、個展を開くまでに至っています。[2]また米国フィラデルフィアのパナシ（Panasci, S.）氏は、交通事故の後に芸術療法の一環として始めた描画が評価され、ニューヨークの美術館に展示されました。[3]このように、脳の損傷は認知機能や人の能力にネガティブな変化をもたらすだけではなく、（まれにかもしれませんが）その変化はポジティブな方向に向かうこともあるようです。また、筆者が経験したある青年は、交通事故による後遺症によって、学校に通い続けることができなくなりましたが、家族のなかでの役割を見いだすことで、自信を取り戻し、周囲への感謝を口にもするようになり、新たな道を歩みました。学業の中断や後遺症は大きなマイナス要因だったにもかかわらず、家族から見ても、事故を経験したことは「決してマイナスだけではなかった」と表現されていました。交通事故やその後遺症は非常につらい体験であることは確かですが、心理的には成長するきっかけとなることもあるようです。

本章では、これらの脳の損傷によって生じるポジティブな方向への認知や行動面での変容（パラドキシカルな脳）と、脳の損傷後に経験する心理的な成長（心的外傷後成長）について紹介します。

2　パラドキシカルな脳

パラドキシカルな脳は、正確には「パラドキシカルな機能的促進（PFF）」現象と呼ばれ、英国の神経心理学者であるカプール(4)によって提唱された概念です。脳の特定の部位の損傷によって生じた半側空間無視が新たな損傷によって半側空間無視が改善したり、先天的な吃音《きつおん》だった患者が新たに生じた脳の損傷によって吃音が改善したりする例などを説明するために提唱された概念です。一般的には、脳の機能的・器質的な障害は、機能や能力の低下をもたらすと考えられていますが、実は低下だけではないということを主張したものです。

A　先天的なパラドキシカル現象

特定の知覚や認知機能が相対的に更新する現象は、先天的な病態において繰り返し確認されています。これらは脳の障害ではありませんが、脳の可塑性を示す例と言えるでしょう。脳の可塑性とは、特定の脳の機能が障害された後に、その機能が回復したり、それ以外の機能によって、失われた（あるいは使われていない）機能が補われたり変化したりすることを指します。

一般的に脳は領域ごとに機能がおおむね決まっており、たとえば視覚であれば大脳の後頭葉が、聴覚機能であれば側頭葉がその機能を司っています。もし先天的な視覚障害があれば後頭葉が機能していないことになりますし、先天的な聴覚障害は側頭葉が機能していないことになります。しかし視覚障害の人の視覚野が機能していないわけではないことが近年の脳機能イメージングの研究で明らかにされています。たとえば、視覚障害の人々は晴眼者（目が見える人々）に比べて聴覚的な空間の認識能力や手指の触覚の弁別能力が高いことが示されていますが[5]、その背景として触覚の弁別課題中に本来は関係しない後頭葉が視覚障害の人々では機能していることが確認されています。すなわち視覚障害の人々は、脳が成長するなかで、後頭葉は触覚の機能をも担うように変化するようです[6]。余剰な脳の領域が新たな認知機能の受け皿となったのか、視覚障害の人々の環境適応に合わせて脳に変化をもたらしたのか、あるいはその両方かもしれませんが、このような鋭敏化された能力が視覚障害の人々の点字の読み取りや白杖による空間移動に発揮されているのは間違いないでしょう。同様に、聴覚障害の人々も健聴者（耳が聞こえる人々）に比較して視覚的な注意[7]や表情認知[8]に長けていることが実験的に示されていますが、手話によるコミュニケーションにも生かされていることと思われます。

このような先天的な感覚器の障害の人々の振る舞いから分かることは、脳はダイナミックに変化するという点です。すなわち、身体や環境の変化や制約が生じても、私たちの脳はそれに合わせて調整（チューニング）する能力を持ち合わせているということです。この特徴は、先天的に感覚に問題がある人だけではなく、認知的な凸凹を特徴とする発達障害の人々においても指摘されています。たとえば先天的に読み書きが苦手なディスレクシアの人々は、読字が困難である一方で空間的な能力に長けていると考えられています。この見解に対しては否定的な意見もありますが、少なくともディスレクシアの男性では空間能力が優れていることが確認されています[9]。おそらく、このような特性を生かしているのでしょう。建築家として活躍するディスレクシアの人々は少なく、たとえばシドニー・オペラハウスを設計したヨーン・ウツソン（Jørn Utzon）氏やアップル本社ビルを設計したノーマン・フォスター（Norman Foster）氏などがディスレクシアであったと言われ、日本でも藤堂《とうどう》高直《たかなお》氏がディスレクシアである建築家として知られています。

自閉スペクトラム症（ＡＳＤ）の人々においても長けた能力を持っていることが知られています。ＡＳＤの人々は、心の理論などの社会的な認知を求められる課題が苦手ですが、一方で、細部への注意に長け、論理的な思考や物事をシステム的に考えることが得意です。このような能力を生かすことで、コンピューター・プログラミングにおいてその力が発揮されると言われています[10]。実際、その能力を評価し、マイクロソフト（Microsoft）社はMicrosoft Neurodiversity Hiring Programと称し、グーグル（Google）もＡＳＤの人々を積極的に雇用しようとしています。

なお、ＡＳＤの人々の長けた能力への注目はさまざまな場面で見受けられ、以前からその能力の一部は突出した能力であるサヴァン症候群としても知られていました。たとえば言語的な遅れも伴っていたナディア（Nadia）は、類いまれなる能力を描画において発揮し、とても写実性の高い絵を描いていました[11]。また近年では英国のステファン・ウィルシャー（Stephen Wiltshire）も一度見ただけで詳細な建築物の絵を描くことで知られています[12]。いずれもＡＳＤの人々の特徴の一つである「細部への注意」が生かされた結果であると考えられます。

B　後天的なパラドキシカル現象

これまで紹介してきた例は、いずれも先天的な障害や特性であり、彼らのポジティブな面は、長期にわたる脳の可塑性によって適応した結果と考えられます。語学の学習などでも知られていますが、脳の学習には臨界期（学習するための期限のようなもの）があり、この臨界期を超えると、ＲとＬの弁別ができなくなったり、ネイティブとしての発音が難しくなったりすることが知られています。このような事例もそのような臨界期前だったから生じたとも考えられます。では、成人になってからの変化は認められないのでしょうか。実際、成人以降に生じたより短期的な脳の変化によっても、脳の可塑性を示唆するＰＦＦ現象が生じる例が報告されています。

そのような代表的な例は、失語症の人で見られる非言語的な能力です。失語症は、脳の病気やケガによって言語の発話や理解能力が障害された状態で、多くは左半球の病変で生じますが、言語の障害がある一方で情動認知（特に表情や音声からの偽りの検出課題）に長けていることが報告されています。[13] この検討では、左病変（失語症）の患者、右病変の患者、年齢で合わせた対照群と大学生に対して、偽りを示唆する軽微な表情や音声の変化を含む映像を見せたところ、失語症の患者は、いずれの群よりも特に視覚的な情報である表情の手がかりを通じて、偽りを検出することに長けていたそうです。失語症が生じる前の状態は比較できないので、厳密な因果関係までは述べることはできませんが、左半球病変やそれによる言語の障害が生じたことで、脳の機能的な変化が生じ、非言語的な行動に対する注意やそれを理解する能力が促進され、障害を持たない一般の人々の能力をしのぐ結果になったと考えられています。

より高次の判断が求められる場面でも、脳の損傷は一般の人々をしのぐことが報告されています。[14] この研究では、認知的なバイアスの影響が生じやすいギャンブルを模したゲームを用いて、両側の前頭葉腹内側部損傷の患者と、一側の前頭葉内側部損傷の患者、そして一般の人々とを比較したところ、一般の人々では自らの事前の行動（バイアス）に引きずられて適切な選択ができなくなるのに対して、前頭葉腹内側部損傷の患者はバイアスに影響されることなく、合理的な判断が可能で、最終的には一番多くの金額を稼ぐことに成功したそうです。前頭葉腹内側部の損傷は、フィネアス・ゲージ（Phineas Gage）に代表されるように、一般的にはネガティブな行動の変容、すなわち反社会的な行動や、自分勝手な行動が生じることが知られていますが、このような特定の場面では、ポジティブな側面での行動変容が確認されるようです。

以上のように、脳の損傷によって、一般の人々よりも優れた認知や行動を見てきましたが、本当に能力が上回っていると言えるでしょうか。実は能力の向上というよりは、特定の情報が利用できないために、結果として高い成績が発揮されただけの可能性もあります。たとえばモスコウィッツら[15]は頭部外傷によって、視覚性物体失認になった患者を報告しましたが、この患者は、物体の認識は困難でしたが、顔の認知能力は保たれていました。そこでさまざまな物体が描かれた風景のなかに顔（本物の顔ではなく顔に見えるもの）が隠された絵を見せ、そのなかから顔を検出してもらったところ、一般的な人よりも素早く顔を見つけることが可能でした。通常は顔に見えるものが隠されていても物体の認識能力に邪魔されて顔を見つけるのが困難になるのですが、この患者は物体が認識できないために、顔のみが浮き出てくるようです。そのため、結果として顔の認識ができてしまったようです。このように能力の向上というよりは、能力の欠損によって、結果として成績が上昇することもあります。

同様の現象としてはＡＳＤの診断基準の一つにもなった感覚の過敏性が挙げられます。発達障害の人々のなかには、感覚の過敏性で悩まされる人がいて、その背景として脳のなかでの機能的な抑制に問題があることが指摘されています。過敏性は、脳の器質的な障害によっても生じ、脳損傷の患者のなかには、光や音に対して過敏になる症状で悩まされることも少なくありません[16]。感覚の過敏性はまた、認知症の人でも生じ、症状の進行とともに増えることが確認されています[17]。本人たちの訴えにはならずとも、いわゆる周辺症状（あるいは認知症の行動・心理症状：ＢＰＳＤ）の一因にもなっているとも考えられ、周囲の人の理解や対応が求められます。当事者にとってはネガティブな事象かもしれませんが、このような感覚の過敏性に代表されるような変化もＰＦＦ現象の一つとして捉えることが可能です。

表 12-1　前頭側頭型認知症の三つのタイプ（小森・内田[20]を著者一部改変）

	主病変	特徴
行動障害型（bvFTD）	前頭葉と側頭葉の前方部	脱抑制，常同行動，無気力，遂行機能障害，「わが道を行く」行動，環境依存症候群，被影響性の亢進
意味性認知症（SD）	側頭葉の前方部	意味記憶障害，常同行動，「わが道を行く」行動
進行性非流暢性失語（PNFA）	外側溝や中心溝周辺	音の歪み，努力性の発話

C　高次のパラドキシカル現象

先のように脳の損傷によって、特定の認知経路が障害された結果、残された経路を利用することで、一般の人よりも高い成績を示すことが確認されましたが、より高次の能力においてもＰＦＦ現象が生じます。高次の能力においてＰＦＦの概念が知られるようになった契機としては、アメリカの脳神経内科医であるミラー[18・19]によって紹介された前頭側頭型認知症（ＦＴＤ）の患者の事例が挙げられます。ＦＴＤとは、脳の前頭葉や側頭葉を中心に萎縮が認められる認知症の一つで、アルツハイマー病などとは異なり、記憶や空間認識の能力は比較的保たれている一方で、前頭葉や側頭葉の機能である言語や人格の面での症状を特徴としています。ＦＴＤは、病変部位や症状の違いによって、さらに細分化され、行動障害型前頭側頭型認知症（ｂｖＦＴＤ）、意味性認知症（ＳＤ）、進行性非流暢性失語（ＰＮＦＡ）の三つのタイプに分けられています（**表12-1**）。前頭型認知症のなかでも特に言語の障害を特徴とする患者において、発症後に描画能力が向上した患者が報告され、そのメカニズムとしてＰＦＦ現象が想定されています。

筆者らも、ＳＤの患者で、発症後に絵を描き始め、症状の進行とともに熟達化が認められた症例を報告しました[21]。ＳＤは、意味記憶の障害が主な症状ですが、言語面での障害は語義失語とも呼ばれています。よく知られている失語症のタイプとは異なって、発話や復唱（オウム返し）はスムーズですが、言葉の意味や概念が選択的に障害されています。そのため、コミュニケーションをとることも文字の読み書きも難しくなります。たとえば「バナナは皮をむいて食べますか？」という問いかけに対して、「ba-na-na？　それが分かりません。食べたことないですから」と流暢には話しますが、バナナが何を意味するのか分からないだけではなく、そのバナナという発音に対する親しみも感じないようです。一方で、失認症の人とは異なり、バナナを見ればそれが食べ物であることや、皮をむいて食べることも理解できています。また「海老」と漢字で見せられても、その意味が分からないため、読み方を補うことができず、残された音読みの能力のみで対応するため、「カイロウ」と読みます。なお、言葉の意味や概念が障害されると、言語だけではなく、物事の認識そのものにも変化が生じるようです。私たちはものを見るときに概念というフィルターを通じて、あるいは概念というバケットによって大くくりに物事を把握し、認識しているようです。私たちにはこのような概念があるために、「木」であれば幹があってその上に葉っぱが生い茂っているものと理解し、「ポスト」は赤と思っています。そのため、木を描いてくださいと言うとたいていは幹と葉があり、ポストは赤く塗ります。しかし、概念が失われると、描き方そのものが変化し、見たものをありのままに（写実的に）描くようになるようです（**図12-1**）。このような人々にポストを描かせると赤や朱色ではなく濁った色で描くことがあります。実際の見え方に即した色味で描くためです。

この患者はその後も絵を描き続け、描画の技術がより向上したのでしょうか。残念ながら、そうはなりませんでした。病気の原因は認知症であるため、時間とともに症状が進み、次第に絵を描かなくなってしまいました。その後しばらくはジグソーパズルの制作に没頭し、日中を過ごしていました。ちなみに、ジグソーパズルの作り方にも特徴があり、一般の人々は向きや対象となるものを意識しながら作成しますが、この患者は、向きや対象には頓着せずに、主に色合いの連続性を見つけながら、しかも非常に素早くピースを見つけ、作り上げていました。なお、意味性認知症の人々は一般の人と比較してもジグソーパズルの成績に長けていることが

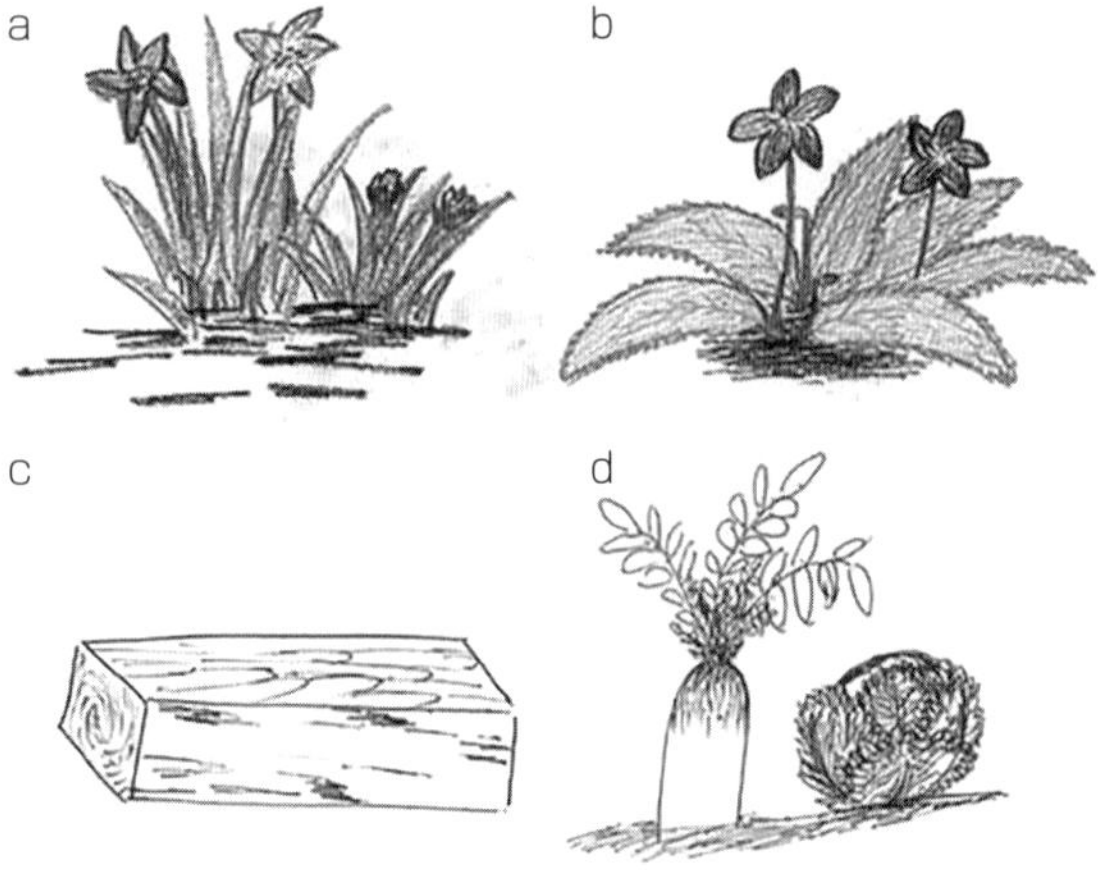

図 12-1　意味性認知症の方の描画（Midorikawa et al.[21]）
注：発症後より写実性の高い絵を記憶に基づいて描いていた。

報告されています[22]。これらのことからも、知覚段階から私たちと異なった見方をしていると考えられます。しかし病状が進むとパズルを作ることも難しくなります。

それでは、認知症のように症状が進まないとどうなるでしょうか。次に紹介するのは、事故で頭部に外傷を負ってから、絵を描くようになった患者です[23]。

この患者は事故で脳の左側の側頭葉や前頭葉を受傷し、その後遺症として記憶障害や遂行機能障害、注意障害などを認めましたが、受傷から数年経過してから、絵を描き始め、描き始めてから一年もたたない短期間の間に、描画のスタイルそのものが大きく変化を示しました。変化したのは、描く対象だけではなく、絵のモチーフも含めて描き方そのものが大きく変化を示していました（**図12-2**）。いずれも独自の画風であり、創造性の発現とも言えるでしょうか。

以上のようにＰＦＦ現象として、脳の障害は各種の認知機能の障害だけではなく、感覚・知覚レベルでのパラドキシカルな変化から、認知・行動レベルでのパラドキシカルな変化まで生じることを紹介してきました。なお、認知・行動レベルでは描画を中心に紹介しましたが、おそらく描

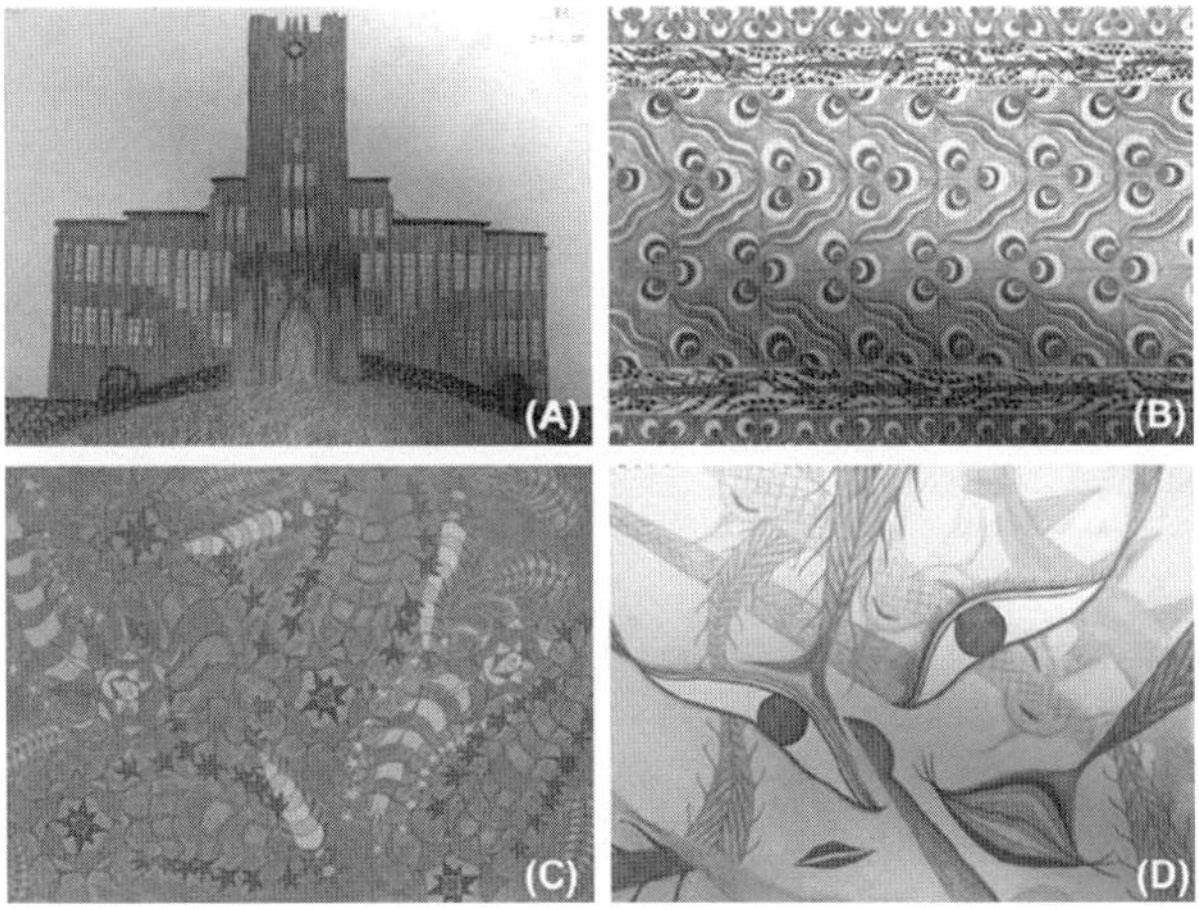

図 12-2　頭部外傷後に描き始めた方の描画の経時変化（Midorikawa et al.[23]）
注：対象物の模写（A），パターンの模写（B），自らの発想による描画（C），モチーフがある描画（D）。

画以外にもさまざまな活動において、ＰＦＦ現象として生じている可能性が想定されます。このような側面を理解することは、脳のシステムの理解にもつながりますが、ストレングスという観点からも、患者さん自身の自信や安定や、最近になって提唱されている認知多様性としての理解にもつながることと思われます。

3　ポジティブな心理的変化（外傷後成長）

脳が障害を受けると脳卒中後うつ病（ＰＳＤ）として知られるような心理的な反応も生じます[24]。このように、脳の損傷は認知機能だけではなく心理的な問題にも影響を与えます。認知機能についてはＰＦＦ現象としてポジティブな変化としても生じることを示してきましたが、心理的な変化はどうでしょうか。実は心理面についてもポジティブな変化が一定の割合（三〇～八〇％とも言われています）で生じることが報告され、外傷後成長（ＰＴＧ）と呼ばれています。ＰＴＧは脳の損傷を経験した人だけではなく、がんやＨＩＶ、近親者の死や戦争などを経験した人にも生じることが知られ、人が何らかの試練を経験した後に生じる心理的な変化とも言えます。そのような人々で生じる心理的変化としては、①人々とのつながりの強まり、②自身の認識の変化、③人生観の変化として生じると言われています[25]。これまでは本人の心理的な変化として生じると考えられていますが、冒頭で紹介した例のように、筆者は日本では家族においても同様の現象が生じるのはないかと考えています。なお、レジリエンスや心理的回復なども心理的な変化として用いられることがありますが、これらは受傷や発症前の状態に戻ることだとすると、ＰＴＧは関係性や自己認識の変化が受傷前を上回って変化した状態であると言え、心理的なＰＦＦ現象とも言えるでしょう。

ＰＴＧを測定するために広く用いられているのが、テデスキとカルフーン[26]が作成した『外傷後成長尺度（ＰＴＧＩ）』で、脳損傷におけるＰＴＧに対しても広く用いられた指標です（**表12-2**）。この尺度の質問項目に目を通していただければ、外傷後成長がどのようなものであるかがイメージできるのではないでしょうか。

ＰＴＧＩは、「次の各項目について、危機の結果としてあなたの人生にどの程度の変化が生じたのか、以下の尺度で記入してください」という質問に対して、「危機の結果、このような変化を経験しなかった（〇点）」から、「危機の結果、このような変化を非常に多く経験した（五点）」まで六段階で回答を求めるものです。中間点は、「非常に小さい（一点）」「小さい（二点）」「中程度（三点）」「大きい（四点）」となっています。全体で二一項目ですが、これらを五つの因子（似たような内容の質問項目のまとまりのことです）にまとめられ、それぞれ「①他者との関わり」「②新たな可能性」「③自分の強み」「④精神的な変化」「⑤人生への感謝」と表現されています。すなわちＰＴＧには、自分自身の心の変化や認識の変化とともに、他者との関係性も変化すると考えられます。

グレースら[25]は、脳損傷後に生じるＰＴＧに関する論文を集約し、メタ解析（複数の論文をもとに解析を行い、全体的の傾向を統計的に計算する手法）を行い、脳損傷患者におけるＰＴＧに影響する特徴として以下の項目

表 12-2　外傷後成長尺度（PTGI）（Tedeschi & Calhoun[26]）

1	人生において何が大切なのか，が私の優先事項だ。
2	自分の人生の価値を理解している。
3	新しいことに興味を見いだした。
4	自立した感覚がある。
5	精神的なことへの理解が深まった。
6	困ったときには人に頼れることを知っている。
7	人生の新たな進路を定めることができた。
8	他の人と親しみを感じる。
9	自分の気持ちを素直に表す。
10	困難なことに対処できることを知っている。
11	自分の人生をより良くすることができる。
12	物事の成り行きを受け入れることができる。
13	一日一日を大切にする。
14	他では得られない新しいチャンスがある。
15	他人を思いやる気持ちを持っている。
16	人とのつながりを大切にする。
17	変える必要があるものは変えようと思う。
18	信仰心が強くなった。
19	思っていたより，自分が逞しいことが分かった。
20	人の素晴らしさを知った。
21	他人を必要とすることを受け入れることができる。

を導き出しています。すなわち「就労していること」「教育歴が長いこと」「受傷後にも変わり得るという信念を持っていること」「年齢が高いこと」「受傷から経過していること」「抑うつの少なさ」です。これらの各要因がＰＴＧを促す方向で影響していることが明らかとなりました。

　ＰＴＧは経験の結果としての心理的な状態ですが、そのために支援者としてできることはあるのでしょうか。がん患者に対する介入研究では、マインドフルネス・トレーニングや心理療法などの介入の有効性が示されています[27]。脳損傷の人々に対しての知見は十分ではありませんが、おそらく同様に心理学が役立てるのではないかと考えています。

4 おわりに

本章では、脳の損傷によって生じる認知的あるいは心理的なポジティブな面に焦点を当てて紹介してきました。もちろん、脳の損傷はさまざまな困難が生じ、それによって多くの人々が悩まされているのも事実です。しかし、筆者はそのようななかでも、障害された領域以外にも目を向けることが大切ではないかと常々考えています。本章では、脳の損傷によって一般的な人々をしのぐような事例を紹介してきましたが、そのような変化だけではなく、個人内の能力の相対的な強みや、経時的な変化に目を向けるだけでも本人の自信にもつながり、それによって前に進むきっかけになると考えています。心理学に携わる者としては、障害の評価とともに、そのような強みに目を向けることも大切な役割です。これから心理学を学びたい、あるいは学んできた心理学を生かしたいという人は、臨床的な関わりとしてはもちろん、基礎的な関わりからも、これまで紹介してきたように多くの貢献できると思います。より多くの人々がこの領域に興味を持ってくれることを願っています。

【引用文献】

（1）国立障害者リハビリテーションセンター高次脳機能障害情報・支援センター（2014）「高次脳機能障害を理解する」http://www.rehab.go.jp/brain_fukyu/rikai/(二〇二二年七月一一日閲覧)

（2）逸見那由子（2016）「（ひと）GOMAさん　高次脳機能障害を抱えつつ活動するディジュリドゥ奏者」朝日新聞、二〇一六年一二月二六日

（3）Jacobs, M. (2020) This painter found his true calling after a traumatic brain injury. *Main Line Today*, June 9.

https://mainlinetoday.com/life-style/painter-sal-panasci-devon/（二〇二一年七月一一日閲覧）
（4）Kapur, N.（1996）Paradoxical functional facilitation in brain-behaviour research: A critical review. *Brain*, **119**(Pt 5), 1775–1790.
（5）Goldreich, D., & Kanics, I. M.（2003）Tactile acuity is enhanced in blindness. *Journal of Neuroscience*, **23**(8), 3439–3445.
（6）Sadato, N., Pascual-Leone, A., Grafman, J., Ibañez, V., Deiber, M. P., Dold, G., & Hallett, M.（1996）Activation of the primary visual cortex by Braille reading in blind subjects. *Nature*, **380**(6574), 526–528.
（7）Codina, C. J., Pascalis, O., Baseler, H. A., Levine, A. T., & Buckley, D.（2017）Peripheral visual reaction time is faster in deaf adults and British Sign Language interpreters than in hearing adults. *Frontiers in Psychology*, **8**, 50.
（8）Bettger, J., Emmorey, K., McCullough, S., & Bellugi, U.（1997）Enhanced facial discrimination: Effects of experience with American sign language. *Journal of Deaf Studies and Deaf Education*, **2**(4), 223–233.
（9）Brunswick, N., Martin, G. N., & Marzano, L.（2010）Visuospatial superiority in developmental dyslexia: Myth or reality? *Learning and Individual Differences*, **20**(5), 421–426.
（10）Annabi, H., Sundaresan, K., & Zolyomi, A.（2017）It's not just about attention to details: Redefining the talents Autistic software developers bring to software development. *Proceedings of the 50th Hawaii International Conference on System Sciences*, 5501–5510.
（11）Selfe, L.（1978）*Nadia: A case of extraordinary drawing ability in an autistic child*. Academic Press.
（12）Wiltshire, S.（1991）Floating Cities. Michael Joseph Ltd.
（13）Etcoff, N. L., Ekman, P., Magee, J. J., & Frank, M. G.（2000）Lie detection and language comprehension. *Nature*, **405**(6783), 139.
（14）Manohar, S., Lockwood, P., Drew, D., Fallon, S. J., Chong, T. T. J., Jeyaretna, D. S., ... Husain, M.（2021）Reduced decision bias and more rational decision making following ventromedial prefrontal cortex damage. *Cortex*, **138**, 24–37.
（15）Moscovitch, M., Winocur, G., & Behrmann, M.（1997）What is special about face recognition? Nineteen experiments on a person with visual object agnosia and dyslexia but normal face recognition. *Journal of Cognitive Neuroscience*, **9**(5), 555–604.
（16）Bohnen, N., Twijnstra, A., Wijnen, G., & Jolles, J.（1992）Recovery from visual and acoustic hyperaesthesia after mild head injury in relation to patterns of behavioural dysfunction. *Journal of Neurology, Neurosurgery, and Psychiatry*, **55**

(3), 222–224.

(17) Midorikawa, A., Leyton, C. E., Foxe, D., Landin-Romero, R., Hodges, J. R., Piguet, O. (2016) All is not lost: Positive behaviors in Alzheimer's disease and behavioral-variant frontotemporal dementia with disease severity. *Journal of Alzheimer's Disease*, **54**(2), 549–558.

(18) Miller, B. L., Cummings, J., Mishkin, F., Boone, K., Prince, F., Ponton, M., & Cotman, C. (1998) Emergence of artistic talent in frontotemporal dementia. *Neurology*, **51**(4), 978–982.

(19) Miller, B. L., Ponton, M., Benson, D. F., Cummings, J. L., & Mena, I. (1996) Enhanced artistic creativity with temporal lobe degeneration. *Lancet*, **348**, 1744–1745.

(20) 小森憲治郎・内田優也 (2018)「高齢期の問題（認知症）」緑川晶・山口加代子・三村將編『公認心理師カリキュラム準拠［神経・生理心理学］臨床神経心理学』医歯薬出版、一九五-二一一頁

(21) Midorikawa, A., Fukutake, T., & Kawamura, M. (2008) Dementia and painting in patients from different cultural backgrounds. *European Neurology*, **60**(5), 224–229.

(22) Green, H. A. C., & Patterson, K. (2009) Jigsaws: A preserved ability in semantic dementia. *Neuropsychologia*, **47**(2), 569–576.

(23) Midorikawa, A., & Kawamura, M. (2015) The emergence of artistic ability following traumatic brain injury. *Neurocase*, **21**(1), 90–94.

(24) 村岡香織 (2020)「脳卒中後うつ」『*Japanese Journal of Rehabilitation Medicine*（リハビリテーション医学）』五七巻、六号、五四五-五五一頁

(25) Grace, J. J., Kinsella, E. L., Muldoon, O. T, & Fortune, D. G. (2015) Post-traumatic growth following acquired brain injury: A systematic review and meta-analysis. *Frontiers in Psychology*, **6**, 1162.

(26) Tedeschi, R. G., & Calhoun, L. G. (1996) The Posttraumatic Growth Inventory: Measuring the positive legacy of trauma. *Journal of Traumatic Stress*, **9**(3), 455–471.

(27) Li, J., Peng, X., Su, Y., He, Y., Zhang, S., & Hu, X. (2020) Effectiveness of psychosocial interventions for posttraumatic growth in patients with cancer: A meta-analysis of randomized controlled trials. *European Journal of Oncology Nursing*, **48**, 101798.

編者おわりに

高次脳機能障害は、学問的な位置づけとしては神経心理学や臨床神経心理学に分類されます。用語のなかに心理学が含まれていることからも、神経心理学は心理学の分野の一つのように思われるかもしれません。確かに海外では多くの心理学者が関与し、心理学会の下位組織として位置づけられていることからも、神経心理学はまぎれもなく心理学の一分野ですが、日本では異なった歴史的な背景があります。

高次脳機能障害に関連する日本の代表的な学会である日本神経心理学会は一九七〇年年代に脳の疾患で生じる認知機能の障害に関心を持った精神科医や神経内科医、あるいは脳神経外科医などを中心に立ち上げられ、発展してきた歴史があります。もう一つの代表である日本高次脳機能障害学会も、日本失語症学会を前身とし、その発展には医師のほかに言語聴覚士が大きな役割を担ってきました。このように心理学とは異なった領域で日本の神経心理学は展開してきました。もちろん心理学者や病院で働く心理職もこのような歴史のなかで貢献してきましたが、精神科を中心に活躍を見せる心理職に比べると、神経心理学に関心を持つ心理学者や心理職は多くはありませんでした。

本文にも記されていますが、高次脳機能障害が知られるようになったのが二〇〇〇年で、それとともに、麻痺や失語症以外の高次の認知機能についても、取り組みがなされるようになり、神経心理学の教育を受けたスタッフが病棟や施設に徐々に配置されるようになりましたが、その中心は言語聴覚士や作業療法士であり、心理職は大きく遅れをとることとなりました。その理由として、心理職が神経心理学に対して関心を示すことが少なかったことと、国家資格化の遅れがあったと思います。

そのような背景のなかで、心理職において神経心理学の重要性が再認識されるようになったことで、心理職によって高次脳機能障害や神経心理学に関連する研修会が開催されるようになったり、神経心理学（ただし、多くの大学では神経・生理心理学という名称ですが）が大学の学部の授業科目としても、採用されるようになったりしました。そして、公認心理師として心理職が国家資格化されたことで、周囲の見方も変わってきました。その一つが、先の二つの学会が創設した「臨床神経心理士」の制度となります。他職種も想定はしていますが、創設の経緯として真っ先に挙げられているが公認心理師の誕生です。すなわち、多くの心理学を学んだ人々にも取得して神経心理学を盛り上げてほしいとの思いが込められています。

本書は、このような時代の変わり目に出版された書籍となります。心理学を背景とする多くの著者たちによって、これまでの取り組みが紹介されるとともに、精神科医や脳神経内科医の立場から、心理学を学ぶ人に対するメッセージも込められています。本書を一読することで、高次脳機能障害についての理解を深めることができるとともに、心理学の立場でどのようなことができるのか、あるいは何が求められているのかを一望することができると思います。また、本書は高次脳機能障害を軸に神経心理学について紹介されていますが、諸外国では、神経心理学は小児期から高齢期まで、あるいは学校や地域、そして司法の領域にも展開される学問です。今後は、本邦においてもそのような領域にも神経心理学を学んだ人々が活躍することが期待されます。本書を手に取った方々が、高次脳機能について理解を深めるとともに、そのような領域にも広がりを持つきっかけになることを編者の一人としても願っております。

二〇二二年一二月吉日

編者　緑川　晶

■ナ行

■ハ行

■タ行

■カ行

■サ行

索　引

【第６章】
山口加代子（やまぐち　かよこ）
1976年　上智大学文学部卒業
現　在　中央大学大学院非常勤講師，公認心理師，臨床心理士

【第７章】
平林　一（ひらばやし　はじめ）
1981年　早稲田大学教育学部卒業
現　在　長野保健医療大学保健科学部・長野大学社会福祉学部非常勤講師，臨床心理士

【第８章】
河野直子（かわの　なおこ）
2006年　名古屋大学大学院情報科学研究科単位取得退学
現　在　大阪公立大学大学院現代システム科学研究科准教授，博士（学術），公認心理師，臨床心理士，上級専門心理士

【第９章】
仁木千晴（にき　ちはる）
2004年　京都大学大学院人間・環境学研究科博士課程修了
現　在　東京女子医科大学先端生命医科学研究所公認心理師・臨床神経心理士，博士（人間・環境学）

【第10章】
片桐正敏（かたぎり　まさとし）
2011年　北海道大学大学院教育学研究科博士後期課程修了
現　在　北海道教育大学旭川校教育学部教授，博士（教育学），公認心理師，臨床発達心理士，特別支援教育士スーパーバイザー

【第11章】
柚木颯偲（ゆうき　そうし）
2007年　武蔵大学大学院人間社会・文化研究科修士課程修了
現　在　金沢大学医薬保健研究域医学系博士研究員，博士（医学），公認心理師，臨床心理士，臨床神経心理士

【第12章・編者おわりに】
緑川　晶（みどりかわ　あきら）
〈編者紹介参照〉

■編者紹介

松井三枝（まつい　みえ）
1984年　金沢大学卒業
現　在　金沢大学国際基幹教育院教授，博士（医学），公認心理師，臨床心理士
主編著書　『認知症に心理学ができること（心理学叢書）』（共編著）誠信書房 2021年
　『精神科臨床とリカバリー支援のための認知リハビリテーション』（編著）北大路書房 2020年

緑川　晶（みどりかわ　あきら）
2002年　中央大学大学院文学研究科修了
現　在　中央大学文学部教授，博士（教育学），公認心理師，臨床心理士
主編著書　『臨床神経心理学』（共編著）医歯薬出版 2018年
　『音楽の神経心理学』（著）医学書院 2013年

■**著者紹介**（執筆順）

【編者はじめに・第４章】
松井三枝（まつい　みえ）
〈編者紹介参照〉

【第１章】
三村　將（みむら　まさる）
1984年　慶應義塾大学医学部卒業
現　在　慶應義塾大学医学部精神神経科学教室教授，医学博士

【第２章】
坂爪一幸（さかつめ　かずゆき）
1990年　早稲田大学大学院文学研究科心理学専攻博士後期課程単位取得
現　在　早稲田大学教育・総合科学学術院教授，公益社団法人発達協会理事長，博士（医学），公認心理師，言語聴覚士，臨床心理士，臨床発達心理士，臨床神経心理士

【第３章】
小海宏之（こうみ　ひろゆき）
2007年　関西大学大学院社会学研究科博士課程前期課程修了
現　在　花園大学社会福祉学部教授，公認心理師，臨床心理士，臨床神経心理士

【第５章】
森　悦朗（もり　えつろう）
1982年　神戸大学大学院医学研究科博士課程修了
現　在　大阪大学大学院連合小児発達学研究科寄附講座教授，東北大学名誉教授，医学博士

心理学叢書《しんりがくそうしょ》
脳《のう》の働《はたら》きに障害《しょうがい》を持《も》つ人《ひと》の理解《りかい》と支援《しえん》
――高次脳機能障害《こうじのうきのうしょうがい》の実際《じっさい》と心理学《しんりがく》の役割《やくわり》

2023 年 2 月 20 日　第 1 刷発行

監修者　日本心理学会
編　者　松井三枝
　　　　緑川　晶
発行者　柴田敏樹

発行所　株式会社 誠信書房
〒112-0012 東京都文京区大塚 3-20-6
電話　03-3946-5666
https://www.seishinshobo.co.jp/

印刷／製本　創栄図書印刷㈱
検印省略　　落丁・乱丁本はお取り替えいたします
ISBN978-4-414-31127-3 C1311　　Printed in Japan